Curso de

MONITOR DEPORTIVO

Volumen tercero

© Adolfo Pérez Agustí

ÍNDICE VOLUMEN TERCERO Lección 1

ENTRENAMIENTO AVANZADO PARA DEPORTISTAS

Objetivos de la lección

No es fácil, ni algo que se pueda conseguir en pocos meses, lograr una buena eficacia en el deporte ni mucho menos conseguir destacar sobre el resto de los deportistas. Para lograr un buen rendimiento deportivo, incluso en aquellos deportes individuales en los cuales no existe competencia con otros compañeros (alpinismo, submarinismo o espeleología), no basta con el entrenamiento continuado ni con una buena condición física; se necesita una metodología en el entrenamiento y unos conocimientos técnicos y de preparación física muy altos.

Un deportista de alguna modalidad competitiva en la cual la mecánica del juego consiste en ganar al contrario, normalmente se pone en manos de un entrenador el cual hace las veces de instructor técnico y preparador físico, craso error que conlleva el que sus pupilos no desarrollen todo el potencial que necesitan, tanto en el plano de destreza deportiva como en el del rendimiento físico. Y es que ambos conocimientos exigen algo más que experiencia en un preparador. Pero la situación que más abunda es la de aquel deportista veterano, famoso quizá en sus buenos tiempos, que no deseando verse apartado del deporte que aún ama, propone -o le proponen- que se convierta en el entrenador del equipo, con la convicción de que si él antaño ha conseguido ser muy eficaz en ese deporte lógicamente transmitirá con facilidad sus secretos a los nuevos compañeros.

El primer problema que surge de este razonamiento es que lo que a ese buen deportista le ha dado resultado quizá no le sirva a nadie más. La explicación a esta conclusión es muy sencilla: la habilidad técnica de un deportista, ya sea boxeador o futbolista, viene dada por un conjunto de cualidades que están íntimamente unidas pero que son tan personales como las huellas dactilares. Las tiene, o las ha tenido, ese deportista porque la naturaleza le ha dotado con esa fortuna, pero que no se pueden contagiar a otro deportista como si de la viruela se tratase.

Por eso yo recomendaría a cualquier deportista que esté interesado en lograr cotas muy altas de eficacia deportiva que no se ponga incondicionalmente en manos de su entrenador, que investigue y estudie por su cuenta, además de someterse también de manera individual a su propio entrenamiento, aquél que se hace pensando en sus propias necesidades y que se amolda día a día a sus características físicas. Pero para ello es imprescindible que estudie mucho, no solamente que entrene, y que sepa con la misma precisión que sabe sumar, lo que su cuerpo necesita y lo que le sobra, cuándo entrenar y cuándo descansar. Con esto no le estamos pidiendo que se convierta en un feroz crítico de su entrenador, sino que colabore con él, pues hay que tener muy presente que el entrenador de un grupo colectivo de deportistas no puede estar pendiente cada minuto del estado físico de sus alumnos y por ello busca un modo de entrenamiento colectivo, nunca individual como sería lo más óptimo.

Sirva, pues, esta lección para aquellos deportistas que quieran mejorar el rendimiento en su deporte preferido, del mismo modo que puede ser muy útil para aquellos monitores deportivos que necesiten una puesta al día en cualquier cuestión relacionada con la preparación física, bien sea por que hace años que dejaron ya sus estudios o porque dedicaron tantos años a ser los mejores deportistas que se olvidaron de su cuerpo y de seguir estudiando.

EL PODER DE LOS MUSCULOS

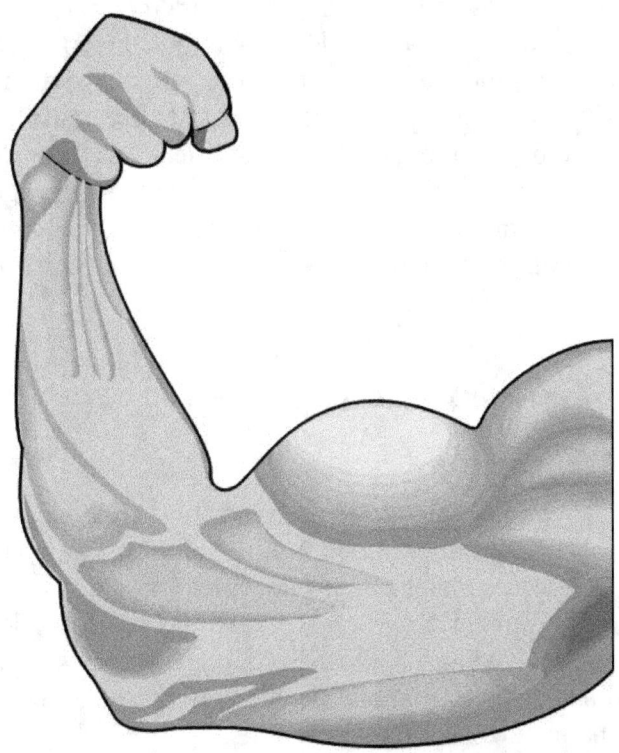

Los músculos, en unión al sistema esquelético, son los principales responsables de que nuestro cuerpo pueda tener movimiento, pero, tanto huesos como músculos, dependen unos de otros para efectuar ese movimiento. Sin los músculos, los huesos no podrían moverse e incluso todo nuestro cuerpo caería invariablemente al suelo. Por el contrario, sin la presencia de los huesos los músculos al carecer de una palanca en la que apoyarse, tampoco servirían para nada. Por eso, cualquier alteración en el sistema muscular afectará invariablemente al sistema esquelético y viceversa, y un atleta que desee mejorar su sistema muscular deberá tener muy en cuenta el buen estado de sus huesos.

El tejido muscular es elástico, pudiéndose contraer, relajar y estirarse hasta límites increíbles, especialmente en los niños, y constituye casi la mitad del peso total de nuestro cuerpo.

Además, y esto es muy importante no olvidarlo, la contracción de los músculos no solamente sirve para mover los huesos, sino que son parte fundamental en la movilización de la sangre, trasladar los alimentos a lo largo del aparato digestivo, impulsar la orina para que pueda ser evacuada, permitir una buena oxigenación pulmonar y hasta lubricar los ojos. Cualquier persona, por tanto, que comience un programa de acondicionamiento muscular, mejorará sensiblemente su salud en general, pero siempre y cuando lo haga con sabiduría y sentido común.

DIFERENTES TIPOS DE MÚSCULOS

Aunque el objeto de este estudio es hablar principalmente de un solo tipo de músculos –el estriado– (responsable del movimiento esquelético), no debemos olvidar la musculatura lisa o involuntaria, la cual mueve las paredes del sistema digestivo y la vejiga, y el cardíaco, que aunque es estriado y por tanto involuntario, también puede ser controlado con un fuerte entrenamiento sofrológico.

Existen, no obstante, unos significativos matices a esta clasificación, ya que aunque los músculos estriados que mueven el esqueleto son de uso o contracción voluntaria, también pueden moverse de manera autónoma e incluso contra nuestra voluntad. Los espasmos, los tics, las contracturas, los reflejos y los desplazamientos de los sonámbulos, son algunos ejemplos que nos indican claramente que también la musculatura esquelética puede escapar a nuestro control.

FUNCIONES

En anteriores lecciones el alumno habrá tenido oportunidad de repasar y mejorar sus conocimientos sobre el sistema muscular, sus funciones y defectos más comunes, por lo que ahora tendremos que ampliar sus conocimientos e insistir en algunas de las cuestiones más esenciales.

Aunque en apariencia muy diferentes entre sí, todos los músculos poseen características iguales, como es el caso de la irritabilidad o sea, la capacidad de reaccionar ante un estímulo, especialmente si es de tipo defensivo. En este sentido, las buenas prácticas del deporte tratan de hacer más efectivos los instintos defensivos naturales o autónomos, lo que se consigue a base de repetir los movimientos cientos de veces para lograr que se conviertan en movimientos reflejos más eficaces.

Para que un músculo pueda ser irritado o pueda contraerse necesita de un impulso eléctrico, y este puede ser interno – cerebral– o externo. Dependiendo del grado de conductibilidad que este músculo posea, esto es, de la capacidad que tenga para transmitir impulsos, se moverá con mayor o menor velocidad. Así, los músculos de los ojos son unos de los más veloces gracias en parte a su buena conductibilidad y otros, como los abdominales, son extremadamente lentos. El entrenamiento adecuado, no obstante, puede lograr mejorar la capacidad de conducir impulsos eléctricos lo mismo que ciertas drogas consideradas doping, las cuales sabemos que mantienen el sistema muscular en una perenne excitabilidad.

Otras funciones de los músculos son la capacidad de contraerse y la de alargarse. La contracción nos servirá para ejercer potencia en el movimiento de las palancas (huesos), mientras que la extensión frenará el recorrido excesivo de las palancas. Si no existieran estas dos facultades en los músculos, nuestros huesos se dislocarían continuamente. Este es un factor que por desgracia no tienen en cuenta algunos deportistas, empeñados más que nada en mejorar solamente su capacidad de contraer los músculos.

Experiencias repetidas ya en todo el mundo están tratando de demostrar que la mejora muscular se puede lograr sin el auxilio de la voluntad y ni siquiera mediante el cansancio muscular. Máquinas que suministran impulsos eléctricos alternos y otras que mueven ellas mismas los músculos, están proliferando enormemente en los gimnasios. Mientras que las vemos razonablemente lógicas en personas afectadas de paraplejia, distrofias musculares o esclerosis múltiple, no encontramos ninguna justificación para que sean utilizadas por deportistas o personas que quieran mejorar su condición física. Y no se trata de exigir a nadie que sude si desea mejorar su cuerpo, sino de pedirle que no arruine su salud con el auxilio de las máquinas.

El cuerpo, los músculos, necesitan durante el ejercicio aumentar su volumen sanguíneo, aumentar la ventilación pulmonar y la frecuencia cardiaca, así como sudar para enfriar el roce entre las moléculas musculares que se mueven.

Nada de esto se consigue si es una máquina la que nos mueve y, por tanto, el daño para la salud puede ser enorme, aunque difícil de valorar en ese momento.

NERVIOS Y MÚSCULOS

Que el sistema nervioso juega una función especialísima en el sistema muscular es algo que ya hemos visto y es por eso que personas no entrenadas logran cosas que en un principio nos parecen increíbles, aunque en apariencia no tengan un buen desarrollo muscular. Tratar de agarrar e inmovilizar a una persona fuera de sí es una labor casi imposible de lograr, lo mismo que tratar de levantar a una persona desmayada. En ambos casos, es el sistema nervioso el que establece la diferencia.

El entrenamiento deportivo, entre otras cosas, logra aumentar la irrigación sanguínea de la denominada placa terminal motora, la cual recibe todos los impulsos nerviosos de la fibra nerviosa. A mayor cantidad de oxígeno en esa zona, mejor transmisión del impulso nervioso a la fibra muscular. Además, cuanto más cantidad de fluido (sangre o agua) exista en la zona muscular, mejor se transmitirá el impulso nervioso, ya que como todo el mundo sabe los líquidos son excelentes transmisores de la electricidad. Un cuerpo bien hidratado es también un cuerpo que se mueve con rapidez y eficacia, y por ese motivo el agua constituye el bien más imprescindible para un deportista.

También es importante, además, que la vaina de mielina que protege todo el sistema nervioso se encuentre en buen estado, ya que de no ser así el impulso nervioso se perdería en el camino, de la misma manera que se pierde cuando los cables de la energía eléctrica no están en buen estado. Una buena alimentación, especialmente rica en ácidos grasos esenciales, nos asegurará una buena salud para esta vaina de mielina.

Por fortuna para nuestros músculos, y aunque alguno de nuestros nervios no esté en buenas condiciones, basta uno sólo de ellos debidamente excitado para que el músculo se mueva, aunque por supuesto no con la eficacia de un músculo que recibe todo el impulso eléctrico. Además, en la medida en que un músculo es más grande o necesita mover un hueso de más peso, como es el caso del cuádriceps femoral, la cantidad de nervios que existen en esa zona es mucho mayor y por tanto el entrenamiento para mejorar deberá ser también más largo e intenso.

Resumiendo, los músculos pequeños se mejoran enseguida, pero son irrecuperables si falta alguno de los pocos nervios que poseen, mientras que los músculos grandes requieren mucho entrenamiento y empeoran poco cuando el sistema nervioso falla, ya que cuentan con multitud de nervios.

Ejemplos de ello los tenemos en los músculos de la cara, con poca red nerviosa, lo que explica que después de un accidente vascular las personas no recuperen su función, así como los de las piernas, los cuales y a pesar de una poliomielitis, pueden volver a cumplir perfectamente su función con el entrenamiento.

Un estado de somnolencia o la acción de drogas, pueden hacer que aunque todo esté en perfectas condiciones el impulso nervioso sea tan débil que no consiga mover el músculo. Podríamos considerar que aquellas personas con "poco espíritu" o con "gran pachorra", estarían afectadas de este problema y solamente estimulando el sistema nervioso se podría conseguir una buena respuesta muscular. El entrenamiento de fuerza, por tanto, no sería lo más importante para ellos. Mientras no se aumente la intensidad del estímulo nervioso el músculo no podrá contraerse con fuerza y rapidez.

OTROS FACTORES DECISIVOS PARA LA CONTRACCION MUSCULAR

Ya sabemos todos los principales elementos que intervienen en la contracción muscular, así como la importancia de la glucosa como combustible. Falta, no obstante, el detonante que pueda poner en combustión todo el proceso.

El ATP (Adenosin trifosfato de glucosa), puesto que de él hablamos, mediante la degradación explosiva de sus moléculas de ácido fosfórico, se combina con la glucosa y forma monofosfatos de glucosa. Luego, la fosfocreatina, molecular muy energética que se encuentra en el tejido muscular, cede su parte de fósforo y reconstruye el ATP una y otra vez. El ácido láctico producido por la degradación de la glucosa se oxida para proporcionar también energía o convertirse en glucógeno de reserva.

Por tanto, y resumiendo, el glucógeno que se produce en la fase de recuperación muscular es suministrado por una quinta parte de ácido láctico, más el oxígeno y el agua. Posteriormente, las otras cuatro quintas partes de ácido láctico se unen a la energía liberada y forman el glucógeno de reserva.

Todavía no hay nadie que se ponga de acuerdo en si el deportista nace o se hace, y tenemos ejemplos en las dos direcciones que nos dejan ciertamente más confusos aún. Por eso lo más razonable es pensar que se necesitan ambas condiciones: nacer con una predisposición y habilidades genéticas muy determinadas, y someterse a un entrenamiento adecuado para poder aprovechar todo el potencial que ya existe. Una virtud junto a la otra, dan como resultado un deportista de élite, aunque no debe ser muy fácil por el poco porcentaje de deportistas que sobresalen en el mundo profesional, al menos si los comparamos con los millones de practicantes que hay por el mundo.

ESTÍRATE SIN DOLOR

Las personas que un día deciden entrenar en un gimnasio, cuando son preguntadas qué es lo que pretenden seguramente responderán que desean mejorar en fuerza, equilibrio, coordinación, flexibilidad, y en general todo su porte físico. ¿Y cómo se obtienen esos atributos? Unos dirán que con la práctica y más práctica, mientras que otros insisten en la necesidad de un buen instructor. No obstante, la práctica y un buen instructor no lo es todo ya que para poder obtener todos los beneficios de la instrucción, los músculos y ligamentos deben estar bien estirados.

Los ejercicios correctos de estiramiento van más allá de la simple elongación y precalentamiento de los músculos. Las buenas sesiones de estiramiento ciertamente aumentan el potencial de energía de la persona fortaleciendo la postura corporal y abriendo articulaciones contraídas.

Para corregir problemas de postura primero se comienza el trabajo en la parte inferior de la espalda. Una clave para el éxito en todo el trabajo de estiramiento es mantener la zona inferior de la espalda absolutamente derecha. Si se sigue esta regla, la postura del estudiante mejorará, permitiéndole un mejor equilibrio y coordinación de sus movimientos. Una región lumbar derecha ayudará además a mantener los hombros relajados y a que la respiración sea más natural, descendiendo hacia el abdomen inferior, donde puede producirse auténtica fuerza.

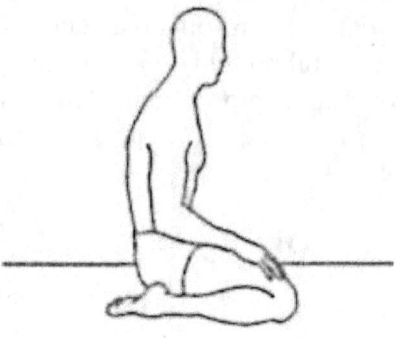

Para corregir problemas de postura primero se comienza el trabajo en la parte inferior de la espalda. Una clave para el éxito en todo el trabajo de estiramiento es mantener la zona inferior de la espalda absolutamente derecha. Si se sigue esta regla, la postura del estudiante mejorará, permitiéndole un mejor equilibrio y coordinación de sus movimientos. Una región lumbar derecha ayudará además a mantener los hombros relajados y a que la respiración sea más natural, descendiendo hacia el abdomen inferior, donde puede producirse auténtica fuerza.

En lo que se refiere al estiramiento en sí, mantener la región lumbar derecha permitirá siempre un estiramiento completo del cuerpo, ayudando a fortalecer los músculos además de aumentar su elasticidad.

Por ejemplo, al tocar la espinilla con la cabeza, si la espalda se mantiene recta, todo el torso hará contacto con el muslo, rodilla y espinilla, según se lleva a cabo el estiramiento. De esta forma se estará estirando y acondicionando todo el cuerpo en lugar de las caderas y hombros solamente.

Es muy útil realizar un pre-estiramiento antes de comenzar el estiramiento en serio, ya que la mayoría de la gente se relaja demasiado sin saber concentrarse en los músculos que desean estirar. Esto ocasiona un calentamiento adecuado que aísla la sensación en los músculos en que necesitan trabajar. El pre-estiramiento es un estiramiento muy suave en el que la persona podría por ejemplo desde el suelo, estirar lentamente una pierna cada vez, inhalando y exhalando en forma relajada y tranquila.

El método generalmente se lleva a cabo en tres fases:

1. Por ejemplo, si la persona está sentada en el suelo con la pierna izquierda extendida y la pierna derecha doblada hacia el interior, exhalará durante tres segundos y doblará el torso hacia la rodilla.

2. Ahora hará una pausa y repetirá la exhalación de tres segundos mientras baja un poco más.

3. Tras un período más de exhalar y doblarse más hacia abajo, el practicante se detiene y cambia hacia el otro lado.

Los primeros cuatro o cinco ejercicios se harán de esta manera. No se producirán elongaciones espectaculares o rápidas con el pre-estiramiento. A los músculos se les da siempre una oportunidad para calentarse. Los períodos de respiración de tres segundos también ayudan a relajarse a la persona y hacer más fácil el estiramiento.

Igual que se toma el tiempo en cada estiramiento individual también hay que hacer lo propio al volver a colocar el miembro estirado en su posición original. No debe haber movimientos rápidos o tirones ni al estirar ni al recoger, lo esencial en los ejercicios de estiramiento es lentitud y relajación.

El estiramiento ha sido siempre esencial y no hemos de olvidar el estiramiento para la potencia y la buena forma. Los principales competidores mundiales, en los últimos años, no sólo conocen el valor general del estiramiento, sino que lo han utilizado en su ventaja durante su carrera. Estos ejercicios previenen los tirones musculares frecuentes con las bajas temperaturas marca el inicio y casi fanático interés en el tono muscular general. Ahora atribuyen a los ejercicios apropiados de estiramiento el éxito a largo plazo de todos los deportistas, ya compitan en torneos o no.

Gran parte de las lesiones producidas en la práctica de los deportes ocurren porque la gente comienza con ejercicios violentos antes de que sus músculos estén calientes y elásticos por el estiramiento. Uno de los problemas en los sistemas tradicionales de entrenamiento es que se pone muy poco énfasis en el estiramiento y el precalentamiento. En ocasiones se hace un calentamiento insuficiente, dedicando a este tema no más de 5 ó 10minutos, y esto tiene como consecuencia que se haga poco y demasiado rápido.

También se considera problemática la idea que tienen muchas personas de que sólo necesitan estirar unos cuantos músculos en particular antes de una sesión de entrenamiento. Un ejemplo puede ser aquella persona que en cuyo tipo de deporte escogido sólo trabajará las piernas, y por este motivo piensa que sólo ha de estirar los músculos de ellas. Pero lo que necesita estirar es el cuerpo entero, ya que los músculos de la espalda están trabajando a la vez.

También se insiste en la importancia de concentrarse en los músculos que se están estirando. Cuando las personas empiezan a estirar, la mayoría está pensando en cualquier cosa en vez de prestar atención a su cuerpo. Si no te encuentras con la actitud mental correcta, es fácil que se produzca un tirón durante el propio estiramiento.

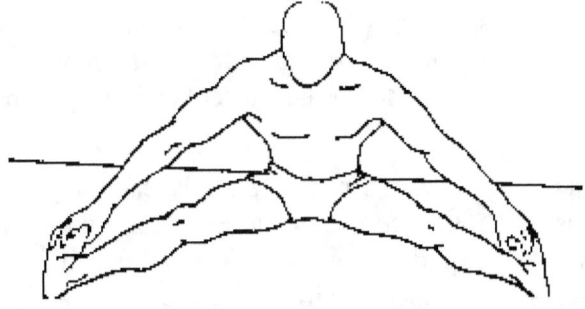

La duración del pre-estiramiento variará de un día a otro, dependiendo de factores tales como qué es lo que la persona ha comido, el tiempo que está haciendo, e incluso el momento del día en que se lleve a cabo el estiramiento.

Algunos días bastará con 10 ó 15 minutos, mientras que en otros serán necesarios 30 minutos de pre-estiramiento. Lo importante es no forzar los músculos por calentar demasiado rápido.

Cuando se comienza un estiramiento en serio, se empieza repitiendo los ejercicios de pre-estiramiento, pero con mayor rapidez, todavía concentrándose en las mismas zonas que antes, pero posteriormente hay que llegar desde el cuello hasta los dedos de los pies. Comienza por la parte superior del cuerpo porque así le das a las piernas y a las caderas, lo que más interesa, la oportunidad de soltarse un poco antes de empezar a estirar los músculos de las piernas. Cuando llegues a las piernas y cadera emplea más tiempo en estas partes del cuerpo, pues así conseguirás más agilidad en estos músculos y tendrás mayor movilidad en los ejercicios.

Según vas estirando todo el cuerpo, no olvides tus codos y muñecas. Estas articulaciones deben estar calientes y flexibles para realizar los ejercicios y así evitar lesiones.

Hay que estirar siempre la parte inferior de la espalda porque es el centro de conexión de la fuerza en su cuerpo. Después siguen los músculos de la rodilla, seguidamente la pantorrilla y tendones del tobillo. Una vez las piernas se han estirado concienzudamente, vuelve a las caderas.

Las caderas se estiran las últimas ya que son articulaciones sólidas muy grandes y cubiertas por gruesas capas de músculo y a menudo se consideran las articulaciones y tendones más difíciles de estirar.

Los ejercicios de flexibilidad para la cadera y ejercicios en cuclillas, hechos al comienzo de la sesión de estiramiento, no son buenos y pueden provocar tirones musculares y lesiones articulares. Las articulaciones de la cadera sirven como conectivo entre el tronco y las piernas. La diferencia que existe entre unas y otras personas, hace que aun siendo muy flexible no se tenga potencia en las piernas debido a que su cadera está tensa.

No imites a quién corre un poco antes de estirar, pues en lugar de soltar las piernas, el correr contrae y tensa los músculos, y perturba el ritmo respiratorio natural y calmado necesario para un correcto estiramiento.

Cuando estés estirando, es mejor no sentir el efecto en los músculos. No quieras sentir ningún dolor que moleste y queme y permanezca después del estiramiento. No creas la vieja teoría de que sin dolor no existe el progreso. Sigue la línea de pensamiento de que la consistencia es mejor que forzar a los músculos a estirarse. Según dicha línea, trabaja con intensidad un grupo de músculos un día y otro grupo al día siguiente, para dejar que el primero se recupere y recobre su elasticidad. También intenta hacer lo que se llama un "estiramiento a fondo" un día y un estiramiento leve o descanso al día siguiente.

Dos zonas del cuerpo que se consideran importantes sobre todo en deportes de velocidad son las caderas y las rodillas. Ambas son esenciales para la flexibilidad y la potencia. El área que hay que estirar en las caderas es el interior de la zona superior del muslo, en donde el músculo de la ingle se une a la articulación de la cadera.

Hay dos cosas importantes para un buen estiramiento de la cadera:

1. Primero, la parte inferior de la espalda debe mantenerse completamente derecha o el músculo conectivo no recibirá el estiramiento completo.

2. Segundo, las rodillas deben mantenerse en una línea recta.

Los estiramientos de cadera, en los que una persona ayuda a otra obligándole cada vez un poco más, no son adecuados, pues el uso excesivo o el estiramiento demasiado intenso pronto causarán dolor en la cadera, otra razón por la que debes prestar atención a tu cuerpo mientras estiras. Las caderas doloridas requieren un descanso hasta que el dolor desaparezca, sólo entonces se continuará con una recuperación gradual hasta la plena flexibilidad.

Las rodillas son otra zona de interés por la complicidad de esta articulación, especialmente para aquellos practicantes que dan patadas o realizan posiciones amplias y bajas. Demasiada gente estira con las rodillas torcidas, forzando a la rodilla y al pie a una disposición que no forma una línea recta. Esto provocará una tensión en los débiles ligamentos laterales de la rodilla, lo que constituye el origen de la mayoría de los problemas de esta articulación. Como éstas son, estructuralmente, las articulaciones más débiles del cuerpo, se debe tener especial cuidado para no someterlas a una tensión excesiva.

Hay varias consideraciones importantes a recordar sobre el estiramiento. Primero, todo el mundo puede beneficiarse de una práctica correcta del estiramiento, incluyendo a estudiantes que comienzan en el gimnasio después de los cuarenta años. Aunque cada cual es diferente, lo esencial para las personas de más edad es que estiren despacio y se tomen todo el tiempo necesario para conseguir sus metas. Aunque puede que sea necesario hasta cinco años más para una persona de 40, que para un joven de 16 conseguir los mismos resultados

Los estudiantes de mayor edad no deben caer en el juego de las comparaciones. Ellos deben estirar de acuerdo a su propia constitución y su grado de evolución. La edad, lesiones previas, la cantidad de tiempo dedicado a la práctica, el tipo de trabajo, responsabilidades familiares, y antecedentes deportivos hacen que compararse físicamente con un adolescente sea algo irreal para ellos.

El segundo hecho es que el estiramiento es bueno para la salud en general. Si el estiramiento se realiza correctamente, con la zona lumbar recta, condicionará y dará tono a los órganos internos al aumentar el flujo de sangre hacia éstos. Además, el estiramiento puede corregir problemas en las posturas, lo cual lleva a mejorar la alineación de los órganos internos. El tai chi (estilo de gimnasia china), por ejemplo, incorpora movimientos de estiramientos lentos y rítmicos con formas de respiración relajada y natural a un ritmo menor que el estiramiento a fondo requerido por otros deportes más duros.

El apropiado estiramiento enseñará al estudiante a respirar de una manera natural, relajada y coordinada, que permite a la sangre llevar más oxígeno a los tejidos del cuerpo. La mayor cantidad de oxígeno le da a los tejidos incluyendo piel y órganos internos, más elasticidad.

Una buena razón para practicar un deporte es el aprender más sobre uno mismo, mental y físicamente. Para que los practicantes se encuentren a sí mismos y conozcan su cuerpo, deben conocer sus propios límites y capacidades. El deporte ha de ser una actividad para toda la vida. El estiramiento correcto dentro de los límites del cuerpo también debe ser una práctica para toda la vida que debería convertirse en un hábito.

QUÉ HACER ANTE LA FALTA DE ELASTICIDAD

El mayor inconveniente que he encontrado en la mayoría de los gimnasios, a la hora de mandar realizar los ejercicios de elasticidad, es que estaban pensados para ser ejecutados por alumnos que, por naturaleza, ya eran bastante elásticos.

Cualquiera que se haya fijado en aquellos otros alumnos que, bien sea por edad o por problemas físicos, no pueden estirar apenas sus ligamentos, se habrá percatado enseguida del sentimiento de inferioridad que les invade, eso sin contar los dolores que sienten al menor intento de estiramiento.

Yo, que por desgracia o por fortuna, no soy una persona elástica, he tenido que soportar las broncas de instructores, los cuales pensaban de mí que no me esforzaba lo suficiente y que por eso no progresaba. Claro que si se hubieran molestado un poco solamente en repasar un atlas de anatomía se habrían dado cuenta del por qué unas personas son elásticas y otras no lo serán nunca, aunque las estiren en potros de tortura medievales.

Este problema personal me ha hecho interesarme mucho más por el factor elasticidad - flexibilidad, de lo que hubiera podido interesarse otra persona que no lo padeciera.

A través de mis observaciones personales, mis experiencias, tanto como alumno y posteriormente como instructor, además de mis estudios, he podido sacar las siguientes conclusiones:

1. Los ejercicios que se están haciendo actualmente son producto de la tradición, la rutina y deberían sufrir un profundo análisis crítico.

2. Con el tiempo, estos estiramientos forzados y hasta brutales, dañan seriamente el sistema articular. Fíjense sino en el crujir de rodillas cuando la gente hace flexiones de pierna; el desgaste del cartílago es bien notorio.

3. Forzando así, la elasticidad en frío es muy pequeña y desaparece con la inactividad.

4. Hay una gran perdida de potencia muscular a causa del debilitamiento fibroso que provocan los estiramientos.

5. Las personas mayores no logran apenas beneficios y se les agudizan los problemas articulares propios de la edad.

Por todo ello con los ejercicios que a continuación les muestro, intentaré darles algunas pautas de cómo realizar correctamente la elasticidad-flexibilidad, de tal manera que, además de poder ser realizados por cualquier tipo de personas, no sufran desgaste de articulaciones ni debilitamiento de tendones o músculos.

Hay que tener presente, en primer lugar, que una respiración correcta es la base para lograr progresos y no sentir dolor. Tenemos que inspirar antes del movimiento y espirar al hacer el estiramiento. Es importante recordar que hemos de luchar contrarreloj, ya que parte del secreto está en la duración de los ejercicios, y no pensemos que sintiendo dolor lograremos más beneficios; al contrario, es posible que retrocedamos en nuestros progresos.

Ejercicio 1

Para estirar la **columna** y los **ligamentos posteriores de la rodilla.**

Partiendo de una posición de cuclillas, con los dedos apoyados en el suelo, inspirar fuertemente. Después y al mismo tiempo que espiramos, nos incorporamos sin soltar los dedos del suelo. Este ejercicio hay que hacerlo 10 veces, teniendo en cuenta los siguientes detalles.

a) Mantener la cabeza levantada.

b) No despegar los dedos del suelo, aunque no se puedan estirar las piernas del todo.

c) La respiración - espiración, debe ser profunda.

Ejercicio 2

Para estirar **abductores, columna y ligamentos posteriores de la rodilla**.

Sentados en el suelo, poner las piernas en V lo más abiertas posible. Después, doblar una de ellas hasta colocar la planta del pie en el muslo de la otra, según se muestra.

El movimiento de flexión, que se puede realizar con la ayuda de un compañero, debe hacerse hacia la pierna estirada y espirando al mismo tiempo.

Ejercicio 3

Para estirar los músculos abductores.

La posición clásica en forma de V con las piernas estiradas para, a continuación, ser forzadas mediante presión de un compañero en los tobillos, es altamente perjudicial, sobre todo para las articulaciones de tobillo y rodilla.

La solución más correcta es la que se muestra en el dibujo, esto es, con las piernas en V dobladas por la rodilla (para que éstas no sufran) y el compañero empujando en los muslos.

Ejercicio 4

Estiramiento sencillo y que permite forzar bastante los abductores de una de las piernas. Hay que procurar mantener la espalda recta y apoyarse sobre la base de los dedos del pie atrasado.

Ejercicio 5

Para la **articulación coxo-femoral**.

Esta articulación es la responsable de que podamos ejecutar patadas circulares. Es mucho más importante esta articulación que el estiramiento de los abductores.

El ejercicio más idóneo y que, por otra parte, no ofrece peligro alguno, es el que se muestra: hay que ponerse de rodillas, lo más abiertas posibles que se puedan, ir bajando poco a poco la pelvis (pero no la cabeza), hasta llegar al suelo. Una vez abajo, permanecer algunos minutos así hasta que el dolor aumente.

Ejercicio 6

Esta posición es mejor mantenerla presionando con los codos en las rodillas que dando rebotes continuados. La espalda debe estar ligeramente inclinada hacia delante.

Ejercicio 7

Esta postura es imprescindible adoptarla durante algunos segundos, después de que hayamos realizado una serie de abdominales. Tiene como finalidad estirar los músculos abdominales, pero también aumenta la caja torácica y la flexibilidad de la columna.

PREGUNTAS SOBRE ELASTICIDAD

Dado que el tema preocupa a todos los practicantes, sea cual sea el deporte que hayamos elegido, hemos preguntado sobre el tema a algunos instructores para así aclarar las dudas que sobre elasticidad nos puedan surgir.

Los instructores, de distintos deportes, todos manifestaron tanto su opinión sobre lo que fue beneficioso para ellos, como las técnicas que aplican en sus clases:

¿Cuáles son los problemas más frecuentes con los que tropezáis con vuestros alumnos, a la hora de hacer abertura?

- Principalmente el dolor. Pero evitando las brusquedades y calentando bien no aparecen problemas.

- Yo también me encuentro con el problema a causa del dolor, pero es que la elasticidad, al menos al principio, es muy dolorosa.

- El alumno se niega en un principio a realizar ejercicios que le produzcan dolor. Creo que realmente no hay que sentir dolor al abrir. Esto es negativo porque al día siguiente el alumno tendrá un recuerdo amargo y no colaborará con nosotros. Se puede sentir molestias pero nunca dolor.

¿Hacéis trabajar a todos los alumnos (niños, mujeres, adultos) igual?

- En general sí, salvo a los niños que se les exige menos.

- Yo opino lo contrario. Los niños pueden trabajar con mayor intensidad pero con juegos, así colaboran mucho más. En cambio los adultos hacen una gimnasia de elasticidad de mantenimiento sin forzar, pero a la larga mejoran la que tenían al principio.

- Otros opinan que la clase ha de ser igual para todos adultos y niños.

¿Aparecen lesiones por causa del entrenamiento?

- Aparecen cuando el alumno calienta poco y hace ejercicios muy bruscos.

- Suelen aparecer también cuando no hay progresión en los ejercicios.

- A veces las lesiones aparecen porque el alumno no sigue las indicaciones del instructor, y después de realizar elasticidad, hace algún ejercicio brusco.

- También es malo abrir las piernas a tirones, porque así hay destrucción de ligamentos a corto o largo plazo. La elasticidad se debe hacer al final de la clase cuando ya no se vayan a realizar ejercicios, porque el músculo al estar estirado se vuelve frágil y no hay que hacerle realizar ejercicios bruscos. Es como si estirásemos un chicle y después quisiéramos atar algo con él. Lo más seguro es que se rompería.

Ventajas e inconvenientes del trabajo en frío.

- Ventaja ninguna.

- Es peligrosísimo.

En contrapartida a estas respuestas hay quien piensa que por el contrario la elasticidad hay que trabajarla en frío, que sólo es cuestión de acostumbrarse, como el que se ducha después de comer. Una persona que necesita calentar primero para hacer un ejercicio, es que en realidad no tiene elasticidad.

Y para que tanto unos como otros puedan estar acertados, una última opinión nos aclara que hacer elasticidad en frío es bueno para los practicantes de yoga, pero si lo hicieran así los practicantes de otros deportes, por ejemplo los deportes de alta velocidad, seguro que sufrirían alguna lesión. Para estos es imprescindible calentar.

¿Cuáles creéis que son los errores que se cometen con más frecuencia en los gimnasios?

- Lo que más a menudo se da es la poca paciencia de los entrenadores que quieren lograr resultados rápidos de sus alumnos.

- También la falta de atención de muchos entrenadores hacia los alumnos menos dotados.

- Y por supuesto no hay que dejar de mencionar la falta de conocimientos para dar una clase, (muchos llegan a dar clase solamente por ser buenos competidores), y estos o no demuestran interés por aquellos alumnos que no van a competir o les faltan conocimientos de anatomía y fisiología.

¿Qué es mejor: abrir al máximo durante poco tiempo, o estirar hasta sentir molestias y mantenerlo mucho tiempo?

- Lo que importa es lograr un término medio.

- Hay que ir poco a poco al menos al principio. Luego estirar más y mantenerlo más tiempo.

- Sobre todo hay que procurar que el dolor no sea intenso porque esto sería contraproducente. En mi opinión los ejercicios de elasticidad han de hacerse en series cortas y con pausas, abriendo un poco más en cada intento.

- Lo ideal sería disponer del mayor tiempo posible. Ponerse en una postura correcta, que produzca sólo alguna molestia pero no dolor, y mantenerla el mayor tiempo posible. Ese es el secreto: el tiempo.

¿La elasticidad que tenéis la adquiristeis con vuestros propios métodos, o fue con el asesoramiento de un instructor?

- Yo la conseguí trabajando muchísimo, pero siempre bajo la dirección de mis profesores.

- En un principio trabajé sola, pero los resultados no fueron favorables hasta que entré en un gimnasio.

- Principalmente la adquirí con mis propios métodos, pero estos estaban inspirados en técnicas que he visto en grandes instructores.

- Hasta que no trabajé con mis propias ideas no logré nada positivo. Los métodos que me enseñaban no eran adecuados para mí.

¿Qué se puede recomendar a los nuevos instructores?

- Yo pediría a todos los profesores, que tuvieran más paciencia con aquellos alumnos que fueran poco flexibles. Son los que necesitan más comprensión y ayuda porque les cuesta más que a los otros.

- Yo añadiría, que no les provoquen miedo a los alumnos a la hora de la abertura. Que no trabajen nunca contrarreloj.

- En mi opinión, el método que mejor resultado me ha dado es el que se practica en Ballet. Esto es, agarrarse a una barra y balancear la pierna hacia adelante frontalmente y hacia atrás lateralmente. El mismo peso de la pierna te va haciendo subir cada vez más. Es el método que recomiendo.

- Y también, que aconsejen a sus alumnos darse una ducha de agua caliente seguida de otra fría al final de la elasticidad.

-

Cómo se puede ver no hay solamente un método correcto para alcanzar la elasticidad deseada, lo que sí hay que tener en cuenta es que sea cual sea el método que realicemos, se adapte a nuestra anatomía y no nos cause lesiones.

ENTRENAMIENTO CON GRANDES PESOS

Muchos deportistas cuando comprueban los resultados del entrenamiento con pesas se apartan de ello debido a la noción equivocada de que les llevaría a una excesiva musculatura y por lo tanto a menor flexibilidad. Debido a esta confusión, muchos luchadores o bien han perdido de vista su verdadero objetivo al entrenar con pesas, o bien no han aprovechado las enormes ventajas que esta actividad puede proporcionar.

EL TIEMPO DE LOS CULTURISTAS

Lo que normalmente da lugar a estos errores es el entrenador. Los culturistas siempre han sido considerados expertos en pesas, pero muchos de ellos no están cualificados para aconsejar a otros deportistas porque el culturismo y el entrenamiento para fuerza son actividades distintas. Muchos culturistas aconsejarían al luchador que hiciera muchas repeticiones, cuando quizá lo conveniente sea pocas repeticiones con grandes pesos. Lo que ha dado resultado a un culturista puede no funcionar en otros deportes.

El culturismo, el levantamiento de peso y el entrenamiento de fuerza, son tres actividades diferentes.

- El entrenamiento de la fuerza es una actividad en la que el objetivo es desarrollar fortaleza, no demostrarla.

- El culturismo es un deporte en el cual la meta del individuo es cambiar su aspecto físico.

- El levantamiento de peso es un deporte en el cual el objetivo es demostrar fortaleza.

El único método práctico para los deportes de velocidad es el entrenamiento de fuerza explosiva. Solamente desarrollando su fuerza puede un deportista mejorar sus posibilidades de combate. Cuánto más fuertes son tus músculos, mejor es el control general del cuerpo. El entrenamiento de la fuerza es, por lo tanto, el programa suplementario más práctico para el luchador.

Muchas mujeres evitan las pesas porque temen hacerse demasiado musculosas; pero el entrenamiento adecuado con pesas únicamente ayudará a una mujer a permanecer derecha, fortalecerse, reducir la grasa y mejorar sus habilidades deportivas.

LOS ERRORES MÁS FRECUENTES

Muchos hombres y mujeres no reciben resultados óptimos del entrenamiento con pesas debido a métodos de entrenamiento inadecuados. Los dos errores más comunes son escoger un peso demasiado liviano y la insistencia excesiva en un grupo muscular concreto.

Muchas personas hacen un número exagerado de repeticiones de determinado ejercicio con el fin de endurecer. En realidad, dicho entrenamiento hace poco por estimular el crecimiento muscular y consume bajos niveles de energía. El segundo error es concentrar los esfuerzos en una sola zona problemática, lo cual es totalmente ilógico. No hay posibilidad de hacer solamente reducciones locales. Cuando el cuerpo se fatiga obtiene energía de cualquier parte del cuerpo. Una persona puede estar haciendo flexiones de piernas y estar quemando entonces la grasa localizada alrededor del cuello. Además, los entrenamientos parciales provocan desequilibrios en todo el organismo.

Para que los practicantes de deportes de velocidad obtengan beneficios máximos en reducción, tono, firmeza y acondicionamiento general de su cuerpo, sería conveniente que trabajaran preferiblemente con pesas de alta densidad, pero de manera adecuada a sus necesidades.

LAS VENTAJAS DEL ENTRENAMIENTO CON GRANDES PESAS

El entrenamiento con pesas ofrece varias ventajas: aumento de fuerza, mejora en la resistencia cardiovascular, reducción de peso corporal, reducción por tanto de la grasa corporal excesiva, aumento de la masa muscular, fortalecimiento de las articulaciones, ligamentos, tendones y tejidos conectivos, una mejor apariencia física, la rehabilitación de los músculos lesionados y una forma para perfeccionar las cualidades deportivas adquiridas.

EL METODO CORRECTO

El entrenamiento con grandes pesos no es simplemente levantar pesas. Consiste en varios tipos diferentes de contracción muscular. Las tres formas básicas de contracción muscular en el entrenamiento con pesas son: concentración concéntrica, concentración excéntrica y contracción isométrica.

La concentración **concéntrica** (también denominada isotónica), implica el acortamiento del músculo. Esto ocurre cuando el músculo ejerce fuerza para mover o levantar un objeto.

La concentración **excéntrica** supone el alargamiento del músculo, como cuando un peso se deja descender lentamente.

La contracción **isométrica** o estática cuyo nombre viene del griego "isos-metriko", que significa igual medida, es una concentración no dinámica en la que entran en juego fuerzas concéntricas y excéntricas. Esta cualidad de oposición en las fuerzas detiene el movimiento muscular en un punto dado.

Para obtener resultados en un programa de entrenamiento de fuerza, deben utilizarse pesos apropiados. Si el peso es muy grande, tus músculos se fatigarán demasiado pronto y no los trabajarás en toda su extensión. Si el peso es demasiado liviano, los músculos no serán estimulados para crecer y fortalecerse.

LOS MÚSCULOS GRANDES DEBEN EJERCITARSE PRIMERO, LOS MÁS PEQUEÑOS AL FINAL

Las mayores ganancias en fuerza se producen con 8–12 repeticiones de un mismo ejercicio. Si el peso escogido no te permite hacer al menos 8 repeticiones, no trabajarás todas las fibras musculares plenamente. Una resistencia que permita menos de ocho repeticiones puede causar daños a la fibra muscular, tendones y ligamentos debido a la fuerza que el músculo tiene que generar para producir el movimiento. Si el peso escogido permite hacer más de 12 repeticiones, aumenta la resistencia durante la siguiente sesión.

Si el peso es lo bastante liviano para permitir las 8–12 repeticiones, las posibilidades de que se produzca una lesión son nulas, porque la fuerza requerida para levantar dicho peso es mucho menor y por tanto más segura que la fuerza requerida para levantar un peso que permita hacer menos de 8 repeticiones.

Muchos deportistas se quedan sin hacer las últimas repeticiones porque piensan que son las más peligrosas, pero en realidad son las más seguras. Durante las primeras repeticiones los músculos están en condiciones de producir mucha fuerza y el riesgo de lesiones es muy alto, pero a medida en que los músculos siguen trabajando hasta el agotamiento su capacidad para generar fuerza disminuye.

EL PESO ADECUADO

Saber qué peso usar es muy importante, tanto cómo saber utilizarlo adecuadamente, pues el uso inadecuado de los pesos puede ser causa de resultados insuficientes o lesiones.

La correcta ejecución de un ejercicio determina la cualidad y velocidad con la que se obtienen resultados. La apropiada forma requiere que cada repetición de un ejercicio sea ejecutada de manera suave, lenta y controlada. La velocidad de cada repetición debe ser aproximadamente seis segundos de duración: dos segundos para levantar el peso y cuatro para hacerlo descender. Las repeticiones a mayor velocidad implicarán movimientos bruscos. Si se le da un tirón a un peso o se le hace mover muy deprisa, más que levantarlo se le está poniendo en movimiento Así tus músculos posiblemente no puedan seguir el movimiento del peso y se contraerán sin obtener todos los beneficios aportados por la resistencia del peso. Así queda frustrado el propósito del entrenamiento de fuerza y quizá se produzcan lesiones.

El movimiento de cada repetición debe ser fluido y sin pausas. La única ocasión para detenerse será cuando el músculo alcanza su máxima contracción.

LA MEJORA CARDIOVASCULAR

Con frecuencia se piensa que el entrenamiento con pesas hace poco, si es que hace algo, por el sistema cardiovascular. A través de investigaciones se ha comprobado que si el tiempo de descanso entre uno y otro ejercicio es de un minuto o más, habrá pocos beneficios para el sistema cardiovascular. Pero si el practicante intenta pasar de un ejercicio a otro con la mayor rapidez posible y poco descanso, el sistema cardiovascular se someterá a una condición de tensión y el ejercicio se hará anaeróbico.

Al principio quizá no se considere necesario mantener períodos de descanso mínimos, pero los principiantes deberían descansar durante un minuto antes del siguiente ejercicio, y según el cuerpo se va acostumbrando al entrenamiento con pesas grandes, se van reduciendo los períodos de descanso.

Las sesiones de entrenamiento con pesas de alta densidad deben ser intensas pero breves. La investigación ha demostrado que los mejores resultados se obtienen con un total de diez a doce ejercicios.

Cada ejercicio debe ejecutarse con la forma apropiada hasta el punto de agotamiento. Si un músculo se trabaja hasta el límite del agotamiento no hay necesidad de seleccionar otro ejercicio que trabaje la misma zona. El músculo ha sido estimulado para fortalecerse; toda estimulación posterior será contraproducente, haciendo que el músculo se debilite.

El orden apropiado de los ejercicios determina los resultados obtenidos de la sesión, teniendo en cuenta que hay que trabajar cada músculo principal del cuerpo. Los músculos grandes deben ejercitarse primero, los más pequeños al final. Si se ejercitan primero los músculos pequeños privan al cuerpo de la energía necesaria para ejecutar posteriormente los músculos grandes y puede que no sean capaces de ayudar a los músculos más grandes en ejercicios en los que funcionan con músculos motores secundarios. Músculos motores secundarios son aquellos que se ven afectados y trabajan indirectamente en ciertos ejercicios.

A continuación sigue el orden sugerido para trabajar los músculos, glúteos, cuádriceps, bíceps femoral, gemelos, gran dorsal, trapecio, deltoides, pectoral mayor, bíceps, tríceps, antebrazos, abdominales, oblicuos.

Los músculos abdominales y los del cuello se colocan al final por dos motivos: porque ayudan a mantener el cuerpo recto y evitan los movimientos incorrectos, y porque un cuello fatigado es más propenso a la lesión y un músculo abdominal fatigado hará que recaiga una tensión mayor sobre la parte inferior de la espalda.

LA FRECUENCIA DEL ENTRENAMIENTO

Aunque las sesiones de entrenamiento con grandes pesos requieren solamente media hora de ejecución, no pueden realizarse todos los días de la semana. Deben hacerse un máximo de tres sesiones a la semana apropiadamente distribuidas. Para que los músculos crezcan más fuertes deben permitírseles un descanso de al menos 48horas antes de la ejecución de cada sesión de alta intensidad. Si los músculos vuelven a ser estimulados antes de 48 horas, el cuerpo se ve privado de la energía necesaria para respirar y producir músculos más fuertes.

Si 48 horas es el mínimo, ¿cuál es el tiempo máximo que debe haber entre sesiones? 96 horas entre sesiones parece ser el límite para mantener los beneficios producidos por las anteriores sesiones de entrenamiento. Tras los cuatro días los músculos se irán debilitando paulatinamente, pues un músculo debe usarse para que permanezca fuerte.

Tras un período que oscila entre los seis meses y varios años, puede que notes que has detenido el proceso de fortalecimiento, e incluso que has empeorado. Si esto ocurre, puede que haya llegado el momento en que debas disminuir el ritmo de tu entrenamiento o tomarte un pequeño descanso. Puedes quitar una de las sesiones o disminuir la cantidad de trabajo realizado en los entrenamientos de máxima fuerza. Ocurre con frecuencia que aunque los músculos han llegado al pico de la fuerza, se han fortalecido tanto que el cuerpo carece de las reservas de energía necesaria para alimentarlos.

No importa lo que nadie te diga, el entrenamiento con pesas no inhibe de hacer flexibilidad; si acaso, puede que la potencie al aumentar la extensión de los movimientos de tus músculos. El entrenamiento con pesas solamente puede inhibir la flexibilidad si insistes en ejecutar ejercicios de la manera incorrecta. Por ejemplo, la flexión parcial del bíceps solo fortalecerá una porción del bíceps, y no permite que el músculo alcance la elongación máxima.

Muchos practicantes creen que el entrenamiento con pesas perjudica su elasticidad debido al dolor muscular que acompaña las sesiones intensas. Pero con vistas a obtener resultados tienen que entrenar duro, y esto lleva algunas molestias en los músculos. Estas crean una sensación de rigidez, que puede hacerte evitar los movimientos amplios. Puede que entonces confundas el no poder moverte sin molestias con una falta de verdadera elasticidad. Sin embargo, no hay relación alguna entre estos dos factores. La falta de flexibilidad se debe a una falta de actividad a plena extensión.

FLEXIBILIDAD

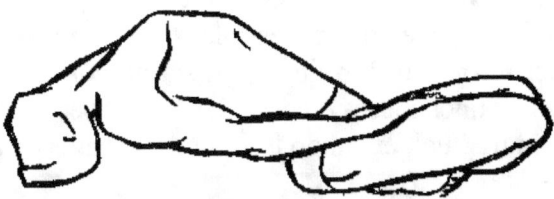

Se puede definir la flexibilidad como la amplitud y la facultad para el movimiento de una articulación. Esta amplitud puede ser medida en centímetros o en grados y dependiendo de cada articulación, así se podrá valorar.

También y según el individuo, puede existir una gran flexibilidad en un grupo articular, por ejemplo la cadera, y muy poca en el resto. De igual manera, una persona puede ser capaz de pasar rápidamente de una posición articular a otra, aún cuando no posea gran flexibilidad, y otra aparentemente más flexible y con gran amplitud de movimientos, necesita realizar sus movimientos más lentamente.

Algunos ejemplos de ello serían los siguientes:

- Un alpinista tendrá una gran flexibilidad en sus dedos y muñecas, con una gran capacidad para cambiar rápidamente de posición en sus manos, aún cuando sus codos sean poco flexibles.

- Un futbolista puede tener gran flexibilidad de rodilla y muy poco en los hombros.

- Un boxeador tendrá unos movimientos de cintura rápidos, aún cuando su articulación de la cadera con respecto al fémur sea muy rígida.

Por todo ello, cada persona deberá trabajar la flexibilidad que más se adapte a su constitución física y a sus necesidades deportivas. La planificación de los ejercicios deberá hacerse para que el progreso sea lento, pero sólido, y sin riesgos de lesión. Hay que tener en cuenta que un mal entrenamiento en este sentido puede ser irreversible y por tanto hay que evitar cualquier error. Cuando un deportista no consiga el suficiente progreso en unos meses o acuse dolores, deberá ser atendido de manera individual, evitando los entrenamientos en grupo.

Los movimientos articulares que se realizan antes del entrenamiento físico, el llamado calentamiento, no son en sí un ejercicio de flexibilidad, sino solamente una manera de lubricar las articulaciones antes del esfuerzo.

Para trabajar las articulaciones se requiere un programa adecuado, lento y de progreso continuo.

BENEFICIOS DE UN PROGRAMA DE FLEXIBILIDAD

Los ejercicios para mejorar la elasticidad proporcionan una gran variedad de beneficios al deportista, estando en primer lugar el conocimiento del propio cuerpo, sus limitaciones y virtudes. Las largas horas para mejorar su cuerpo hacen que una persona sepa ciertamente para lo que está cualificado y para lo que n, pues basándose en estos conocimientos, elaborará la preparación técnica más adecuada no tratando de realizar actos para los que no está capacitado, los cuales además supondrán un riesgo enorme de lesión. Mejorará también la capacidad de relajarse a voluntad y de eliminar las tensiones que el deporte proporciona, bien sea por el hecho de querer ganar a los demás, como por el deseo de mejorarse a sí mismo. En cualquiera de las dos maneras, la necesidad de relajarse es imperiosa y los ejercicios de mejora articular le ayudarán enormemente.

La amplitud articular evitará las enfermedades reumáticas, ya que los movimientos continuados de una articulación impiden su degeneración y la acumulación de sustancias de deshecho. No hay cosa peor para una articulación que la inmovilidad o la limitación de su total movimiento. Si con el paso de los años las personas van reduciendo su capacidad para ser flexibles y terminan moviéndose con una rigidez extrema, se debe básicamente a que en años anteriores dejaron de trabajar sus articulaciones en toda su extensión.

Un ejemplo de ello lo tendríamos en las vértebras cervicales. Las personas ancianas para mirar hacia atrás no giran apenas la cabeza y prefieren girar la cintura e incluso el cuerpo en su totalidad.

Esta limitación del movimiento del cuello la iniciaron muchos años atrás, quizá por comodidad, y el resultado final es un anquilosamiento de las vértebras cervicales.

Otro beneficio indudable del programa de flexibilidad es la mejora del aspecto estético, del porte, pues la posición erecta, lo mismo que la de sentado, necesitan de una buena disposición articular para que sea agradable y no grotesca. Esa misma buena posición contribuirá a que funciones tan importantes como la respiratoria y la digestiva, por ejemplo, se realicen correctamente. Muchos ancianos verían aliviadas sus enfermedades respiratorias si decidiesen realizar más ejercicios corporales, en lugar de tomar tantos medicamentos.

También y pensando en el deportista, no hay que olvidar que los movimientos articulares limitados restan desarrollo muscular y obligan a ciertos músculos a estar contraídos, lo que les puede ocasionar lumbalgias crónicas, por ejemplo. Estos dolores se podrían evitar si cotidianamente y al margen de su entrenamiento específico, el deportista incluyera ejercicios de flexibilidad. Las mujeres podrían ver disminuidos sus dolores menstruales solamente estirando la región pélvica.

Desde el punto de vista exclusivamente deportivo, los ejercicios de flexibilidad mejoran el aprendizaje y el rendimiento, dan unos movimientos corporales más desenvueltos y relajados, mejoran el autocontrol, la autoconfianza en el propio cuerpo y le dan destreza y elegancia.

> Quizá sea la flexibilidad, la buena flexibilidad, la que haga diferente a un atleta de otro, la que haga que uno sea un superestrella y otro solamente un buen deportista.

NECESIDAD IMPERIOSA PARA REALIZAR FLEXIBILIDAD

Quizá ocurre que la mayoría de los deportistas no saben que realmente necesitan incluir en su entrenamiento un programa de flexibilidad articular y creen que sus fallos se deben solamente a una cuestión de mala técnica o falta de entrenamiento.

Para dar algunas ideas de la necesidad de contar con una buena flexibilidad, he aquí algunos ejemplos:

- Un tenista necesitará una buena amplitud articular si quiere alcanzar esa pelota que se le escapa; circunstancia que se le dará cientos de veces en cada partido.

- Un lanzador de base-ball, un pelotari de pelota vasca o un jugador de squach, pueden perder mucha fuerza en sus lanzamientos sino tienen suficiente recorrido en las articulaciones del hombro.

- Un karateka deberá limitar sensiblemente el número de técnicas o recursos en la pelea, si sus piernas o cintura carecen de flexibilidad.

- Un elevador de pesos necesitará una buena flexibilidad si quiere tener una buena palanca muscular. Cuanto más estirado esté un músculo al comienzo de la técnica, más podrá contraerse después y generar así toda su fuerza. Para ello se necesitan unas articulaciones libres en todo su recorrido.

- Un nadador necesitará una gran amplitud en su brazada para ganar velocidad y para ello requiere unos hombros bien flexibles.

- Unos tobillos bien flexibles proporcionan mejor arrancada en los corredores.

¿TODO SON VENTAJAS?

Se piensa que un trabajo adecuado de flexibilidad evita las lesiones, sobre todo los esguinces y las dislocaciones articulares. El problema aparece cuando un deportista busca una flexibilidad mayor de la que necesita o puede desarrollar. Llegado a este punto, la elasticidad se convertirá en fuente de lesiones. Las articulaciones dadas de sí y los ligamentos superestirados, son un débil soporte para los esfuerzos musculares bruscos y fuertes.

Cada deportista debería elaborar su propio programa de elasticidad y este debería hacerse en función de su deporte, en primer lugar (un corredor necesita menos elasticidad que un saltador de valla), en función de sus posibilidades genéticas (no se debe forzar más allá de lo que el cuerpo permita sin sentir dolor) y del tiempo disponible. Las prisas aquí son mal sistema para el progreso sin riesgos.

Casi ningún deportista debería tratar de alcanzar el máximo de elasticidad, como es habitual entre algunos practicantes de artes marciales, empeñados en llegar cada vez alto con sus patadas. Es más fácil que aparezcan lesiones por exceso de elasticidad, que por carencia. La persona que no tiene elasticidad es consciente de ello y se autolimita en sus movimientos. Aquél que ha conseguido grandes aberturas en el entrenamiento se siente capaz de hacerlas también en los torneos, sin darse cuenta que cada día es diferente y que con el cuerpo caliente y el psiquismo espoleado se fuerza más de lo normal.

La excesiva flexibilidad referida al trabajo excesivo para lograr mayores aberturas, es siempre perjudicial, tanto en jóvenes como en adultos, pues un excesivo estiramiento o relajación incrementa la posibilidad de desgarro del ligamento o dislocación de la articulación. Los jóvenes que han trabajado excesivamente la flexibilidad tienen frecuentemente dislocaciones en hombros y caderas y apenas tienen control sobre estas articulaciones. La sensibilidad nerviosa que les avisa del peligro en los estiramientos se termina perdiendo con el exceso de entrenamiento y sufren lesiones con mucha frecuencia. Los deportistas más veteranos, conscientes de sus limitaciones, limitan la amplitud de sus movimientos y eso, unido al hecho de que una articulación rígida es más sólida que una elástica, hace que tengan muy pocas lesiones serias en su vida deportiva.

Por el contrario, los practicantes muy jóvenes que han trabajado duramente la flexibilidad suelen acusar muy mal los impactos y las articulaciones pierden su paralelismo si son golpeadas. La excesiva flexibilidad desestabiliza las articulaciones y hay deportes, como es el caso del levantamiento de pesas o los jugadores de fútbol, en los cuales está contraindicado un trabajo duro de flexibilidad.

Otro inconveniente del trabajo excesivo es la osteoporosis, enfermedad caracterizada por un proceso degenerativo de las articulaciones, la mayoría de las veces a causa de un excesivo uso y a una alteración del colágeno. Paradójicamente, una falta de ejercicio también puede producir la misma enfermedad, ya que los tejidos inactivos también pueden degenerarse de la misma manera que por exceso. Las operaciones articulares, las infiltraciones de corticoides o las lesiones repetidas en la misma zona, conducen de igual manera a esta enfermedad que incapacita al deportista de por vida.

Por todo ello y para evitar que el excesivo trabajo de flexibilidad pueda ser más perjudicial que beneficioso, se recomienda que sea moderado en los niños, intenso en los jóvenes, discreto en los adultos y suave en los mayores.

Dependiendo del deporte será conveniente trabajar más una articulación determinada, olvidándonos de las otras y compensando ese trabajo con ejercicios de musculación adecuados que darán robustez a las articulaciones.

Por último y como máxima recomendación, hay que recordar que la señal de alarma por excelencia es el dolor. Aquel instructor que disfrute oyendo a sus alumnos gritar de dolor cuando hacen sus ejercicios de flexibilidad debería ser apartado de la enseñanza. Los alumnos deberán negarse a realizar cualquier ejercicio de flexibilidad que les produzca dolor, ya que de hacerlos su vida deportiva y hasta su salud se resentirá.

CÓMO CONSEGUIR UNA BUENA CONDICION DEPORTIVA

Una buena condición deportiva se consigue cuando se tienen las cualidades más completas posibles En orden de importancia podemos nombrarlas de la siguiente manera:

FLEXIBILIDAD, RELAJACIÓN, CONTROL PSÍQUICO O IDEOMOTRIZ.

En el centro situamos los factores de ejecución partiendo de la parte superior en que se encuentra la RESISTENCIA aeróbica o anaeróbica.

Pasamos a la resistencia localizada o específica, resistencia muscular, en conjunción con la FUERZA.

La fuerza en conjunción con la velocidad nos da POTENCIA, y la velocidad prolongada. La fuerza y la velocidad trabajadas específicamente nos dan la fuerza pura y la velocidad pura.

Por otro lado tenemos la TÉCNICA y la TÁCTICA, todo ello pasando por las tres etapas del aprendizaje: iniciación, consolidación y culminación.

El desarrollo de cada una de las tres partes constituye los sistemas de entrenamiento. La ruptura de cualquier eslabón hace perder rápidamente la condición del deportista teniendo que averiguar primero el porqué, solucionarlo y en algunos casos comenzar de nuevo.

EN QUÉ SE BASA LA PREPARACIÓN FÍSICA

La preparación física y técnica se basa en una superposición de estímulos, que para soportarlos hay que realizar un esfuerzo.

Estos estímulos provocan en el organismo una reacción, adaptándose más tarde, por lo que un entrenamiento es bueno cuando el organismo reacciona y luego se adapta. Entonces podremos ir superponiendo estímulos, consiguiendo una mayor capacidad de reacción.

Si provocamos un aumento del rendimiento, mediante un estímulo de cierta duración y luego le suprimimos, el cuerpo se recupera. Y si cuando se ha recuperado le volvemos a estimular con otro estímulo de igual intensidad pero de mayor duración, entonces vemos que el organismo aguanta más tiempo bajo la influencia de dicho estímulo. Después de dejarle recuperar, le volvemos a estimular mayor tiempo y así sucesivamente.

Veremos que la capacidad de aguante o de adaptación es creciente, el organismo se va adaptando y aumentando su capacidad. Este es el motivo por el cual, en los entrenamientos, hay que ir aumentando o la intensidad o la duración del estímulo. Siempre teniendo cuidado con que el organismo se adapte y no se provoque un estrés irreversible.

La adaptación que realiza el cuerpo está por encima del estímulo. Por esta razón podemos ir aumentando la intensidad del estímulo e ir aumentando la capacidad de recuperación.

Cuando los estímulos son muy fuertes, la capacidad de trabajo va siendo cada vez menor, apareciendo la fatiga.

Cuando el organismo se empieza a recuperar le podemos dar un estímulo y al cabo de unos cuantos le dejamos recuperar de una manera prolongada. Después nos situamos en la cota más alta al principio para iniciar otra vez la sensación de estímulos. El problema es que este método se acerca al agotamiento completo sino damos el período de recuperación ampliado.

¿Adónde va dirigido el entrenamiento?

1. A una adaptación muscular: preparando a los músculos en sus reacciones específicas, dándoles potencia, resistencia, elasticidad y mayor posibilidad de absorción de oxígeno

2. A una adaptación cardio-respiratoria. El síntoma más significativo del entrenamiento es el descenso de la frecuencia cardiaca, síntoma de una hipertrofia del músculo cardíaco en el que se aumenta la potencia sistólica enviando mayor volumen sanguíneo por minuto. Respecto a la respiración, se obtiene una mayor capacidad ventilatoria, aumentando la capacidad vital e intercambio gaseoso.

3. A una adaptación fisiológica que va a provocar una mejor coordinación nerviosa y su interacción con la fibra muscular produciendo, entre otras cosas, una mayor intervención de fibras, y como consecuencia un mayor rendimiento y retraso de la fatiga.

Principales elementos que intervienen en un entrenamiento

1. - Objetivos

2. - Programa

3. – Puesta en acción

   a) Metodología

   b) Método

   c) Procedimiento

4. – El entrenador

5. – El deportista

6. – Circunstancias (medios, local, tiempo etc.)

7. - Control

a) Por etapas

b) Global

Objetivos

Meta a alcanzar (profesional o amateur), exámenes, competiciones.

1. Corto Plazo
2. Largo Plazo

Necesidad de un programa

Debe estar de acuerdo con los objetivos planteados. Su contenido ha de ser realizable y susceptible de modificaciones.

Consideraciones

A) El ámbito en que se mueve (de dónde proviene el deportista, situación en que se encuentra nuestro deporte, ayuda federativa, etc.)

B) Aspecto biológico del deportista:

- Posibilidades

- Limitaciones

- Revisiones médicas

C) Aspectos psicosomáticos del deportista, nivel de agresividad, personalidad, otros factores personales.

D) Consideraciones que debe reunir un programa:

- Amplio
- Completo
- Flexible
- Graduado
- Mínimo
- Adecuado
- Realizable

E) Cómo se cumple el programa

PUESTA EN ACCION

(Asignatura de metodología)

EL ENTRENADOR

(Asignatura de metodología)

EL DEPORTISTA

Artífice del entrenamiento, a él está dirigido todo, tratando de asimilar todo lo que se le dé, problemas que pueda tener (sociales, edad, sexo, etc.)

OTRAS CIRCUNSTANCIAS

- Sala de práctica
- Material de entrenamiento
- Lugar (región, tiempo, etc.)
- Reconocimiento médico

Condiciones a tener en cuenta para la selección.

Condiciones anatómicas:

- Constitución muscular

- Parámetros o medidas corporales
- Deformaciones
- Condiciones fisiológicas
- Aparato circulatorio
- Aparato respiratorio
- Etc.

Condiciones motoras:
- Respuesta de acción (técnica – táctica)
- Fuerza – velocidad, resistencia, calidad articular.

PROGRAMA DE ENTRENAMIENTO

Consideraciones

Con los infantiles se puede trabajar programas a largo plazo con resultados a 3 o más años.

Para cualquier objetivo a corto plazo se suele trabajar con un programa anual de entrenamiento.

Si por ejemplo nos interesa un examen, competición, etc., en el mes de diciembre, deberemos planificar todo unos meses antes.

En el caso de tener poco tiempo se puede reducir el programa proporcionalmente respetando el entrenamiento general (que no debe ser superior al 30% del tiempo total disponible), el específico (70%) y las intensidades.

Como es lógico, al principio el entrenamiento general es al máximo, el específico al mínimo y la intensidad también mínima; para terminar con el entrenamiento general mínimo (mantenimiento), específico máximo e intensidad máxima, teniendo en cuenta que paulatinamente habrá que ir manteniendo los últimos 30 días en programas de 1 año o las últimas semanas en programas más cortos.

Generalmente es bueno alternar deportes y trabajar todas las materias en todo tiempo, aunque cada una tiene sus características, así como en el período de mantenimiento será preciso cada 15 días recordar sesiones de resistencia, fuerza, potencia, elasticidad, etc.

SESIONES DE ENTRENAMIENTO

ENTRENAMIENTO GENERAL DE RESISTENCIA

Resistencia:

Es la capacidad para soportar un esfuerzo de una intensidad dada durante un período determinado. Es retrasar la aparición de la fatiga.

Hay dos clases de resistencia: aeróbica y anaeróbica.

Se dice que un proceso de entrenamiento es aeróbico cuando existe un equilibrio entre el aporte de oxígeno y el consumo.

Por otra parte, el entrenamiento anaeróbico se define como aquellos tipos de ejercicios que por su naturaleza se desarrollan con carencia de oxígeno, provocando una deuda de oxigeno.

Hay que subrayar que por regla general cualquier trabajo encaminado a desarrollar la capacidad aeróbica tiene que ver en cierta medida con los procesos anaeróbicos, y viceversa.

El entrenamiento general de resistencia va dirigido al acondicionamiento cardio-respiratorio y se puede conseguir corriendo, nadando o pedaleando.

Mediante la carrera podemos hablar de los siguientes sistemas de entrenamiento:

I.   NATURAL

Carrera continúa

Fartlek

Cuestas y dunas

II.   FRACCIONADO

Interval–Training (cortos o largos)

III. VELOCIDAD

Estímulos máximos (velocidad pura)

Velocidad prolongada (50 mts).

1. NATURAL

Carrera continua: (acondicionamiento cardio–respiratorio). Se realiza a tren continuado y uniforme (4 a 5 minutos por km). Velocidad moderada sin que aparezca la fatiga (120 a 140 pulsaciones). Evitar cambios bruscos del ritmo. Distancias de 10 a 40 Kilómetros, aunque quizá entre 5 y 15 estaría mejor.

Duración, más de 2 horas sin interrupción y por terrenos variados (una hora estaría bien). Época: primeros 4 meses en programas de 1 año.

FARTLEK: Se define como un juego alternativo de ritmos y distancias en que el atleta los utiliza a su gusto.

Todo tipo de terreno (bosque, playa, prado, nieve, etc.), más o menos blando y con un perfil que debe contener llanos, subidas suaves, bajadas y todo tipo de accidentes naturales. Distancias de 5 a 20 kilómetros. Duración de 30 a 45 minutos. No hay que emplearse a fondo, se empieza con trabajo orgánico o natural (unas 120 pulsaciones durante la mitad del tiempo que se va a emplear, para acabar la otra mitad con mayor esfuerzo (unas 160 pulsaciones), teniendo en cuenta que las 160 pulsaciones se cogerán mediante progresiones de 100–200 mts, y aceleraciones de 50–100 mts. Volviendo a la naturalidad de la 120–140 pulsaciones sin que las pausas duren más de 5 minutos. En este método no se intercala gimnasia. Se realiza 1–2 veces por semana y para mantenerse 1 vez cada 15 días.

CUESTAS: Con este tipo de entrenamiento se persigue el fortalecimiento y potenciamiento muscular de las piernas.

Hay dos clases: Cortas e intensas (pronunciadas), para ganar potencia, y largas y suaves, para acondicionamiento general.

Subir en progresión, braceando y subiendo las rodillas con paso amplio.

DUNAS: Con ello perseguimos el fortalecimiento articular.

Para resistencia en Cuestas y Dunas:

Distancias 500 mts.

Repeticiones de 6 a 10

Recuperación poca, 1 minuto.

Intensidad baja (unas 140 pulsaciones)

Para velocidad-resistencia:

Distancias de 100 a 200 mts.

Repeticiones de 10 a 15

Recuperación media, de 1 a 2 minutos (Hasta bajar a 120 pulsaciones)

Intensidad media, 70 – 80% (unas 160 pulsaciones)

Para velocidad:

Distancias de 30 a 50mts.

Repetición de 6 a 10

Recuperación mucha, de 3 a 5 minutos.

Intensidad alta, 80 – 90% (unas 180 pulsaciones)

I. FRACCIONADO

Le viene el nombre del hecho de dividir la distancia en fracciones más pequeñas, permitiendo correrlas más deprisa (sobre terreno llano).

Existen factores como:

Distancia = Duración del estímulo

Tiempo = El que emplea en recorrerla

Repeticiones = Número de veces que se repite la distancia

Intervalos = Descanso entre repeticiones que pueden ser activos o pasivos según se hagan andando, trotando o parados.

Intervalos cortos:

Efecto principal: Endurecimiento

Acción fisiológica: Incremento del volumen cardíaco, mejora del suministro a los músculos, lo que produce el perfeccionamiento del sistema circulatorio.

Efectos secundarios: Adquisición del ritmo.

Musculación de las extremidades inferiores.

Economía del esfuerzo.

Desarrollo de la resistencia anaeróbica.

Factores:

Distancias 80, 100, 150, 200 mts.

Tiempo o intensidad: 70%

Esfuerzo: 160 a 190 pulsaciones p/m.

Repeticiones: de 6 a 20

Intervalo: de 45 a 90 segundos, para bajar a 120 pulsaciones p/m. trotando, paso rápido o realizando movimientos técnicos.

Intervalos largos:

Efecto principal: Resistencia ritmo.

Acción fisiológica: Hiperacidificación de la sangre, la cual por reacción provoca la creación de una reserva alcalina que a su vez retrasa o neutraliza la acción paralizante del ácido láctico.

Efectos secundarios: Intercambios muy intensos.

Desarrollo de la resistencia – velocidad.

Musculación de las extremidades inferiores.

Educación de la voluntad.

Factores:

Distancias: 400, 1200 mts.

Tiempo de intensidad: 85%

Esfuerzo: 160 a 190 pulsaciones p/m.

Repeticiones: Pocas, de 3 a 6

Intervalo: Bajar a 120 pulsaciones p/m. (de 1 a 2'), andando o parado

Objeto: Producir fatiga y mantener durante el mayor tiempo posible la intensidad del trabajo.

II. VELOCIDAD

Es un producto de la fuerza, elasticidad, flexibilidad, resistencia y coordinación nerviosa.

La fibra muscular debe responder al máximo. Pero dentro de esta respuesta individualizada debe existir otra condición fisiológica que permita la acción sinérgica e inhibidora de grupos musculares que ayuden y no se opongan a la ejecución del movimiento deseado.

La velocidad contiene dos conceptos:

1. La capacidad de acortar el tiempo en que queremos actuar.

2. La correcta y efectiva ejecución de los movimientos.

El sistema para el entrenamiento de esta cualidad debe ser:

Distancias: Cortas, entre 30 y 60 metros.

Repeticiones: De 3 a 20, según la distancia.

Intervalos: De 3 a 10 minutos para permitir la máxima excitabilidad e intervencionismo muscular.

A la velocidad se llega por la velocidad. Por tal motivo, todos los ejercicios que podamos imaginarnos se deben realizar a máxima velocidad, repitiéndolos muy pocas veces y concediendo mucha recuperación, dado que al comenzar de nuevo una repetición debemos estar al máximo del poderío físico, sin acumular fatiga.

Todos estos sistemas de entrenamiento nacen de la necesidad de preparar a los deportistas que hacen atletismo. Ahora bien, nosotros debemos tomarlos para conseguir los efectos fisiológicos que nos den una capacidad física mayor a la hora de ejecutar las técnicas, soportar la intensidad o duración de las competiciones y hacer que nuestras intervenciones musculares sean más efectivas en el momento en que se requieran.

Debemos tener en cuenta que la resistencia, haciendo la planificación de temporada en programas de 1 año, deberemos trabajarla 3 ó 4 meses empezando el primer mes con carrera continúa, para ir intercalando de los 2 ó 3 días semanales dedicados a ella uno de cuestas y dunas, interval–training, fartlek, etc.

La resistencia cuando no pasa de 140 pulsaciones por minuto se puede trabajar cada 24 horas, hasta 160 p.p.m., cada 48 horas y 180 p.p.m. o más cada 72 horas.

Como regla general en todo tiempo se debe trabajar variado pero considerando el período que atravesamos, por ejemplo: los 3 ó 4 primeros meses corresponden a resistencia aeróbica, lo cual no quiere decir que un día a la semana o cada 15 días se intercale resistencia anaeróbica o en el período especifico que se intercale cada 15 días una sesión aeróbica.

La velocidad se debe trabajar a fondo en los dos primeros meses del periodo de mantenimiento 1–2 veces por semana y luego como las demás cualidades físicas mantener cada 15 días hasta la competición.

CÓMO DESARROLLAR LA RESISTENCIA

Si practicas artes marciales, por ejemplo, la patada más fuerte y el barrido más rápido tendrán poco valor si no puedes soportar los riesgos de una larga pelea o una persecución. Además de un esfuerzo continuo para lograr que las técnicas sean perfectas, cualquier practicante debe mejorar su resistencia, así como su acondicionamiento general y por supuesto su salud, y esto lo puede lograr mediante el entrenamiento cardiovascular. Cuando se consigue la puesta a punto de la resistencia, las mejoras en fuerza, velocidad, y técnica son más fáciles de lograr.

Un ejercicio cardiovascular es cualquiera de los que estimulan la actividad del corazón y los pulmones durante un periodo de tiempo. Por ello, el ejercicio debe elevar el ritmo cardiaco y establecer una presión en los pulmones y arterias que sea la máxima razonable, la cual es aquella que nos permite mantener cómodamente un ejercicio prolongado.

La clave del progreso mediante el ejercicio cardiovascular está en la utilización del oxígeno por el cuerpo, de la misma manera en que se necesita comida como aporte energético. El oxígeno quema, o metaboliza, la comida que nos provee de las calorías necesarias para cedernos energía. Pero al contrario que en el caso de la comida, el cuerpo no puede almacenar oxígeno y debe reponer constantemente su almacenamiento inspirado y espirando.

Un cuerpo que ha sido entrenado con el ejercicio cardiovascular posee unos pulmones que están acondicionados para procesar más aire con un esfuerzo menor. Durante un trabajo agotador, una persona correctamente acondicionada puede procesar casi el doble de aire por minuto que otra deficientemente preparada. El cuerpo acondicionado, por lo tanto, recibe más oxígeno y, por tanto, más energía.

De la misma manera, el sistema cardiovascular aumenta su consumo máximo de oxígeno mejorando la eficiencia en los medios de abastecimientos y transporte. Al hacer esto, mejora las condiciones generales del cuerpo, en especial los pulmones, el corazón y los vasos sanguíneos.

El practicante con una buena condición cardiovascular tiene un corazón fuerte y saludable, merced al aumento significativo de la cavidad cardiaca y vascular. El corazón de atleta, relativamente grande, es eficiente en extremo ya que impulsa más sangre en cada latido y con menos fuerza; el número de latidos disminuye en la misma medida en que seguimos entrenando, llegando a bajar fácilmente hasta las 60 pulsaciones por minuto. Si los comparamos con la cifra normal de 70 pulsaciones de una persona sana, o los 80 de una no entrenada en ningún deporte, la diferencia es notoria.

Para darnos cuenta de estas diferencias, multiplicamos los latidos por 60 y nos encontramos con una cifra de 3.600 latidos a la hora, o sea, 86.400 pulsaciones al día en un deportista bien entrenado. Si las comparamos con las 115.200 pulsaciones/día de la persona no entrenada, la diferencia es suficiente para hacernos pensar.

Al cabo de los años, y si su entrenamiento no ha sido agotador, sus esperanzas de vida serán muy superiores, así como su salud en general. Incluso en actividades normales, como son el andar por la habitación, subir escaleras, o escribir, el corazón no acondicionado latirá considerablemente deprisa, ante cualquier actividad.

El tercer gran beneficiado del ejercicio cardiovascular es la mejora en el fluir de la sangre, lo que se entiende por vascularización de los tejidos. Este es el principal motivo por el cual aumenta nuestra resistencia y se reduce la fatiga muscular, ya que los tejidos se saturan de oxígeno y se eliminan mejor y más rápidamente los productos de deshecho.

Básicamente, la vascularización en la persona ejercitada resultará en una mejora de los vasos sanguíneos existentes, lo que tiene como consecuencia una presión sanguínea menor. Esto se debe a que los vasos sanguíneos se hacen más flexibles y además hay menor resistencia al flujo de sangre. Un segundo beneficio es el aumento del suministro de sangre, es decir, la apertura de nuevas rutas para el transporte de sangre productora de energía hasta los tejidos. La persona acondicionada, por tanto, tiene una capacidad de saturación mayor.

El ejercicio cardiovascular de resistencia mejorará el cuerpo en los siguientes aspectos:

1. Reducción de la grasa corporal.

2. Aumento del suministro sanguíneo del corazón.

3. Aumento del volumen sanguíneo impulsado en cada latido.

4. Aumento de la fuerza de contracción vascular.

5. Reducción de la presión sanguínea si ésta es elevada.

6. Aumento en la capacidad funcional de los pulmones durante el esfuerzo físico.

7. Aumento general de la fuerza muscular y resistencia.

8. Mejora en el sueño.

Los deportistas con una buena condición cardiovascular, recibirán muchos beneficios que podrán aplicar a su arte. El entrenamiento se podrá prolongar por más tiempo, a la vez que se disfrutará más de él ya que no habrá sufrimiento físico para realizarlo. El progreso técnico será pues mayor, ya que podremos concentrarnos exclusivamente en perfeccionarlo, olvidándonos de la fatiga y los dolores musculares.

Con una mayor provisión de sangre oxigenada recorriendo el cuerpo, el cerebro permanecerá alerta y los reflejos conservarán la precisión hasta el final del entrenamiento. La pereza no se presentará porque la sangre fresca, productora de energía saturará los tejidos y al ser eliminados los productos de deshecho, el riesgo de lesión que a menudo acompaña la fatiga se reduce al mínimo. Además, mejora la capacidad de relajación y la tolerancia al estrés de la vida cotidiana mejora sustancialmente. Con esta mayor capacidad para relajarse se dormirá más profundamente y así se conseguirá una mayor recuperación para los posteriores entrenamientos.

Las actividades consideradas excelentes ejercicios cardiovasculares incluyen el andar, correr, el footing, la natación, el ciclismo y cualquier otra que no implique cambios de ritmo, paradas o musculación acentuada. Lo importante es que la cadencia sea uniforme, mantenida y sin fatiga muscular importante. El oxígeno que inhalamos nos debe bastar para mantener el ejercicio.

Los deportistas que deseen mejorar su resistencia cardiovascular deberán seguir las siguientes pautas:

Frecuencia: De tres a cinco veces por semana.

Duración: No menos de diez minutos ni más de sesenta.

Intensidad: Hay que procurar que nuestras pulsaciones no aumenten más del 60% de las que tenemos en reposo. Llegar a cifras mayores indicará que entrábamos en fase anaeróbica.

Precauciones: Nunca agotarse y realizar estiramientos musculares antes y al finalizar.

He aquí una simple fórmula para determinar cuál es la velocidad máxima en nuestras pulsaciones, a la cual no deberemos llegar nunca en el trabajo de resistencia, aunque sí en los ejercicios de velocidad:

A partir de una cifra de 220 para los hombres y 226 para las mujeres, réstale tu edad. El resultado será la cifra máxima alcanzable en situaciones límite.

Es importante no aumentar la intensidad del entrenamiento o la duración demasiado pronto, ya que no se trata de esforzarse al máximo, sino de mantener un ritmo perfectamente tolerable.

Averigua cuál es el mejor lugar de tu cuerpo para tomarle las pulsaciones, ya que en algunos lugares es más perceptible que en otro. Las mejores zonas son la parte posterior de las muñecas (justo debajo del pulgar), en el cuello, sobre la clavícula y a ambos lados de la tráquea.

Inmediatamente de hacer ejercicio, cuenta las pulsaciones en los diez primeros segundos solamente; multiplica este número por seis para obtener el número de pulsaciones al minuto. Cuando hayas comenzado a correr, los primeros días tómate el pulso con bastante frecuencia para que sepas cuál es el ritmo apropiado. Si las pulsaciones no suben pronto aumenta algo la velocidad, pero si suben demasiado, disminuye el ritmo.

Cuando te tomes el pulso procura no pararte o si lo haces que no sea más de seis segundos, ya que es muy importante no detenerse nuca cuando se quiere lograr un buen acondicionamiento en resistencia cardiovascular. Una vez finalizado el entrenamiento, deberás medirte el pulso justo al terminar para averiguar la capacidad de resistencia al ejercicio, y cuando hayan pasado tres minutos vuélvelo a medir para averiguar la capacidad de recuperación.

Con el paso de los días notarás que las pulsaciones suben cada vez menos y que al pasar a la situación de reposo tus latidos recuperan prontamente las pulsaciones normales. Por supuesto, una prueba final será al día siguiente, momento en el que no deberás tener agujetas ni sensación de cansancio alguno; señal inequívoca de que el entrenamiento se ha ajustado a tus características. Procura siempre entrenar en solitario el acondicionamiento cardiovascular con el fin de no tratar de coger el ritmo de otra persona, el cual por supuesto no tiene por qué ser el más adecuado para ti.

Este tipo de entrenamiento es complementario para cualquier deporte y mediante él mejorarás la ejecución prolongada de ejercicios, y la realización sin fatiga acusada de toda una clase.

Recuerda una vez más, que este acondicionamiento requiere que trabajes sin parar. Al final cuando hayas terminado tu entrenamiento, puedes hacer una pausa y discutir la mejor manera de perfeccionarlo, antes no.

El acondicionamiento de resistencia deberá ser una parte importante, pero sin que esto quiera decir que le demos más importancia de la que tiene, ya que ante todo un deportista debe prestar atención a su acondicionamiento físico general, y sobre todo que esto sirva para un mejor estado de salud.

VELOCIDAD DE DESPLAZAMIENTO

La velocidad es una cualidad que debe estar presente en casi todos los deportes, por diferentes que éstos sean. Así, el futbolista necesitará velocidad para correr detrás del balón, el corredor para llegar a la meta, el lanzador de disco para imprimir fuerza centrífuga y el artista marcial para pegar fuertes y rápidas patadas. Apenas existen deportes en los cuales la velocidad no sea un factor imprescindible y entre ellos nos podemos encontrar con el culturismo, el yoga, el jugador de golf. Pero aún así necesitarán dedicarle algunos minutos en su entrenamiento si quieren llegar a ser unos deportistas completos. No hay que olvidar también que no solamente la velocidad física es la más importante, sino que también son igualmente importantes la velocidad de respuesta y la velocidad de captación. Estos últimos factores mentales también son susceptibles de entrenamiento.

Siempre se ha dicho que la velocidad es una característica genérica y que poco puede hacer el deportista para mejorarla, lo cual no es cierto en su totalidad. Verdaderamente, cada persona suele tener unas características marcadas por la herencia y es muy difícil luchar contra ellas, pero lo que sí se puede hacer es no poner obstáculos a lo que la naturaleza nos ha dado y tratar de potenciar al máximo nuestras cualidades. Una buena coordinación de los músculos, una adecuada lubricación de la fibra muscular (la grasa es vital en el factor velocidad), un trabajo adecuado en los músculos agonistas, una elasticidad trabajada con detenimiento, así como un buen funcionamiento del sistema nervioso, son los factores más importantes.

Haciendo hincapié en algunos de ellos, sabemos que sin una adecuada lubricación en los músculos o las articulaciones, es imposible realizar ejercicios de velocidad ya que el roce molecular nos frenaría el movimiento. Además, una carencia acusada de grasas producirá roturas musculares continuas. De igual modo, la carencia de vitaminas del grupo B (principalmente B-1) da como resultado una pobreza en las transmisiones nerviosas y poca coordinación muscular.

PRINCIPALES FACTORES QUE INTERVIENEN EN LA VELOCIDAD

Los músculos

La mayor o menor velocidad en la contracción muscular es lo que permitirá su acortamiento y el movimiento de la palanca correspondiente. La capacidad de la contracción muscular estará condicionada por la longitud de la fibra muscular –cuanto más corta, más rápida será su contracción y un ejemplo de ellos son los músculos de los párpados-, la resistencia a la contracción (determinada principalmente por su estructura), la ausencia de sustancias catabólicas, y en último lugar el tono muscular.

Otros factores igualmente importantes son:

La viscosidad del músculo antes mencionada; la capacidad de extenderse, esto es, la elasticidad; el tamaño de la masa muscular y la estructura genética de sus fibras.

Desglosaré un poco más ampliamente estos factores:

La longitud de los músculos:

De todos es sabido que los individuos bajos son tremendamente veloces en el sprint y los altos más aptos para deportes de largas distancias. No es lo mismo contraer un músculo que apenas mida unos milímetros, como es el caso de aquellos que mueven los párpados, que mover o contraer el cuádriceps femoral. En este sentido también interviene el peso de la palanca a mover y el total del recorrido, como por ejemplo, la cabeza, la cual al ser muy pesada en relación con los músculos encargados de moverla sus desplazamientos por fuerza son muy lentos.

El otro ejemplo lo tenemos en los dedos de las manos, en las cuales apenas hay zona muscular, estando situado ésta en el antebrazo y además sus músculos son extremadamente largos en relación a ella.

Esto podría dar lugar a una lentitud extrema sino fuera porque los movimientos que tienen que realizar los dedos son muy cortos y su peso es muy pequeño con relación a los músculos que le mueven. Una vez más, la naturaleza nos da una buena lección de equilibrio, dotando a nuestro cuerpo de aquello que verdaderamente le es necesario.

El tono de los músculos:

Este es el factor más sujeto a entrenamiento y en el que más podemos incidir, pero hay que tener mucho cuidado en dotar al músculo de unas características longitudinales que le permitan contraerse con rapidez e impedirle que crezca en volumen. El modo de lograr esto es tan sencillo que no se hace necesario complicarse la vida; si queremos velocidad hay que acostumbrar los músculos a que se muevan veloces. Nunca podremos conseguir buenas marcas si los ejercicios de entrenamiento se realizan con lentitud.

La viscosidad:

Aquí nos encontramos con algo olvidado con demasiada frecuencia y en lo que también podemos incidir grandemente. La manía persecutoria a las grasas está produciendo en los deportistas de velocidad un aumento de lesiones, ya que la fibra muscular debe moverse en medio rico en líquidos y grasas, de manera similar al motor de un coche, el cual no solamente necesita aceite para disminuir el roce sino que necesita agua para enfriar este roce inevitable. El cuerpo humano funciona de manera similar y la supresión de grasas, sobre todo aquellas de bajo peso molecular como son las poliinsaturadas, y el beber poco agua, producirá esos desgarros tan frecuentes en pruebas que apenas duran unos segundos, como es el lanzamiento de jabalina o el salto de altura.

Pero no es solamente la ingestión suficiente de grasas y agua (a lo que habría que añadir la vitamina E y la lecitina), lo que condicionará un movimiento fibroso óptimo, sino que también tendremos que impedir la acumulación de sustancias de deshecho en los músculos, las cuales proceden casi siempre de una alimentación pobre en fibras, sin cuya presencia no se eliminan todos los productos residuales.

La elasticidad:

Implantada cada vez como una disciplina obligatoria en la práctica de todos los deportes, la elasticidad muscular y tendinosa es una cualidad imprescindible en los ejercicios de velocidad. Si tenemos en cuenta que mientras un músculo se contrae su antagonista se estira para permitirle el movimiento y obrar al mismo tiempo de freno, es fácil comprender que si dicho antagonista no posee las cualidades elásticas suficientes dificultará la contractura del músculo que estamos trabajando.

Por este motivo, aunque la preparación física debe realizarse globalmente, se insistirá en la potenciación de los músculos que necesitemos en nuestro deporte y en estirar sus antagonistas. No obstante, también necesitaremos algo los músculos principales ya que una vez contraídos deben conservar rápidamente su longitud y para ello deben ser también elásticos.

El tamaño:

Cuanto más grande sea el músculo más potente, cierto, pero también más pesado para desplazarse.

Aunque el volumen de un músculo es un buen elemento para imprimir velocidad, si el tamaño es grande no puede compensar este peso y al final el movimiento se realizará con más lentitud que en el caso contrario, el músculo más pequeño. Lo importante en aquellos deportistas que necesiten generar gran velocidad en corto espacio de tiempo (y la velocidad siempre es una cualidad que solamente podemos ejercer en períodos muy cortos), deberán poner especial cuidado en no aumentar su masa muscular y potenciarla de manera adecuada, como es a partir de ejercicios isométricos, estáticos, movimientos muy rápidos y en el caso de utilizar pesas, éstas deberán ser de tamaño muy pequeño y movidas a gran velocidad.

La estructura genética:

Desde hace algún tiempo se sabe que los músculos tienen dos tipos de fibras, llamadas blancas y rojas, cada una de ellas dotadas para un tipo de ejercicio adecuado. Las rojas o coloradas, presentan una mayor cantidad de núcleos y sarcoplasma, captan muy bien el oxígeno y son capaces de realizar un esfuerzo prolongado pero a velocidad lenta. Las otras fibras, las blancas, son muy ricas en terminaciones nerviosas y pobres en hemoglobina y hematíes, adecuadas por tanto para ejercicio anaeróbicos y de gran intensidad, como es el caso de cualquier movimiento rápido y de corta duración.

Cuando un atleta ejecuta un movimiento muy rápido lo hace sin oxígeno y para ello tiene unas fibras adecuadas, las cuales no necesitan oxígeno para moverse. Sin embargo, el hecho de que también tengamos fibras rojas que sí lo necesitan, produce un cansancio extremo a los pocos minutos y un débito en oxígeno que hay que cubrir. En el caso contrario, en los ejercicios lentos pero prolongados, las fibras rojas podrían realizar el ejercicio durante mucho tiempo pero serán las blancas las que se agoten, a causa de la gran cantidad de impulsos nerviosos que las llegan. Prueba de ello es la imposibilidad de realizar movimientos veloces después de una prueba de resistencia, ya que las fibras blancas no pueden contraerse nuevamente.

Realizadas diferentes pruebas en deportistas encontraron que los mejores deportistas de larga distancia tenían un 90 por 100 de fibras rojas en sus músculos e incluso más, mientras que esta cantidad se invertía en los corredores de velocidad. Por este motivo, en las pruebas de velocidad habría que adaptar con preferencia la musculatura y olvidar el sistema cardiopulmonar, ya que éste no tienen una incidencia importante.

El punto de mayor interés estará centrado básicamente en si verdaderamente podremos influir en la cantidad de fibra de uno u otro color o esto es algo genético. Resulta tentadora la idea de poder convertir a un atleta en la persona más veloz del mundo haciéndole aumentar el tamaño de sus fibras blancas, pero esto es algo que no es posible, al menos en gran medida.

Se ha comprobado que las fibras con estructura fibrilar presentan una gran riqueza de fibrillas y son las aptas para ejercicios de velocidad y solamente en este punto se puede incidir mediante el entrenamiento, mejorándolas tanto en cantidad como en calidad. Una vez que las fibrillas se hayan multiplicado y aumentada su capacidad para captar nutrientes, tendremos aumentada en parte la velocidad del individuo.

El otro detalle, más importante que el anterior, se refiere a la inervación nerviosa y sobre ésta poco se puede hacer. Las neuronas que forma uno y otro tejido muscular son diferentes e inamovibles y de ellas depende el buen funcionamiento del estímulo nervioso.

A causa de esta diferencia las fibras blancas reciben descargas de hasta 60 segundos de duración y a una velocidad de hasta 120 m/seg, mientras que las rojas apenas alcanzan la cuarta parte de estos valores. En la medida en que aumentamos en grosor una fibra muscular así podremos aumentar la irrigación nerviosa y por tanto su velocidad.

DIFERENTES TIPOS DE VELOCIDAD

Velocidad de traslación

Se pudiera definir como el tiempo invertido en recorrer una distancia determinada. Esta capacidad de desplazamiento dependerá en primer lugar de la amplitud de la zancada la cual está condicionada por los siguientes factores:

a) Poder de impulsión, o sea, la capacidad de poner en movimiento la actividad muscular.

b) La longitud de la zancada, en la cual entra como freno el aumento del grosor de la fibra muscular: más grosor, menos velocidad.

c) La flexibilidad muscular y la elasticidad articular, ya que a mayor flexibilidad mayor velocidad.

En segundo lugar, nos encontramos con la frecuencia en el movimiento, la cual depende a su vez de la fuerza, la flexibilidad y el dominio de la técnica. De todos los factores, el que menos importancia tiene es la flexibilidad y el más importante el dominio de la técnica, pero aún ésta no siempre es imprescindible entrenarla ya que hay muchas personas que sin entrenamiento previo poseen una técnica natural muy perfecta.

Según las pruebas realizadas, es más fácil moverse en sentido horizontal que en el vertical, quizá a causa de la gravedad y mucho más en sentido circular, ya que la práctica totalidad de los movimientos humanos siguen una trayectoria más o menos curva. Las repetidas pausas también frenan la velocidad y este fenómeno se da con frecuencia en los movimientos encadenados de los bailarines y en los ataques de los artistas marciales.

En tercer lugar aparece la capacidad para mantener una gran velocidad durante el mayor tiempo posible.

En cuarto lugar la adecuada relajación y contracción neuromuscular y por supuesto la perfecta coordinación de los diferentes músculos, en el sentido de que solamente deberemos poner en acción aquellos músculos involucrados en el movimiento.

Velocidad de reacción

Este concepto es referido al llamado "tiempo latente" en el cual el individuo no reacciona. El deportista debe en primer lugar asumir o notar el estímulo, mandar la orden al cerebro y que este lo distribuya a los músculos previamente acondicionados. No todos los deportistas reaccionan por igual a un estímulo y en este sentido podemos encontrar como mejor preparados a los jugadores de ping pong, a los boxeadores y a los artistas marciales. En cualquiera de ellos podemos encontrar respuestas adecuadas en poco más de 0,05 segundos, mientras que una persona normal tardará 0,27 segundos e incluso más, caso muy frecuente entre los automovilistas poco expertos.

Los estímulos sonoros siempre provocan mejor capacidad de reacción, salvo en los miembros inferiores que tardan algo más en reaccionar. La capacidad de respuesta visual es muy rápida en los llamados reflejos condicionados o adquiridos, ya que cualquier persona es capaz de cerrar rápidamente sus párpados cuando alguien le pretende tocar el ojo, o bajar las manos hacia sus genitales cuando alguien intenta pegarle una patada. En este campo, la experiencia con otros deportes ha demostrado que la capacidad de reacción instintiva puede mejorarse y programarse de nuevo con un tiempo de aprendizaje suficiente.

Velocidad mental

La capacidad de tomar una decisión en un tiempo corto, como suele ocurrir en el baloncesto (tirar la pelota o pasarla), es más una cualidad de nuestro carácter y en este sentido poco se puede hacer, ya que una persona indecisa poco puede mejorar en este factor tan importante para ciertos deportes. En los juegos colectivos es un factor principal y requiere fuertes y adecuadas motivaciones del entrenador el conseguir que los jugadores no titubeen nunca.

En situaciones críticas alejadas del deporte, el factor mental ocupa el 50 por 100 de la eficacia y así la capacidad de echar a correr o detenerse cuando un coche se nos viene encima, la de responder a un agresor o echar a correr, o la de subir o no al autobús cuando empieza a rodar y se nos escapa, son pruebas suficientes para que podamos valorar nuestra capacidad de reacción. Técnicas adecuadas de concentración mental y numerosos ensayos nos pueden mejorar esta faceta de nuestro carácter.

La edad suele hacer aumentar este tiempo muerto, siendo la mejor edad para mejorar la capacidad de respuesta a los 16 años. En cuanto a zonas musculares, los músculos flexores son más lentos que los extensores, siendo algunos ejemplos de ellos el bíceps (músculo que recoge el brazo), que es más lento que el tríceps (músculo que extiende el brazo) y el cuádriceps femoral más rápido que el tríceps femoral.

ALGUNOS EJERCICIOS PARA MEJORAR LA VELOCIDAD

1. Tumbados boca abajo en el suelo. A una señal incorporarse rápidamente y correr.

2. Correr rápidamente en un sentido y a una señal correr hacia atrás, sin detenerse.

3. Correr de lado, en forma de cruz y en oblicuo.

4. Poner a varios compañeros en fila y realizar un slalom entre ellos. Esto mismo se puede hacer igualmente con piedras.

5. Correr hacia una pared y detenerse bruscamente antes de llegar.

6. Un compañero nos empuja fuertemente y deberemos recuperar rápidamente el equilibrio.

7. Esconden una mano detrás y cuando la sacan hay que tratar de pegarla.

8. Tiramos un balón hacia arriba y cogerlo. Después lo haremos hacia arriba y al frente.

9. Tiramos el balón en medio de nuestras piernas y lo recogemos.

10. Nos tratan de tirar el balón encima y lo esquivamos.

11. Tiramos una pelota de goma con fuerza y la cogemos.

12. Tumbados boca abajo, tenemos que coger un balón que tiran.

13. Quietos, deberemos correr en las distintas direcciones que nos indiquen.

14. Realizar volteretas y giros, y quedar siempre en la misma posición.

15. Agarramos por la cintura al compañero, el cual tratará de correr. Cuando la tensión sea máxima le soltamos.

CÓMO VALORAR NUESTRA CONDICIÓN FÍSICA

Aunque cada deporte requiere unas aptitudes específicas y la valoración de las cualidades de un atleta debe ser también diferente a otros deportes, sí es posible sin embargo someter a unas pruebas generales a todos ellos, en las cuales veremos las aptitudes generales para el deporte o el ejercicio físico.

Veamos a continuación algunas maneras de valorar nuestras cualidades:

Fuerza:

Además de poder utilizar los aparatos dinamométricos, los cuales al tener numerados los kilos de presión facilitan la lectura de los resultados, las pesas pueden ser la manera más normal de saber nuestra fuerza, pero siempre y cuando no utilicemos trucos musculares que no sean requeridos en las pruebas.

Utilizando zapatos lastrados podremos valorar la fuerza de los extensores y los flexores de la cadera, rodilla y tobillo. Mediante la elevación de pesas desde el suelo hasta superar la cabeza, sabremos la fuerza de las piernas, brazos y tronco.

El lanzamiento de bolas o balones medicinales nos darán la idea de nuestro tren superior conjunto. El salto con los pies juntos en altura o longitud indicarán la fuerza de nuestros gemelos y pies, lo mismo que la elevación del tronco tumbados y con peso adicional nos indicará la fortaleza de los abdominales superiores.

He aquí pruebas que podemos realizar:

1. Elevación de un peso, bien sea con una o dos manos, con mancuernas o barra con discos, desde el suelo hasta por encima

de nuestra cabeza. Se hacen dos intentos y se saca el promedio. Puede realizarse un tercer intento después de un descanso adecuado.

2. Con un zapato lastrado, realizar elevaciones de pierna bien sea acostados o de pie, pero lentamente y sin bamboleo previo. La pierna podemos subirla bien sea recta o extendiéndola por rodilla, como si de una patada se tratase. Hay que recordar que estamos midiendo la fuerza, por tanto el peso debe ser considerable y al igual que en el caso anterior no valen las repeticiones.

3. Sentadilla. Aunque es un ejercicio peligroso para personas poco expertas, sobre todo cuando hacen valoraciones de fuerza máxima, es válido para medir la potencia del tren inferior.

4. Lanzamiento de peso o balón medicinal. Se realizarán dos pruebas y se mide el promedio de la distancia alcanzada. Con esta prueba averiguaremos la fuerza coordinada del tríceps del brazo y el deltoides.

La velocidad:

Entendemos por velocidad la capacidad de trasladarse de lugar aunque también puede entenderse como la capacidad de reacción. O sea, el pasar de la inmovilidad al movimiento, como puede ser pegar un puñetazo, esquivar o salir al oír un disparo. Es obvio que la capacidad de reacción a un estímulo puede ser mucho más importante en unos deportes (por ejemplo el sprint), que en otros.

Cuando queremos valorar la velocidad en el desplazamiento debemos hacerlo de manera que no intervenga la resistencia y para ello las pruebas deben ser muy cortas, tanto en tiempo como en distancia.

He aquí algunas pruebas:

1. Carrera de apenas 25 metros, aunque se puede llegar también a valorar los 50 metros. En la primera interviene más la capacidad de salida – impulso -, que la velocidad misma, mientras que en la segunda el impulso es menos importante que la zancada posterior.

2. Se ponen diversos objetos a distancias superiores y hay que recogerlos en el menor tiempo posible.

3. Para medir la velocidad de reacción, nos ponemos en el suelo y un objeto situado en un lugar alto. A una voz el deportista se tendrá que levantar y cogerlo.

4. El deportista ahora tratará de golpearnos en una mano que le pondremos cerca y a la altura de los ojos, movimiento que impediremos retirando la mano antes de que pueda llegar a ella.

5. Otra prueba de velocidad de desplazamiento consistirá en poner varios compañeros separados entre sí y realizar un eslalon entre ello, sin tocarlos y en el menor tiempo posible.

La resistencia:

Aunque existen muy diversos tipos de resistencia, entre los que no podemos olvidar la resistencia isométrica, las pruebas que vamos a realizar se referirán exclusivamente a las resistencias aeróbica y anaeróbica. Pero no solamente deberemos valorar la resistencia general, sino que también debemos tener en cuenta la parcial o localizada en un grupo muscular concreto. Cuando queramos saber la resistencia global tendremos que involucrar al mayor número de músculos posibles y cuando queramos averiguar la puramente cardiopulmonar, solamente será necesario establecer un tiempo lo suficientemente largo.

Estas pueden ser algunas pruebas:

1. Tendidos en el suelo boca arriba elevamos simultáneamente tronco y piernas, a la máxima velocidad y esto será una prueba anaeróbica prácticamente general.

2. Otra prueba anaeróbica consistirá en dar saltos hacia arriba desde una posición agachada. Así sabremos la resistencia de los músculos gemelos y cuádriceps, principalmente.

3. Tendidos boca abajo y con los pies sujetos, haremos elevaciones de tronco, con el fin de medir la resistencia lumbar anaeróbica si lo hacemos a la máxima velocidad y la aeróbica si es muy lentamente, con la respiración controlada y pausada.

4. Tendidos boca abajo, realizar fondos a la máxima velocidad para la resistencia anaeróbica y lentamente para la aeróbica. De esta manera comprobaremos la resistencia del tríceps y el pectoral.

5. Carrera de apenas 50 metros, con salida después de andar a paso normal. Máxima velocidad para la prueba anaeróbica. Se mide el tiempo tardado. Para la aeróbica se correrá al menos dos kilómetros y se medirán también el tiempo invertido, el cual no deberá ser superior a diez minutos. En el supuesto de que queramos saber la resistencia global, los últimos 200 metros se realizarán a gran velocidad, aunque sin llegar a constituir un sprint. Realizar esta distancia en cinco minutos será una buena marca.

6. Una prueba anaeróbica mucho más dura será recorrer 300 metros a la máxima velocidad y no invertir más de 45 segundos.

Flexibilidad:

Estas pruebas son fáciles de valorar ya que para ello basta medir el ángulo alcanzado y la posición final lograda, como puede ser el caso de tocarse las rodillas con la cabeza. Una barra agarrada con ambas manos nos ayudará a no engañarnos en las posiciones, lo mismo que tendremos que evitar dar un impulso o realizar rebotes con el cuerpo, ya que las pruebas serían falsas. Por supuesto no deberemos caer en el error de realizar las pruebas después de un intenso trabajo muscular, ya que el gran calor generado facilita los estiramientos tendinosos y musculares y este mismo calor disimula el dolor, con lo que es posible que alcancemos cotas superiores a las que en realidad tenemos. Unos ligeros movimientos musculares y de lubricación articular es todo lo que se permitirá hacer antes de la prueba.

1. Cogemos una barra de al menos 1,20 metros y la situación por encima de nuestra cabeza, con los brazos totalmente estirados. No lograr situarla encima de la cabeza es señal de poca elasticidad y los resultados son aceptables en la medida en que la barra traspasa la cabeza hacia atrás.

2. Otra prueba para medir la elasticidad de los hombros consiste en coger la barra con los brazos totalmente estirados pero en la espalda y tratar de subirla hacia arriba, por supuesto sin inclinar el tronco.

3. En posición sentada tocar con la cabeza en las rodillas, sin doblar las piernas. Si realizamos esta prueba de pie los resultados serán algo mejores ya que el peso del cuerpo facilita la prueba. Así medimos la flexibilidad de la columna y la parte posterior de la rodilla.

4. Separación lateral de pierna (spagat). Hay que realizarla agarrados en algún lugar y sin inclinar el tronco hacia delante ni sacar los glúteos. También se puede realizar tumbados en el suelo y un compañero nos tratará de separar las piernas hasta que aparezca el dolor, momento en que se realizará la medición del ángulo formado. Así medimos la capacidad elongativa de los abductores y la flexibilidad de la articulación de la cadera. Si esta articulación es poco flexible aparecerán dolores en las rodillas antes que en los abductores.

5. Otra prueba de flexibilidad consiste en tocarse el lóbulo de una oreja, con la mano contraria, pero sin mover en absoluto la cabeza de su posición vertical.

6. Para final, agarrarse ambas manos por detrás de la espalda, una por debajo y otra por encima del hombro.

Agilidad:

Esta es una cualidad altamente compleja y quizá es la que con mayor prontitud se pierde, a no ser que se la ejercite. La poca facilidad que tienen las personas mayores para bajar corriendo una escalera es una buena manera de comprobar la pérdida de agilidad. Para ser ágil se necesita tener buena coordinación, capacidad de reacción y control de la estabilidad corporal.

Cualquier deportista deberá por fuerza mejorar su agilidad si quiere alcanzar marcas altas y no existe deporte alguno en el cual no sea importante. Incluso deportes como el culturismo exigen un mínimo de agilidad, sobre todo en las demostraciones de los campeonatos, ya que se ven con demasiada frecuencia culturistas que pierden el equilibrio o la coordinación al realizar sus poses. Las artes marciales, la gimnasia rítmica o con aparatos, así como toda clase de baile son excelentes maneras de conseguir buena agilidad general.

Algunas pruebas pueden ser estas:

1. Utilizar veinte vallas y pasarlas unas por arriba y otras por debajo, sin tocarlas. Esas mismas vallas, situadas en lugares muy dispares nos servirán también para realizar eslalon y saltos muy diversos, los cuales nos obligarán a tener que adoptar continuas variaciones posturales.

2. Ser capaces de coger diferentes pelotas de tenis tiradas por diversos compañeros, pero a partir de alturas variadas y con velocidades diferentes.

3. Saltar obstáculos de diversa índole, los cuales nos tienen que obligar a saltar alto, bajo, reptar, contornearnos, etc.

4. Tirar dos palos al aire y cogerlos antes que toquen el suelo.

5. Trepar y bajar de un árbol en un tiempo mínimo.

6. Realizar un fuerte salto hacia arriba, caer al suelo rodando sobre sí mismo y quedarse parado secamente conservando la vertical.

Equilibrio:

Aunque está ligado íntimamente a la agilidad, también se puede valorar por separado e incluso mejorar si es necesario. Existen numerosos deportes en los cuales la recuperación del equilibrio después de un movimiento es esencial, si necesitamos continuar una acción, bien sea porque necesitamos continuar moviéndonos o porque se imponga quedarnos quietos, como puede ser el caso de un artista marcial cuando realiza Katas o un deportista de gimnasia rítmica después de recoger un palo o pelota.

Algunas pruebas a realizar pueden ser:

1. Ponerse en pie sobre una pierna y la otra recogida por detrás de la rodilla. Permanecer el mayor tiempo posible, primero con los ojos abiertos y luego cerrados. Posteriormente, realizar la misma prueba sobre la punta de los dedos e incluso sobre el talón.

2. Ponerse encima de una barra y tratar de pasarla despacio. Si queremos aumentar la dificultad, la barra será más gruesa pero ligeramente móvil. Pasar por encima con algún salto o permanecer sobre una pierna son también algunas variantes.

3. Poner los dos pies juntos, saltar a la máxima distancia y caer sobre un solo pie.

4. Saltar sobre el terreno hacia arriba, dar un giro en el aire y caer perfectamente estables quedando en la misma posición de partida.

5. Ponerse de pie, situar una pierna la frente lo más horizontal posible e ir moviéndola hacia un lado y hacia atrás sin bajarla ni perder el equilibrio.

LA FRECUENCIA DEL PULSO

La disminución de la frecuencia del pulso que se comprueba, sobre todo, en el entrenamiento de resistencia es conocida desde hace mucho y ha sido descrita como el primer síntoma de una circulación entrenada. De acuerdo con nuestras investigaciones en deportistas de resistencia, la frecuencia del pulso en buen estado de entrenamiento es casi siempre inferior a las 50 pulsaciones por minuto. Las 40 pulsaciones por minuto, aunque inferiores a estas ya es raro que se den. Se conoce un caso de un corredor de resistencia que tenía 32 y un ritmo normal en el electrocardiograma. La causa de esta disminución, igual que los otros fenómenos de adaptación, ha de atribuirse a la adaptación vagotónica o, mejor dicho, el trofismo de la circulación de reposo.

Esa reducción del número de latidos surte un efecto muy beneficioso sobre el trabajo cardíaco. En experimentos con animales se pudo demostrar que una reducción del número de latidos disminuye la demanda de oxígeno del miocardio, permaneciendo igual el desarrollo de energía. Además, el tiempo de tensión, el tiempo de expulsión y la duración de la diástole del corazón entrenado con baja frecuencia del pulso, se prolonga cuando el mismo se halla en reposo.

La prolongación de la duración de la diástole con baja frecuencia ofrece la ventaja de una mayor irrigación del miocardio. Durante la sístole, el paso de la sangre por los capilares del músculo cardíaco está cerrado porque el engrosamiento del músculo, causado por la contracción, oprime el lecho capilar. Por lo tanto, la prolongada diástole es muy beneficiosa para la recuperación y mediante la suficiente irrigación sanguínea mejora el metabolismo cardíaco.

Todo trabajo físico aumenta el número de latidos. Ya los primeros latidos, inmediatamente después de iniciarse el trabajo, permiten reconocer el aumento de la frecuencia. Con un rendimiento estable, al comienzo del trabajo el ritmo de pulso aumenta rápidamente y finalmente se ajusta el nivel adecuado al esfuerzo. Este se conserva mientras dure el rendimiento.

Un comportamiento similar tiene el consumo de oxígeno. En el deportista la frecuencia del pulso para un mismo rendimiento y para el mismo consumo de oxígeno es más baja; ello se debe a que la regula principalmente aumentando el volumen sistólico. Según las investigaciones de numerosos autores, podemos suponer que entre la intensidad del trabajo y el aumento de frecuencia del corazón existen relaciones lineales que sólo con muy grandes esfuerzos se borran. Esto se explica porque es muy probable que la frecuencia del pulso sea controlada también por metabolitos de la musculatura y, sobre todo, por el contenido de fosfatos energéticos.

Dentro de la amplitud del rendimiento, la absorción de oxígeno y la frecuencia del pulso permanecen aproximadamente iguales y los fosfatos energéticos disminuyen en comparación con el valor inicial; pero se ajustan a un nivel más bajo y se mantienen en equilibrio porque el suministro y la demanda de energía son aproximadamente iguales. Entonces, cuanto mayor sea el esfuerzo, menores serán los fosfatos energéticos y por lo tanto, más alta la frecuencia del pulso.

En ello desempeña también su papel, por supuesto, el volumen sistólico, y por ende el tamaño del corazón. Las frecuencias absolutas más altas las encontramos en los corazones muy pequeños. Así, en los adolescentes, en condiciones de máxima vitalidad, la frecuencia es no pocas veces superior a 220 pulsaciones por minuto. En los adultos no entrenados los valores superiores a 200 son raros, y en los entrenados encontramos sólo excepcionalmente y con cargas máximas frecuencias superiores a 200.

Para apreciar esas frecuencias máximas hay que tener presente que existe ciertas relaciones entre el espesor de la fibra miocárdica y el ritmo cardiaco. Cuanto más pequeña sea la fibra miocárdica, tanto más elevado es el número de pulsaciones que ese corazón puede alcanzar sin perjudicarse. No obstante, es seguro que en los adultos las frecuencias que sobrepasan los 180 latidos por minuto son relativamente antieconómicas por el mal rendimiento que tiene el corazón en ese caso. Según ciertas investigaciones, un aumento de la frecuencia condiciona un muy considerable aumento del consumo de oxígeno y, por tanto, una disminución de la economía metabólica en el miocardio. Por eso, en el deporte bien entrenado, el número de latidos durante el esfuerzo es menor que el no entrenado para un mismo rendimiento; ello se debe a que trabaja con la regulación económica del volumen sistólico.

Gracias a las nuevas posibilidades de medición (telemetría), estamos mucho mejor informados sobre las frecuencias cardiacas bajo esfuerzo. Así, pudimos comprobar que en el entrenamiento las frecuencias de 170 a 190 latidos por minuto pueden mantenerse, en parte, durante mucho tiempo. Esas mediciones se hicieron en corredores, ciclistas y otros deportistas. Es interesante saber que también con rendimientos muy breves, como la carrera de 100 y 200 metros, aparecen frecuencias cardiacas de 190 y 200 latidos por minuto; ello no tiene mucho sentido en cuanto al suministro de oxígeno pues ese rendimiento circulatorio no se aprovecha durante el esfuerzo. En vista de la teoría antes expuesta, tendremos que interpretar que con los esfuerzos máximos las sustancias energéticas se gastan muy rápidamente; ello constituye un fuerte estímulo para el incremento del pulso y para el aumento de volumen minuto. Esto permite disponer de suficiente oxígeno en la fase de recuperación como para restituir rápidamente los fosfatos energéticos en la fibra muscular.

Las altas frecuencias del pulso bajo cargas psíquicas, como las observadas en paracaidistas y esquiadores, obedecen a otras causas. En estos casos, el aumento de la frecuencia del pulso es consecuencia de las influencias vegetativas.

En resumidas cuentas, podemos deducir por los resultados obtenidos en deportistas de alto rendimiento, que las frecuencias superiores a 160 latidos por minuto durante un tiempo prolongado son necesarias para la adaptación, y nosotros opinamos que una prolongada duración del estímulo (media hora, una hora y más) con gran intensidad (más de 150 pulsaciones) es la causa del mejoramiento del rendimiento de resistencia. Aún con frecuencias de 190 pulsaciones y con 350 vatios en el cicloergómetro no se pudieron demostrar consecuencias perjudiciales. Es cierto, no obstante, que con frecuencias superiores a 200 pulsaciones el trabajo del corazón era antieconómico.

Además, para apreciar la máxima frecuencia del pulso, hay que considerar la edad del sujeto. Ya dijimos que los adolescentes pueden alcanzar frecuencias de 220 pulsaciones sin perjuicio alguno. Con la edad la frecuencia máxima que puede alcanzarse sin riesgo alguno disminuye.

Como regla general se considera 180, menos el número de años, como nivel de carga máxima. En esa baja frecuencia del pulso en las personas mayores ha de verse una función protectora contra la carencia de oxígeno en el miocardio.

Es importante para apreciar los rendimientos previos la observación del pulso de recuperación. Con un rendimiento normal, por debajo de la capacidad de rendimiento de resistencia, la frecuencia del pulso vuelve muy rápidamente a su valor inicial. En cambio, si se ejecutó un trabajo por encima de dicha capacidad, el descenso de la frecuencia es mucho más lento y el pulso sigue acelerado durante mucho tiempo. La frecuencia es tanto mayor cuanto mayor sea la fatiga producida por el rendimiento previo.

Resumiendo, podemos dejar constancia de que la frecuencia del pulso en reposo de los sujetos entrenados es menor que en los no entrenados. También bajo esfuerzo, las frecuencias del deportista entrenado son considerablemente menores, para el mismo rendimiento, a las del no entrenado. Esto se consigue gracias a un elevado volumen sistólico, lo que, a su vez, requiere un corazón dilatado. Las investigaciones de los últimos años demostraron que los mejores deportistas de resistencia tenían los corazones más grandes y las frecuencias más bajas en estado de reposo y bajo esfuerzo. De todas estas investigaciones se desprende que la menor frecuencia constituye una adaptación favorable que desempeña un papel decisivo en el conjunto de los procesos del corazón y circulación.

Además, sabemos hoy que las personas menores de 35 años toleran frecuencias cardiacas de 180 a 190 latidos por minuto, aún durante varias horas, sin sufrir daño, al menos a corto plazo. Los auténticos procesos de adaptación para la formación de un corazón hipertrofiado con las correspondientes elevaciones de la capacidad de rendimiento de resistencia, requieren un entrenamiento de 150 pulsaciones y más por minuto. Pero incluso con un entrenamiento con frecuencias inferiores a 150, se obtiene un aumento del rendimiento por economización del trabajo cardiaco en virtud de un mejor control vegetativo.

Frecuencia máxima del pulso bajo máximo entrenamiento en personas normales

de distintas edades

Edad	10-14	17-20	21-30	31-40	41-50	+ 50
Varones	220	200	180	160-170	140	130-140
Mujeres	220	190	170	150	140	130

ENTRENAMIENTO CARDIOVASCULAR

La buena salud cardiovascular ha sido determinada como uno de los aspectos más importantes en cualquier programa de entrenamiento. Las técnicas del aeróbic (con oxígeno) y las del anaeróbic (sin oxígeno) han alcanzado un alto nivel de perfeccionamiento. Algunos elementos básicos son esenciales para cualquier programa de entrenamiento si este quiere ser efectivo.

Hay tres elementos básicos que determinan la efectividad de un programa: **Frecuencia, Intensidad y tiempo.**

La intensidad es uno de los factores más importantes y significa solamente hacer trabajar al cuerpo con una carga mayor a la que está acostumbrado. Si los elementos básicos y los requerimientos específicos son cumplidos, el programa de entrenamiento será efectivo. Estos tres elementos determinarán la buena condición en dicho programa. Esto significa que un deportista puede obtener resultados corriendo, nadando, montando en bicicleta o cualquier otra actividad que desarrolle el cuerpo entero, siendo realizado con intensidad y durante el tiempo necesario.

El secreto de perfeccionamiento está en los tres elementos básicos: frecuencia, intensidad y tiempo.

FRECUENCIA

La frecuencia de un ejercicio se refiere al número de sesiones de ese ejercicio por semana que están incluidas en el programa, con las variantes de intensidad y duración del programa y sin ser considerado el nivel de salud. La mejora en la salud cardiovascular es mayor más arriba de seis sesiones, con mínimos cambios entre cuatro y cinco veces por semana. La frecuencia óptima para todas las intensidades del entrenamiento es cuatro veces por semana y la mínima es de tres veces. La frecuencia del entrenamiento para programas duros debe ser entre tres y cinco días por semana. Algunos estudios muestran alguna mejora cardiovascular con una frecuencia al menos tres días por semana, pero estas mejoras son pequeñas.

INTENSIDAD

En el acondicionamiento físico, el grado con que el individuo trabaja físicamente es una medida de la intensidad de entrenamiento. Puede ser definida como el grado de vigor de alguna fase de un ejercicio –suave, moderado, máximo -, etc. La intensidad de un programa de entrenamiento puede ser determinada por medio de un control del ritmo del corazón. El ritmo del corazón es un camino indirecto de estimación del consumo de oxígeno. Cuanto más alto sea el ritmo del corazón, más grande es la intensidad del ejercicio.

Para conseguir y mantener una buena salud cardiorespiratoria, la intensidad de entrenamiento debe estar entre el 60 al 90% del ritmo máximo del corazón, o el 50 al 85% del máximo oxígeno tomado (VO2 máximo).

La INTENSIDAD del entrenamiento debería ser específica al sistema de energía y al deporte practicado. Para el acondicionamiento anaeróbico, la intensidad del trabajo debería ser sobre el 90% de ritmo del corazón. El acondicionamiento aeróbico entre el 60 y el 90% del ritmo del corazón.

Durante la fase preparatoria (aeróbic), una posición de 0 a 2 es la idónea. Durante el ejercicio con el ritmo del corazón de 110 a 150 para la mayoría de la gente será: 3 moderado y 5 duro. El ejercicio es considerado máximo o cerca del máximo cuando se percibe en la persona un esfuerzo de 9 a 10 en la escala, significando que está trabajando anaeróbicamente.

Este método ha sido mostrado para relacionar entre intensidad de ejercicio y oxígeno tomado y ritmo de corazón. Utilizando este método una persona puede valorar el nivel de intensidad sin tener que parar para examinar el ritmo de su corazón. La percepción del esfuerzo determinará si el individuo necesita trabajar más duro o a una intensidad menor para conseguir un acondicionamiento físico adecuado.

TIEMPO

El tiempo o duración de un ejercicio se refiere a la duración en minutos que el propio nivel de intensidad está dictando. El entrenamiento anaeróbico consiste en trabajar a una alta intensidad durante ciertos períodos de tiempo, mientras que el aeróbico es lo contrario: durante largos períodos de tiempo se trabaja a baja intensidad.

La interacción duración sugiere que en una duración de 35-40 minutos con unos niveles de intensidad de 50-70% y 70-90% se producen mejores resultados que empleando menos tiempo (25-35 minutos) al 90 – 100% de intensidad. La duración, además, debería ser adaptada a las necesidades específicas de cada persona.

Escala de Borg

Valoración del esfuerzo percibido

Máximo esfuerzo

10. Muy, muy duro

9.

8.

7. Muy duro

6.

5. Duro

4. Algo duro

3. Moderado

2. Suave

1. Muy Suave

0. Sin esfuerzo

LOS TEST DE SALUD CARDIOVASCULAR

Un buen número de test se ha hecho para ser empleados de modo directo. Son prácticos, baratos, no consumen mucho tiempo, fáciles de emplear en grandes grupos y son fiables.

Para hacer el test del sistema aeróbico hay que correr rápidamente dos kilómetros o más. Por la facilidad de administración, 2 kilómetros o 2 kilómetros y medio pueden ser usados.

Los individuos deberán recorrer la distancia de 2 kilómetros y medio y tomarán cada uno su medida del tiempo empleado en recorrerla. El objetivo es cubrir la distancia en el menor tiempo posible.

El esfuerzo ha de ser máximo y los individuos han de estar motivados y tener experiencia en correr antes de hacer el test.

El test de correr dos kilómetros es usado por diferentes colegios de educación física y por el Servicio Público Nacional de la Salud.

La máxima resistencia en los test de carrera se emplea sólo para individuos sanos. El Dr. Cooper sugiere que este test no debe ser practicado por quien no aguante corriendo sin parar 15 minutos. Además debe ser una carrera lenta, después de la carrera se debe volver pausadamente a la calma, caminando unos minutos. Después se seguirá con ejercicios de flexibilidad.

Mientras que la medida de la resistencia del aeróbic sería la velocidad recorrida, la del anaeróbico sería medir cortos sprints a la máxima velocidad. Se supone que durante los primeros cien metros el sistema que requiere más energía es el anaeróbico. Esto está basado en su comparación con los test de laboratorio de la resistencia anaeróbica. Aunque algunos factores psicológicos influirán, este tipo de carrera es necesario hacerlo para la evaluación de la resistencia anaeróbica.

ADMINISTRACIÓN O EMPLEO DELTEST

Correr una distancia

Objetivo:
Medir la máxima capacidad funcional y la resistencia del sistema cardiorrespiratorio.

Validez y exactitud: el test de los 2 kilómetros es fiable para la función cardiorrespiratoria porque se refiere al máximo oxígeno tomado junto con otros parámetros fisiológicos y proporciona un índice de la capacidad de un individuo para correr distancias. Además, el usuario del test ha de tener en cuenta también otros factores como la corpulencia, eficiencia en correr, madurez, motivación... que pueden afectar al tiempo empleado.

También pueden ser empleados 2 kilómetros y medio de distancia dependiendo de las características del individuo.

Equipamiento:
Los dos test pueden ser administrados en 400 metros.

Procedimiento:
Correr dos kilómetros en el tiempo más rápido posible.

Test alternativos:

Para individuos de 13 años y más puede usarse más de dos kilómetros.

Puntuación:

Las carreras de 2 kilómetros y 2 kilómetros y medio se cronometran con la mayor exactitud y se registran en una tabla de puntuaciones.

Objetivo:

Hacer sprint lo más rápidamente posible en una distancia de 100 metros.

Validez y exactitud: Construye validez para la carrera rápida y una exactitud tan alta como 91.

Equipamiento:

Cronómetro con décimas de segundo por corredor; una pista larga para asegurar la integridad de los corredores tras el sprint.

Procedimiento:

Tener 2 personas corriendo al mismo tiempo para que haya competición. Los corredores toman posiciones detrás de la línea de salida. El encargado dará la salida usando ¡preparados!. Al decir ¡ya! el encargado bajará el brazo dando así una señal visual al cronometrador. Este, situado en la línea de llegada, parará el cronómetro cuando el corredor la cruce.

Puntuación:

La puntuación individual es el tiempo empleado por el corredor desde la bajada del brazo del juez hasta cruzar la meta.

Valoración:

25% inaceptable o pobre.

25-50% mínimo o regular.

50-75% aceptable o bueno.

75% óptimo o excelente.

MÉTODOS CONDICIONADOS

Los entrenamientos a intervalos y en circuito son los más empleados en trabajo anaeróbico, aunque conlleva periodos de trabajo muy intenso y periodos de recuperación activa.

Para la mejora anaeróbica, los periodos de ejercicios deben estar entre 5-60 segundos al 90% de ritmo del corazón, seguido por un período de ejercicio suave al 60% como máximo de ritmo cardíaco y recuperación entre 15 segundos a 5 minutos.

En el entrenamiento en circuito, el individuo pasa de un ejercicio a otro de acuerdo a un plan establecido. La medida de la capacidad anaeróbica se puede comprobar controlando la intensidad de trabajo en pasar de una estación a otra.

El circuito debe constar entre 6 a 15 estaciones, empleándose de 5 a 20 minutos para complementarlo. Para pasar de una estación a otra han de emplearse tan solo 15 a 20 segundos.

Bloqueos, patadas y golpes son excelentes ejercicios para el acondicionamiento anaeróbico en circuito.

EJEMPLO

Estación 1: Saco pesado (patadas)

Estación 2: Flexiones (abdominales)

Estación 3: Patadas a saco ligero

Estación 4: Ejercicios de bloqueo

Estación 5: Libre

Estación 6: Elasticidad parte superior del cuerpo.

Estación 7: Ejercicios manos abiertas.

Estación 8: Saltar a la cuerda

Estación 9: Ejercicios manos cerradas.

Estación 10: Elasticidad de piernas.

Cada estación será trabajada durante 60 segundos al máximo, a un 9-10 en la escala con 15 segundos restados para cambiar de estación, pero continuando siempre en el orden de las estaciones. Una vuelta al circuito puede ser suficiente. Para principiantes, hacer 2 veces el recorrido estando 30 segundos en cada estación y empleando 15 segundos en el cambio.

Los métodos de entrenamiento para el desarrollo del sistema de oxígeno incluyen lentas carreras. Son carreras lentas y de larga distancia para la resistencia aeróbica. Deben ser lo suficientemente largas como para llevar el ritmo cardíaco al 70-75% de la reserva o al 80-85% del máximo. La técnica básica de desarrollo de la salud aeróbica es baja intensidad y actividad continuada, en periodos de 5 o más minutos.

La duración de la actividad es incrementada progresivamente a 10-20 minutos, dependiendo del deporte. Excepto el Tai chi, hay muchos deportes que desarrollan sus actividades despacio y con larga duración. De cualquier forma, es importante que el individuo compagine entrenamiento con actividad aeróbica.

PRESCRIPCION DEL EJERCICIO

No hay programa general para todo el mundo. Para planificar tu programa de ejercicio cardiovascular has de tener en cuenta tus propias necesidades e intereses. Hay 5 pasos que deben conocer como objetivos:

1. Evaluar tu actual nivel de salud cardiovascular y tu resistencia aeróbica y anaeróbica.

2. Decidir qué actividad construirá tu sistema cardiovascular. Construir el área débil y mantener el área fuerte.

3. Escribe tu programa. Haz una programación semanal.

4. Hazlo. La regularidad es una de las llaves del éxito de una programación.

5. Periódicamente modifica tu programa. Evalúate a ti mismo.

BIOMECÁNICA DEL EJERCICIO

Es un sentido a la vez frustrante que llena de confusión; cuando llega el momento de la competición, uno visualiza cómo va a realizar cada movimiento y hasta en qué punto debe respirar para aprovechar al máximo toda su energía y obtener así los mejores resultados, pero llegado el momento real algo ocurre para que las cosas no salgan como tenía previsto.

¿Qué es lo que permite a algunos atletas, luchadores, o cualquier tipo de practicante, iniciar un movimiento y completar la respuesta más rápido que un relámpago, mientras que otros individuos menos consumados, no podrían bloquear un apretón de manos?

Esta ha sido una pregunta largo tiempo planteada y puede ser contestada en parte, mediante el término "tiempo de respuesta".

En el área de las ciencias deportivas, el primer experimentado asociado con el tiempo de respuesta puede ser datado en 1850, aunque su importancia para la ejecución ha sido reconocida desde hace muy poco.

Los practicantes de deportes de alta velocidad no necesitan estar instruidos sobre el beneficio de desarrollar lo que, en el pasado, se llamaban reflejos rápidos y velocidad de movimiento, ya que en sus entrenamientos se ven casi obligados a desarrollar cualquier información sobre este asunto.

Desde tiempo inmemorial ha habido varias creencias respecto al desarrollo del funcionamiento humano; algunas de ellas han sido exactas y otras no se han sostenido a pesar de sus buenas intenciones.

La búsqueda o la averiguación científica, en el campo de las ciencias deportivas, puede ser inestimable para aquellos que se entrenan para un funcionamiento óptimo, pero nuestro propósito es difundir lo que es más considerado el conocimiento más actual sobre tiempo de respuesta y una técnica que pueda mejorarlo.

Tiempo de respuesta

Es un término global que se usa para describir el tiempo transcurrido entre la aparición de un estímulo, sea auditivo, visual, táctil (o cualquier combinación de estos), y la realización de una tarea simple o compleja. Puede ser dividido en varios componentes discretos que han sido identificados y cuyas definiciones han sido precisadas con la ayuda de sofisticada instrumentación electrónica, que permite la monitorización de diversos hechos bioeléctricos neuromusculares. Cada uno de estos componentes, entre sí, pueden ser considerados como una cualidad separada y específicamente entrenables para mejorar la calidad del tiempo de respuesta.

El tiempo de respuesta está especialmente compuesto de dos laxos de tiempo separados:

El tiempo de reacción y el tiempo de movimiento. Estos tiempos son el resultado de retrasos químicos, eléctricos y mecánicos que se requieren para llevar a cabo las apropiadas conexiones en el sistema neuromuscular. El tiempo de reacción, por su parte, puede ser dividido en dos componentes básicos: el tiempo de reacción premotora y el tiempo de reacción motora. El hecho físico que está realmente relacionado con la separación de estos dos laxos, es la actividad eléctrica de los músculos y nervios. Los acontecimientos eléctricos ocurren debido a las respuestas químicas del cuerpo a los estímulos y siempre que un músculo se contrae hay una señal eléctrica resultante, una señal electromiográfica medida en milivoltios que puede ser monitorizada. Estas señales son indicadoras de la actividad muscular, la intensidad de la actividad y en algunos casos son un reflejo de la fuerza externa producida por el músculo.

El tiempo de reacción premotora comienza cuando un individuo recibe un estímulo para el cual se necesita una respuesta física de algún tipo. Entonces una serie de acontecimientos a niveles de la médula y del cerebro ocurren antes de que la respuesta llegue al músculo y causen un cambio en la señal electromiográfica y un movimiento subsiguiente.

El tiempo de reacción premotora está por su parte dividido en laxus que representan diferentes entradas y salidas en el cerebro mismo. Con más precisión, es el tiempo transcurrido desde un estímulo hasta el cambio en la señal electromiográfica en la musculatura correspondiente.

Hay otro tipo de retraso desde el momento en que ocurre un cambio en la señal electromiográfica, hasta que el músculo realmente se comprime y causa un movimiento. Este es el tiempo de reacción motora y es un retraso mecánico relacionado con las características elásticas del músculo y el tejido de conexión, que debe ser superado antes de que pueda ocurrir el movimiento. En otras palabras, la inactividad deber ser superada.

El tiempo de movimiento es el componente del tiempo de respuesta que variará de acuerdo con las actividades. Representa el tiempo transcurrido desde el movimiento inicial, donde acaba el tiempo de reacción motora, hasta la finalización de la tarea implicada. El tiempo de movimiento, evidentemente relacionado con la complejidad de la tarea, depende de la capacidad inherente del tejido muscular para contraerse o distenderse rápidamente.

El uso de patrones de movimiento eficaces y varias técnicas de entrenamiento, se supuso en el pasado que lo mejoraba. Realmente estos métodos son útiles para desarrollar la potencia individual, pero no puede variar significativamente el mecanismo neuromuscular de la contracción, que parece ser una característica del tipo de fibra muscular dotada por la herencia.

Hay dos tipos de fibras musculares en el músculo humano. Cada una de ellas poseen propiedades histoquímicas y contráctiles características. Las fibras de músculo de contracción rápida son capaces de contracciones veloces, pero no pueden sostener tales contracciones durante un período prolongado. Las fibras de contracción lenta son capaces de contracciones prolongadas, pero no poseen la velocidad contráctil de las fibras rápidas. Cada tipo de fibra utiliza un diferente combustible metabólico y produce como resultado diferentes tipos de productos de desgaste durante el curso de la contracción. Estos tipos de fibras y sus propiedades, eran antaño considerados fijos, o sea inalterable. Últimamente, sin embargo, se han investigado nuevas técnicas que son capaces de alterar el modo en que funcionan los nervios y los músculos. Estas técnicas se han mostrado efectivas cuando se utilizan para mejorar el tiempo de respuesta y sus componentes.

Evidentemente el concepto de tiempo de respuesta ha llegado a ser muy preciso y es necesario entender lo que representan los componentes para que los entrenamientos individuales y las técnicas puedan ser evaluados adecuadamente. Algunos acontecimientos no requieren niveles de buen entrenamiento en todos los componentes. Los levantadores de pesas (por ejemplo) no requieren de lo que se llama velocidad de percepción y que es análoga al tiempo de reacción premotora, mientras que otras actividades puede que no requieran un tiempo de movimiento extremadamente rápido. Cualquier practicante de deportes de velocidad sin embargo, necesita niveles óptimos para el tiempo de reacción motora y para el tiempo de movimiento. Un golpe que no es percibido no puede ser respondido a tiempo para prevenir el impacto y además uno no puede mover una parte del cuerpo a la velocidad necesaria para interceptar una ofensiva. La pronta detección del golpe puede servir más como una fuente de inhibición que como un mecanismo de protección.

En 1981 otras investigaciones indicaban que la acupuntura eléctrica altera la química del cuerpo y excita el sistema de defensas del cuerpo. Un estudio acabado de completar en un laboratorio de investigaciones bioquímicas estudiaba los efectos de la estimulación eléctrica sobre el componente del tiempo de reacción motora y los hallazgos proporcionaron datos que tiene directa aplicación a los deportes de velocidad.

Por ejemplo: el tiempo de reacción premotora es un parámetro que en esencia tiene una capacidad limitada para el mejoramiento bajo situaciones normales. Se ha demostrado que está influenciado por variable tales como la edad, el sexo, los patrones de actividad, el conjunto mental de respuestas y otros factores. Se puede decir que uno puede mejorar su tiempo de reacción premotora entrenándose de modos específicos y prescritos, muchos de los cuales se utilizan hoy en atletismo. Sin embargo, se debe recordar que hay un límite al grado al cual el tiempo de reacción premotora puede ser mejorado por tales métodos convencionales, debido a las características neurofisiológicas determinadas genéticamente, que antes hemos mencionado.

El tiempo de movimiento es otro componente que sería entrenado separadamente con la finalidad de beneficiar el tiempo de respuesta global. De nuevo considerado el tiempo de movimiento como una característica gobernada por los datos electroquímicos–mecánicos de cada músculo, se puede decir que hay un punto que el decrecimiento del tiempo de movimiento ya no es posible por métodos de entrenamiento convencionales. Debería advertirse que el tiempo de reacción motora es un parámetro que en este tiempo elude métodos objetivos para su modificación. En una investigación se demostró que el tiempo de reacción motora no se altera por estimulación eléctrica y más recientemente se consiguió saber que la estimulación eléctrica tiene como resultado cambios insignificantes en este parámetro.

LA FUERZA

En la práctica deportiva se emplean muchos métodos encaminados a desarrollar una determinada clase de fuerza. Dichos métodos difieren entre sí en los siguientes elementos:

1. Objetivos
2. Magnitud de la fuerza
3. Número de ejercicios
4. Número de repeticiones
5. Número de series
6. Duración de las pausas entre series
7. Ritmo de los ejercicios realizados

1. – Objetivos

Nos señalan dónde debemos llegar los deportistas con la preparación física. Deben ser factibles de alcanzar, pero no tan fáciles que nos lleven a un trabajo mediocre.

2. – Magnitud de la carga

Según el trabajo que realicemos, emplearemos el tanto por ciento de fuerza máxima. Esta se mide después de calentar previamente y elevando el máximo peso posible una sola vez.

Esta misma valoración máxima se puede hacer en la carrera, midiendo el tiempo empleado corriendo una sola vez al máximo de nuestras posibilidades.

3. – Número de ejercicios

Su número estará en función del tiempo disponible por sesión de trabajo, la edad de los deportistas y de los ejercicios que integran el plan.

A más tiempo disponible, mayores posibilidades de aumentar un cierto volumen de trabajo por sesión, lo cual se consigue aumentando los ejercicios.

La cantidad de ejercicios podrá ser mayor si estos son a manos libres; en cambio si son realizados con pesas disminuyen.

4. – Número de repeticiones

El número de repeticiones por ejercicio depende de la intensidad del ejercicio y, como vimos anteriormente, existen varias teorías al respecto. Cuanto mayor sea el número de repeticiones dentro de una serie. Menor ha de ser la intensidad de la carga.

De la experiencia en la práctica deportiva y de los datos procedentes de experimentos, se desprende que la diferente cantidad de repeticiones en una mima serie, ejerce la hipertrofia de los músculos. Este incremento es insignificante con 1–2 repeticiones y aumenta a medida que asciende el número alcanzando su valor máximo en los casos de las series compuestas de 8 a 12 repeticiones.

5. - Número de series

Este elemento propio del método de desarrollo de la fuerza muscular suele fijarse según el nivel de preparación del deportista concreto. El número de series no debe sobrepasar del 60 al 70 por ciento de aquel número de series que el deportista podría ejecutar durante un entrenamiento conservando la intensidad del ejercicio, lo cual puede determinarse realizando cada tres o cuatro semanas unas pruebas que permitan obtener el número máximo de series que puedan ejecutarse.

6. **– Duración de las pausas entre series**

Durante el desarrollo de la resistencia, dicha duración será corta; al fomentar la fuerza explosiva las pausas serán más largas.

En los ejercicios a manos libres para fuerza y flexibilidad suele ser muy pequeña, apenas unos segundos. Con pesas fluctúa entre uno y cinco minutos dependiendo si es fuerza pura, potencia o fuerza–resistencia.

De acortar las pausas de descanso, aumentamos simultáneamente el desarrollo de la fuerza y el aumento de la resistencia. Sin embargo, aumentando el peso y dejando sin modificar el número de series y el tiempo de duración de las pausas entre ellas, contribuimos al desarrollo de la fuerza.

7. **– Ritmo de los ejercicios**

Para obtener fuerza pura el ritmo es lento, si queremos trabajar fuerza – resistencia, el ritmo será mediano y en el caso de potencia el ritmo será rápido.

METODOLOGIA DE LA RESPIRACIÓN

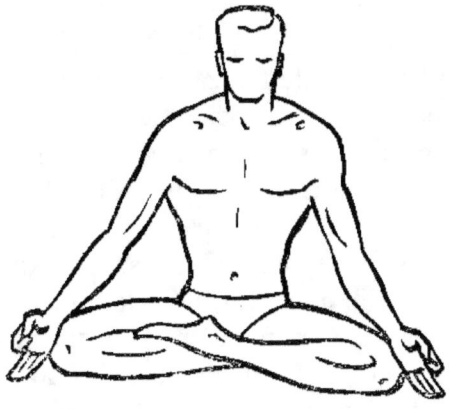

Inspiración profunda antes del movimiento.

Ejecución.

Espiración.

Esto puede utilizarse bloqueando la respiración en la ejecución para trabajar fuerza o acompañándola cogiendo aire al relajar y soltándolo al realizar el esfuerzo para potencia y fuerza–resistencia.

El plan concreto de formación de fuerza, elaborado de cara al entrenamiento, debe constituir un todo integral que considere todos los elementos metodológicos tratados aquí.

MEJORANDO NUESTRA FUERZA

El concepto del desarrollo de la fuerza se basa sobre la idea de que cuando el cuerpo queda agotado, especialmente en lo relativo al sistema muscular, se reconstruye a sí mismo y en el proceso de arreglo y restauración necesita un adecuado descanso, las fibras musculares se reparan y restauran y como resultado se hacen más fuertes y grandes. Esta es la razón por la que los culturistas trabajan intensamente determinado grupo de músculos, y entonces descansan durante un día para repetir después el mismo trabajo. El día de descanso le dará al cuerpo la oportunidad de recuperarse del intenso trabajo del día anterior.

Si uno se entusiasma excesivamente y trabaja vigorosamente con las pesas todos los días, descubrirá que su energía se agota, su fuerza se termina y experimenta una sensación global de fatiga. Con el descanso apropiado, sin embargo, el practicante puede experimentar mejorar semana a semana, siempre y cuando las sesiones de entrenamiento requieran un mínimo esfuerzo.

Para experimentar los mayores beneficios del entrenamiento avanzado de la fuerza, lo mejor es trabajar consistente y progresivamente a medida en que el cuerpo va aumentando su fortalecimiento. Cada uno debe decidir cuándo es bastante y cuándo no es aún suficiente.

Aquellos que no exijan un máximo esfuerzo a sus músculos no experimentará mejoras, y los que excedan las capacidades de su cuerpo disiparán la fuerza vital y la energía. Es cuestión de equilibrio.

Al contemplar a uno de los grandes levantadores rusos elevando un peso de más de 400 libras sobre su cabeza en un campeonato de halterofilia, un espectador se volvió hacia un amigo y le dijo:

"la verdad es que no me haría nada feliz que ese tipo me golpeara en una pelea". Aunque la fuerza del gran levantador ruso para elevar las pesas es impresionante, no significa necesariamente que su fuerza para golpear también lo sea. El espectador confunde la fuerza de empuje con la fuerza de golpeo. No son iguales. Por este motivo hay que hacer diferencia entre la fuerza de empuje como "fuerza muerta" y a la fuerza de golpeo como "fuerza viva".

Para recibir el mayor beneficio del entrenamiento avanzado con pesas (con ejercicios de resistencia progresiva), hay que conocer esta distinción y asegurarse de incluir estiramiento y ejercicios de flexibilidad y velocidad en la rutina. La fuerza viva depende de la velocidad y la rapidez –la fuerza muscular o fuerza bruta– es algo secundario. La fuerza muerta se utiliza en el levantamiento, donde la fuerza y el tamaño muscular adquieren gran importancia. Sin embargo, el practicante que tenga fuerza, junto a su flexibilidad y velocidad, será sin duda un oponente formidable.

El tamaño de los músculos comúnmente es asociado con la fortaleza. De hecho, la circunferencia de un músculo tiene poco que ver con la verdadera fuerza, pero la longitud del músculo sí afecta el grado de fortalecimiento. La razón de esto se basa en la fisiología. Hay ciertos niveles de movimiento que le resultarán más fáciles al practicante que otros. Por ejemplo, en la flexión frontal de bíceps con barra, el nivel más difícil está en la primera mitad del movimiento. Una vez que los brazos han sobrepasado el punto medio, es fácil impulsar el peso para completar el ejercicio.

La fortaleza está determinada por la habilidad de los músculos para hacer frente a la resistencia opuesta en todo su recorrido, desde la contracción a la retracción. La longitud del músculo, mejor que el tamaño o circunferencia, determina los efectos de la resistencia. Cuanto más largo sea el vientre muscular, mayor potencial tiene para aumentar su masa muscular para un ulterior fortalecimiento o crecimiento. Este es el motivo por el que debes, en cada sesión de entrenamiento, trabajar los ejercicios en su recorrido más amplio para estirar la fibra muscular y conseguir una máxima flexibilidad.

Los movimientos cortos e intensos con grandes pesos puede que aumenten el tamaño del músculo, pero no producirán el desarrollo deseado que ofrecen los movimientos de amplio recorrido.

Teniendo presente este principio, el practicante que elija los ejercicios de resistencia progresiva, como ejercicio suplementario (lo que llamamos entrenamiento avanzado de fuerza), descubrirá el mejor programa para el desarrollo de la fuerza muscular.

El entrenamiento con pesas incluye dos movimientos distintos. Cuando el movimiento implica elevar los pesos, es conocido como resistencia pasiva. Cuando el peso desciende se conoce como resistencia negativa.

Hasta hace poco, la mayor parte del énfasis se ponía en movimiento positivo -ir en contra de la gravedad–. Por ejemplo, en la flexión frontal de bíceps con barra, el movimiento positivo se produce al elevar la barra, pero frecuentemente el levantador hace descender la barra bastante deprisa, relajándose en la fase descendente del movimiento.

Con la llegada de las máquinas nautilus, se ha puesto en juego la importancia de los movimientos negativos. Pueden alcanzarse dimensiones adicionales al concentrarse en la parte negativa del ejercicio. Para el deportista que busca desarrollar su fuerza explosiva, es importante desarrollar el sistema muscular en ambas direcciones. La concentración sobre los movimientos descendentes además de sobre los ascendentes, es necesaria en los ejercicios.

Para comprender qué músculo o músculos intervienen en una técnica específica, sigue el recorrido de la técnica y siente qué músculos se contraen cuando la ejecutas. Por ejemplo, inténtalo con un puñetazo atrasado. Empuja contra una pared y siente cuando los músculos se contraen cuando ejerces presión sobre el puñetazo. Descubrirás que la muñeca, los pectorales, los deltoides y los dorsales intervienen todos en ese puñetazo. Para desarrollar fuerza en ese puñetazo en particular, debes concentrarse en el pecho, hombros, dorsales y músculos de la espalda en tus ejercicios. El levantamiento en banco, levantamiento militar, y los ejercicios de remo y de antebrazo, son ejercicios suplementarios excelentes para desarrollar la fuerza en el puñetazo atrasado.

En un programa de entrenamiento de la fuerza, es bueno concentrarse en una rutina de desarrollo general para fortalecer los principales músculos del cuerpo. Por lo general, la mayoría de los músculos intervienen en cualquier técnica. Sin embargo algunos son más importantes que otros en la ejecución. Una vez que has ideado un programa general, puedes seleccionar ejercicios específicos para necesidades específicas y añadirlos al programa general. Los ejercicios de fortalecimiento (entrenamiento con pesas), deben equilibrarse con los ejercicios de flexibilidad (estiramiento) y viceversa. Excederse en uno u otro sentido sólo da un desarrollo unidimensional.

Para lograr efectos notorios en el mejoramiento muscular hay que aplicar un mínimo del 30% de la fuerza disponible, pero sin que sobrepasemos el 70% ya que entonces también puede haber regresión.

Mantener durante un tiempo mínimo de 20 segundos el esfuerzo será la condición indispensable para mejorar, pero cuando hagamos esfuerzos máximos no es prudente que sean superiores a los cinco segundos. La frecuencia con la que hagamos el ejercicio es pues un factor tan importante (a mi modo de entender el más importante), como la carga a la que sometemos al músculo y la mayoría de las veces será más interesante repetir cinco veces un esfuerzo del 70% de nuestra fuerza, que dos veces al 80%.

Estudios realizados con los atletas olímpicos han dejado las cosas claras en este sentido: es mucho más positivo entrenar durante varias veces al día al 60% de nuestras posibilidades, que al 80% en una hora diaria. La repetición continuada de un ejercicio moderado, respetando las pausas necesarias para la recuperación del individuo, se ha demostrado como mucho más eficaz que los esfuerzos máximos a los que tan habituados están muchos entrenadores.

En cuestión de sexos se hace imperativo no someter nunca al mismo entrenamiento a hombres y mujeres, ya que aparte de la diferencia en masa muscular de ambos (36% y 42%) y las posibilidades en la mejora, nos indican que también en la frecuencia del entrenamiento hay que establecer diferencias, no sometiendo a las mujeres a un entrenamiento superior a los 4 días seguidos, mientras que en el hombre se puede llegar hasta los seis.

ENTRENAMIENTO ISOTONICO

El programa de ejercicios isotónicos se lleva a cabo por parejas. Los participantes utilizan un método de resistencia contra una serie fija de movimientos. El compañero que resiste actúa como un espejo durante el ejercicio respondiendo a la fuerza con fuerza y al movimiento con otro movimiento opuesto. Básicamente, el compañero que opone resistencia sólo trata de oponer la suficiente fuerza en sentido negativo para que haga un buen ejercicio.

Esencialmente, los ejercicios isotónicos hacen trabajar los músculos largos, mientras que con las pesas se aísla un músculo en particular y se trabaja más hacia el interior del cuerpo. Una prueba de ello es que después de trabajar con pesas nos sentimos tensos, mientras que con los isotónicos normales el deportista se encuentra suelto y fuerte.

El concepto de isotónico ciertamente no es algo nuevo para los atletas serios, especialmente aquellos que han practicado los isométricos. Esencialmente, ambos programas logran los mismos resultados, pero mediante métodos ligeramente diferentes.

Los ejercicios isotónicos tienden a mantener un movimiento fluido y constante con los miembros durante la rutina, hasta que el programa termina. Los isométricos comienzan y terminan con el miembro encogido, a menudo utilizando algo como una pared como instrumento para proporcionar la fuerza negativa. En los ejercicios isométricos, si una persona quiere ejercitar el hombro, puede colocarse en pie, de costado a 15 centímetros de la pared aproximadamente, y presionar con todo el brazo hacia arriba, contra la pared, durante 15 segundos, soltando después.

Los ejercicios isométricos definitivamente desarrollan fuerza muscular, pero también lo hacen los isotónicos sin poner tanta presión sobre las articulaciones y tendones. Otra ventaja de los isotónicos, es que aumentan la flexibilidad, debido al tipo de movimientos que incluyen.

Al comenzar con el programa isotónico, hay que seguir unos principios básicos. Primero, es importante encontrar un compañero que tenga una fuerza, tamaño y altura similar. Si el compañero es demasiado grande o fuerte, cuando te toque oponerle fuerza, no serás capaz de hacerlo adecuadamente.

Pero a estas alturas es posible que más de un lector aún no sepa ciertamente qué son los ejercicios isotónicos, ni mucho menos cómo efectuarlos.

La explicación es bien sencilla:

Se trabaja de manera similar a los isométricos, esto es, oponiendo una fuerza imposible de vencer, bien sea nuestro propio cuerpo, una pared, o un compañero. La diferencia estriba en que mientras en los isométricos no hay movimiento, solamente máxima presión, en los isotónicos sí existe movimiento y los músculos se trabajan desde el principio de la extensión hasta el final de la contracción.

CÓMO TRABAJARLOS ADECUADAMENTE

Durante el trabajo isotónico, el practicante debe concentrarse en el apropiado ritmo de la respiración, esto es, exhalar al ejercer fuerza e inhalar al ceder o traer. Además hay que evitar trabajar directamente sin un previo calentamiento. La persona debe asegurarse de que no está cansada físicamente antes de realizar los ejercicios isotónicos, ya que requieren mucha energía. La actitud también juega un papel importante. Es esencial mantener una sensación de relajación mientras simultáneamente piensas que eres fuerte como un buey. Tu compañero debe creer que es muy fuerte, mientras piensa que tú estás algo bajo de forma.

CUÁNDO REALIZARLOS

Lo mejor es hacerlos al principio de la sesión de entrenamiento, no sólo porque es un excelente programa de ejercicios, sino porque constituye el precalentamiento ideal, antes de pasar a otro tipo de actividades. Además, la cantidad de ejercicios que se pueden realizar son infinitos.

Para que los ejercicios isotónicos sean efectivos, los practicantes debemos ser conscientes de la correcta posición y alineación del cuerpo. Si no es así, la presión indebida podría causar lesiones a músculos y articulaciones.

Aunque hay muchas rutinas de ejercicios isotónicos diferentes, cualquier persona puede realizar un buen entrenamiento con poco más de cinco o seis diferentes y durante apenas veinte minutos.

Una de las rutinas de pierna consiste en que uno de los

participantes rodea con una toalla el tobillo de su compañero, mientras éste se apoya en la pared o barandilla. El primero levanta la pierna del segundo todo lo que pueda estirarla, y después aplica fuerza negativa mientras el segundo hace bajar lentamente la pierna hasta el suelo.

La rutina se repite con la otra pierna y después los participantes cambian los papeles. Este ejercicio desarrolla los músculos de la ingle y glúteos.

Otra rutina isotónica para las piernas consiste en envolver de forma similar la toalla en el tobillo, sólo que el compañero vuelve su hombro directamente hacia la pared para apoyarse. El ejercicio comienza con la rodilla doblada de manera que la espinilla quede paralela al suelo. El participante entonces lleva su pie hacia delante como si ejecutara una patada frontal. Este ejercicio fortalece el cuádriceps para una potencia más explosiva en las piernas.

Hay muchas más rutinas para el fortalecimiento de los brazos, pero éstas no requieren el apoyo en la pared y son más flexibles.

Un buen ejercicio consiste en permanecer frente al compañero, ambos brazos extendidos hacia arriba en un ángulo de 45 grados y en contacto con las muñecas. Uno de los participantes comienza con sus manos por el interior y lentamente (todo se hace con movimiento lento y continuo) empuja hacia abajo los brazos de su compañero por los lados de ambos cuerpos. El ciclo se completa cuando el que comenzó el ejercicio termina con los brazos flexionados, palmas dirigidas hacia sí, como si levantara unas pesas, y su compañero básicamente en la misma posición en que empezó. Esta rutina fortalece los hombros y el pecho.

En otra rutina, realizada frente a frente, ambos participantes se agarran de la mano a nivel del pecho y empujan de un lado a otro. Cada cual empuja a lo ancho de su pecho y cuando ha llevado el movimiento hasta el final, su compañero empuja en sentido contrario. Este ejercicio es excelente para toda la parte superior del cuerpo, desde los deltoides al tríceps.

En otra rutina isotónica con toalla, los participantes se colocan casi dándose la espalda. En un movimiento que se asemeja al de un puñetazo directo frontal, el que resiste el movimiento sujeta la toalla con una mano mientras su compañero extiende el brazo al frente. Entonces cambian los papeles y el movimiento se ejercita a la inversa. Este ejercicio en particular es magnífico para desarrollar potencia y velocidad en los brazos.

Todas estas rutinas y los ejercicios isotónicos en general, producirán más fuerza y velocidad. Pero quizá lo mejor de los ejercicios isotónicos sea que fortalecen las articulaciones y endurecen los músculos.

MEJORAMIENTO DEPORTIVO A TRAVES DEL AGUA Y LA ALIMENTACION

La influencia benéfica del agua se conoce desde hace mucho tiempo. Las abluciones y fricciones con agua fría se utilizaban frecuentemente para eliminar la fatiga y elevar la capacidad de trabajo.

Además de su efecto higiénico, el agua actúa sobre la piel, considerada ésta como zona reflexógena más extensa del hombre, particularmente los pies, las manos y las orejas. Numerosos receptores de calor y frío se distribuyen por toda la piel y por este motivo constituye una zona idónea para la recuperación rápida de todo el organismo.

Así, en el transcurso de las investigaciones consagradas a la influencia del agua fría sobre el organismo de los boxeadores, se comprobó que su utilización hacía disminuir el tiempo de latencia de los golpes de ataque y mejoraba la capacidad de diferenciación de los estímulos visuales. La acción positiva de estos procedimientos fue comprobada después del segundo y tercer round, es decir, cuando la fatiga es más fuerte.

En la práctica deportiva se utiliza mucho la ducha, ya que ésta además de su importancia higiénica, puede utilizarse como elemento de recuperación. Una ducha caliente después de un entrenamiento o competición (temperatura del agua 30-33 grados), calma el sistema nervioso, disminuye la tensión muscular superflua y favorece la aparición de sensación de frescura y bienestar. Según sean los resultados que deseemos, podemos tomar un baño templado con esencia de Melisa para relajarnos, con Romero para recuperarnos de la fatiga o con sal marina para eliminar rápidamente los golpes recibidos.

También es bueno cambiar la ducha por el masaje. Las fricciones con un trapo y el masaje de los músculos fatigados estimulan la circulación sanguínea periférica, activan los procesos de oxigenación y ayudan a eliminar los metabolitos musculares. El efecto es más elevado si se alterna el agua caliente y la fría (37 grados y 15 grados, durante 10 segundos de recuperación). Tras comprobarse los resultados de los diferentes métodos de recuperación (descanso activo, el masaje, el agua, etc.), se llegó a la conclusión que cuanto más general sea la acción del procedimiento, más lentamente se habitúa a ella el organismo del deportista y por este motivo, más larga es su influencia estimulante.

Entre los diferentes procedimientos que tienen una acción general sobre el organismo, podemos citar el baño. El baño ruso de vapor (45-60) grados) se practicaba desde hace mucho tiempo con el fin de recuperar las fuerzas y el estado anímico, de la misma manera que hoy día se hace con la sauna.

La utilización adecuada de la sauna nos puede ayudar a mejorar nuestra capacidad de trabajo y acelerar los procesos de recuperación, pero siempre y cuando hagamos un uso adecuado de ella.

Como norma general, nunca hay que tomar sauna antes del entrenamiento, ya que así corremos el grave riesgo de quedarnos sin sales minerales y por supuesto sin líquidos en la sangre, aún antes de empezar a trabajar.

De igual manera, una sauna después de un ejercicio vigoroso, durante el cual hayamos sudado mucho, supondrá una experiencia peligrosa para nuestra salud que a la larga pagaremos con la enfermedad. El cuerpo de un deportista cansado lo que necesita es algo que le enfríe los músculos y por supuesto reponer los líquidos que ha perdido. El momento más adecuado para tomarla es al día siguiente de una prueba extenuante, ya que así eliminaremos la contractura muscular y contribuiremos a eliminar las agujetas. Los días sin entrenamiento es aconsejable no pasar más de 20 a 25 minutos dentro, y para la recuperación muscular no es deseable pasar de 10 minutos.

Después de la sauna es aconsejable una ducha a temperatura ambiente o ligeramente fría y descansar el mayor tiempo posible, incluso una hora.

En nuestros días también se consideran útiles otros procedimientos que aceleran la recuperación, como la ionización, el masaje con ultrasonido, los baños de luz ultravioleta, o infrarrojo, la electro-estimulación, etc. Simultáneamente, se investiga la técnica más racional de utilización de estos procedimientos y se determina su dosificación.

ALIMENTACION

La alimentación es otro de los pilares sobre el cual se apoyó el proceso de recuperación. Para compensar el gasto energético y asegurar la función plástica del organismo, la alimentación debe ser suficiente desde el punto de vista calórico y contener todas las sales minerales, sustancias orgánicas y vitaminas indispensables. Actualmente, a fin de acelerar los procesos de recuperación y para permitir el gasto energético, se utilizan factores nutritivos biológicamente activos. En Rusia se experimentó con el Eleuterococo y tras su ingestión el estado de los deportistas mejoró, tanto psicológicamente como física, y el período de recuperación se hizo más corto.

Este fenómeno no sólo se comprobó inmediatamente después de la carga de entrenamiento, sino también después de una hora u hora y media de finalizado el entrenamiento. Paralelamente con la acción del Eleuterococo, se experimentó la influencia del Ginseng y comprobaron que su acción era análoga al Eleuterococo. Esto permitió concluir que la capacidad de ambas plantas en la estimulación de la capacidad de trabajo físico, durante un consumo débil de metabolitos fosfóricos y el glucógeno (productores de energía), era óptima y los distinguía claramente de los estimulantes tipo cafeína y anfetaminas.

Ciertos investigadores propusieron un chocolate de albúmina y glucosa y otros un bizcocho de albúmina (proteína). Los resultados dieron favorable al bizcocho de albúmina en cuanto a la reducción de la producción del ácido láctico, nada extraño si tenemos en cuenta que las grasas saturadas del chocolate no son precisamente la mejor fuente de energía para un deportista; mucho menos si se toman horas antes de competir, ya que estas grasas no pueden pasar en tan poco tiempo a la cadena de energía y, por el contrario, impiden la correcta combustión de los hidratos de carbono.

Otro preparado experimentado fue una bebida compuesta de glucosa (200 gramos), extracto de grosella (20 gramos), cloruro sódico (1,5 gramos), ácido ascórbico (0,5 gramos), fosfato de sodio (3 gramos), ácido glutámico (0,5 gramos), y ácido cítrico (5 gramos). Se fabricó en forma de polvo soluble y se aconsejaba tomarla caliente entre media hora y dos antes de la prueba, y por supuesto al finalizar ésta.

La utilización de la bebida en el transcurso de esfuerzos intensos tanto en laboratorios como durante carreras de bicicleta y a lo largo de muchos días, permitió sacar la conclusión que la bebida favorece, no sólo el mantenimiento de una elevada capacidad de trabajo, sino la aceleración de los procesos de recuperación, durante los descansos que separan las distintas etapas de la prueba. Un requisito imprescindible es que la bebida contenga abundante agua y se evite por tanto tomar los polvos muy concentrados, ya que de hacerse así los resultados serían muy negativos al no existir un medio líquido adecuado para la absorción de tantos principios nutritivos.

Ciertas mezclas nutritivas que contienen copos de avena tuvieron también un efecto positivo sobre los corredores de esquí, así como otras mezclas que nombramos a continuación:

Mezcla uno

Agua	200 ml
Azúcar	50 gr
Copos de avena	20 gr
Glucosa	25 gr
Dulce de frambuesa	50 gr
Vitamina C	300 mg
Ácido cítrico	500 mg
Fosfato de sodio	3 gr

Mezcla dos

Agua	250 ml
Copos de avena	50 gr
Azúcar	50 gr
Glucosa	50 gr
Zumo de frambuesa	40 gr
Vitamina C	500 mg
Fosfato de sodio	2 gr

Actualmente se experimenta con toda clase de mezclas vitaminadas que durante la actividad muscular intensa, en condiciones no habituales y desfavorables (baja presión atmosférica, temperatura cambiante), garantizan una elevada capacidad de trabajo y un descanso óptimo. Se idearon para este fin diversas combinaciones vitamínicas. Unas de las variantes contenían vitamina C, B1, B2, PP y vitamina A. En otras se le añadieron B6, B12, B15 y ácido pantoténico, recomendándose ingerir tres grageas por día de trabajo.

La utilización práctica destinada a mejorar la eficacia del descanso conduce a las siguientes conclusiones:

1. La utilización prolongada de determinados procedimientos de recuperación termina por reducir su eficacia, pues el organismo se habitúa a ellos progresivamente.

2. La variedad de los procedimientos de recuperación utilizados y la variación de sus dosis son la condición indispensable de una terapia de recuperación física. Por esta razón, es preferible utilizar un conjunto de procedimientos de recuperación, en vez de uno sólo. Por ejemplo, se puede combinar la utilización de las vitaminas con el uso del agua (duchas de diferentes temperaturas, baño, hidromasaje, sauna, masaje, vibromasaje, rayos ultravioleta, ionización, magnetoterapia, etc.). Existe un procedimiento de recuperación de gran importancia, en el que se combinan Neumomasaje vibratorio, masaje por ultrasonidos, calor por lámpara infrarroja, rayos ultravioleta, iones negativos, música y colores ambientales adecuados. Los aromas también se suelen incluir.

3. La táctica de utilización de diferentes procedimientos de recuperación debe ser selectiva. Es indispensable para ello tener en cuenta no sólo las particularidades individuales del deportista, sino también el nivel de entrenamiento, la actividad precedente y las variaciones de su estado en épocas de fuertes entrenamientos. Como ya se ha comprobado, para unos buenos resultados hay que basarse en muchos factores y tratar a cada deportista de una manera particular. En consecuencia, es difícil dar recomendaciones generales, válidas para todas las disciplinas deportivas y que se pueden utilizar en cualquier circunstancia, ya que cada persona y cada deporte requieren modos diferentes.

4. La colaboración entre entrenadores, preparadores y médicos es imprescindible, así como el adecuado asesoramiento de un psicólogo.

Además de las investigaciones practicadas en el laboratorio, conviene considerar los controles médicos realizados durante el entrenamiento, en las etapas de recuperación y en el momento mismo de aplicar alguna ayuda como las antes comentadas.

TIPOS DE ENERGÉTICOS

Glucógeno: es utilizado preferentemente para ejercicios intensos, incluso anaeróbicos, de corta y mediana duración ya que su capacidad de depósito no es muy grande y no es posible que dure más de 90 minutos, siempre y cuando nuestro esfuerzo no sea superior al 75 por 100, ya que si lo sobrepasamos es posible que agotemos estas reservas en poco más de tres minutos.

Grasas de reserva: especialmente las saturadas acumuladas principalmente en el tejido adiposo y las poliinsaturadas de circulación libre. Se utilizan como complemento del glucógeno en épocas de frío o cuando el esfuerzo es prolongado. Su capacidad energética es más débil que el glucógeno ya que la combustión es más lenta y dificultosa. No sirven para ejercicios de velocidad.

Hidratos de carbono: en régimen normal con una cantidad del 55 por 100 del total de la comida a base de hidratos de carbono, no es suficiente para cubrir las necesidades energéticas de un deportista que necesite entrenar más de una hora y media. La caída de la glucemia comienza a manifestarse a los 45 minutos.

Un régimen rico en proteínas y grasas, con apenas hidratos de carbono por aquella creencia errónea de que engordan, proporcionan una energía inferior a la hora y eso a costa de una fuerte sobrecarga hepática que minará la salud del deportista en poco tiempo.

El régimen rico en hidratos de carbono es el más recomendado de todos ya que, además de asegurar el suministro energético a los músculos, protege al corazón y al hígado, además de proporcionar una combustión libre de residuos. Con ellos se puede conseguir una duración del esfuerzo de casi tres horas.

El régimen disociado se basa en agotar las reservas de glúcidos mediante ejercicios muy intensos antes de la competición, para a continuación dar una alimentación muy rica en glúcidos. Todo esto en un intervalo de cinco días. El día antes de la prueba se impone el descanso absoluto y la duración que se consigue puede llegar hasta las cuatro horas. Las consecuencias sobre la salud no han sido nunca publicadas.

Formas de acumular glucógeno muscular

Régimen normal y variado	17,5	gr /1.000
Régimen rico en proteínas y grasas	6	gr/1.000
Régimen rico en hidratos de carbono	35	gr/1.000
Régimen disociado	40	gr/1.000

PESOS PESADOS

A comienzos de la década de los sesenta, justo cuando acaba el periodo de hambre motivado por las guerras, el hombre occidental se da cuenta que su preocupación obsesiva por comer le está conduciendo a una larga cadena de enfermedades, hasta entonces casi desconocidas. La obesidad, que era considerada señal inequívoca de buena posición económica, pasa ser motivo de burla y causa importante para no encontrar empleo, en unos años en que "tener buena presencia" era un factor esencial para trabajar.

Por desgracia, el hombre, que nunca sabe encontrar el equilibrio, cae en una nueva trampa y es empujado por los modistos de la época a una lucha desenfrenada contra aquello que antes había deseado: estar gordo. A partir de entonces, las mujeres de pecho plano y caderas rectas (recuerden a la actriz Jane Birkin) son consideradas el prototipo de belleza perfecta y los médicos se convierten en cómplices de una perniciosa moda que motivó la reaparición de enfermedades que se creían desaparecidas: la anemia, el raquitismo, el escorbuto y un largo etc. Lo importante no era alimentarse correctamente sino dejar de comer. Las anfetaminas, los diuréticos, los antitiroideos y los laxantes causaron miles y miles de enfermos, unas veces con receta médica y otras sin ella.

Y es que a nadie se le ocurría pensar que la solución estaba en seguir los dictados de la naturaleza, esto es, alimentación correcta y ejercicio moderado. Nunca ha existido otra solución más racional y efectiva.

Afortunadamente, a finales de los setenta la proliferación de gimnasios, polideportivos y lugares de esparcimiento, dan lugar a un cambio de mentalidad y se cambia la anfetamina por unas zapatillas de footing y el diurético por la sauna. La mujer

121

comienza a darse cuenta de que tener un cuerpo esbelto no consiste en dejar de comer y se incorpora al deporte programado, igual que antes lo hizo el hombre con el fútbol.

Sin embargo, la obesidad no es asunto sencillo de resolver. Ser gordo, estar gordo, es el efecto de una causa, de una reacción. Si una persona padece hipotiroidismo, aunque sea leve o temporal, la celulitis hará su aparición en muslos y nalgas. Si come demasiado, la grasa se acumulará en brazos y espalda, y si no hace ejercicio, la flacidez muscular provocará la acumulación de grasas en el tejido adiposo.

Es importante resaltar, ya que hablamos de ejercicio, que serán necesarias muchas horas de entrenamiento intenso para que nos pueda servir como forma de adelgazamiento y entonces lo más probable es que la salud y la apariencia física empeoren en vez de mejorar. Agotarse haciendo un deporte es la mejor manera de envejecer rápidamente. Por eso, una actividad física racional (tres horas semanales), es suficiente para no engordar –para mantenerse en forma– aunque apenas nos servirá para bajar de peso. Lo que sí mejorará será nuestra salud y la apariencia física, ya que las grasas corporales se distribuirán más homogéneamente. Fuera de la actividad física, los tratamientos contra la obesidad suelen ser efectivos a corto plazo y fracasar a la larga, ya que en un principio la persona obesa sigue fielmente los consejos del médico, por severos y desagradables que estos sean, pero los buenos propósitos no duran siempre y con el tiempo abandonan porque se dan cuenta que esta nueva manera de vivir tiene que ser para siempre, que de no ser así la obesidad les volverá a invadir.

El problema está, o parece estar, en que adelgazar a base de suprimir todo aquello que antes nos producía placer no es el mejor modo.

Eliminar de la dieta la sal, el azúcar y las grasas, además de conseguir que la persona sueñe con su alimentación anterior, puede provocar serios desequilibrios en nuestro organismo y la bajada de peso será por desnutrición, con lo cual la persona en cuestión tendrá una apariencia enfermiza y débil, lo contrario de ese ideal de belleza y salud que buscaba mediante el adelgazamiento.

Las personas necesitan energía para trabajar, grasas para proteger y lubricar nuestro organismo, así como cloruro sódico para hacer la digestión y mantener el tono muscular correcto, por eso a veces será conveniente reducir alguno de esos componentes y permitir otros. A las personas muy activas hay que dejarles el azúcar, aunque aconsejándoles que la sustituyan por azúcar moreno, miel o fructosa y sustituyan el pan blanco por pan integral. A las personas que beben alcohol no se les puede prohibir tajantemente, ya que a la dureza del régimen habría que añadir el síndrome de abstinencia, por lo que provocaríamos una situación de angustia imposible de mantener. Tendrían que suprimir la cerveza y las bebidas matutinas, pudiéndoles permitir beber durante las comidas mientras se van adaptando a la nueva situación.

Y con respecto a la sal, hay que tener en cuenta que es imposible suprimirla del todo, ya que esto obliga al ama de casa a hacer dos clase de comida y además, muchos alimentos ya vienen con ella incorporada. La mejor solución es suprimir toda clase de comidas fuera del hogar, aderezar los guisos a base de hierbas y cambiar la sal común por sal marina; haciéndolo así se ganará salud y se perderá peso.

Entre las grandes mentiras que circulan como medio para adelgazar, está la de eliminar líquidos, ya sea mediante diuréticos, tomar saunas, o ponerse fajas antitranspirables. Esta brutal reducción de líquidos hará reducir el peso en dos o tres kilos, que serán recuperados íntegramente en 24 horas, pero ya sin el magnesio y el potasio, elementos iónicos cuya carencia provocará serios desequilibrios e incluso la muerte. Además, hay que tener en cuenta que lo que se pretende es reducir las grasas adheridas al tejido adiposo y por mucha agua que eliminemos nunca conseguiremos quemar o movilizar ni una partícula de grasa.

Para que una persona pueda adelgazar con eficacia, sin sufrimiento y sin que su salud se resienta, hay que conocer primero las causas por las cuales está gorda. Por eso, las dietas hipocalóricas que se dan apuntadas en una fotocopia a todos los pacientes indiscriminadamente, la supresión sistemática de sal, azúcar, alcohol, grasas y alimentos ricos en grasa o hidratos de carbono, así como las recomendaciones generalizadas de hacer deporte sin detallar cual (esto dependerá de la persona en particular), terminan por conducir al obeso a una situación desagradable y peligrosa para su salud.

"Un hombre de 167 cm de constitución pequeña debería tener un peso de 60 kilos; si es de constitución grande 69 kilos, aunque esto no es aplicable a un deportista".

El peso en relación con la altura es un factor importante en la buena forma física. Las personas de peso excesivo corren el riesgo de un número mayor de desórdenes físicos. Es también probable que encuentre más dificultades al realizar un ejercicio; aunque la ausencia de ejercicio sólo puede empeorar las cosas.

Los factores que afectan al peso son el sexo, la edad, la altura, el tamaño del esqueleto, la actividad hormonal, la dieta y el nivel de ejercicio.

La dieta es el único remedio eficaz para perder grasa aunque la práctica del ejercicio puede ayudar, ya que consume calorías extras, pero su principal misión es estética ya que contribuye a formar una figura más armoniosa.

No es fácil establecer lo que cada persona debería pesar. Los cuadros que muestran el peso "normal" o "típico" no son de gran ayuda, ya en una sociedad como la occidental en la que la mayoría de las personas tienen exceso de peso, el peso medio para una determinada altura puede resultar excesivo para estar sano.

El peso debemos basarlo sobre todo en función de la altura y el sexo, pero sin olvidar detalles como son la genética, el carácter, así como el tipo de trabajo y el deporte que realiza; estos factores marcarán el otro 50% de datos a tener en cuenta cuando digamos si una persona está realmente obesa o no.

Si una persona adulta está físicamente bien proporcionada, no se cansa en sus actividades normales y no tiene frecuentes enfermedades, nunca se le podrá decir que está gordo por mucho que la báscula nos indique que sí lo está.

La edad, por ejemplo, es uno de los factores que más despistan a los especialistas. Su mayor error está en tratar que todas las personas tengan el mismo peso, sin tener en cuenta que hasta los 25 años la mayor actividad hormonal y física harán el milagro de mantenerlo por debajo del peso ideal, sin que quiera decir que está delgado, y entre los 45 ó 50 años será normal y hasta necesario que pese un 10 o un 15% más de lo que pesaba cuando era joven. La naturaleza provoca este aumento de peso para compensar la pérdida de resistencia al ejercicio mediante el aumento de la fuerza y la masa muscular.

Solamente en los casos en que la distribución de grasa se realice indiscriminadamente y se concentre en la cintura, nalgas, muslos u otras zonas, se hará necesario plantearse un tratamiento para adelgazar. Si las proporciones son armónicas y aún así se desea bajar de peso, lo racional sería reducir todo aquello que se sabe con certeza que es malo para la salud (azúcar y productos refinados, embutidos, grasas animales, alcohol, exceso de sal, etc.), así como beber exclusivamente agua o infusiones adecuadas, tomar suplementos de lecitina, comer alimentos saludables, reducir la cena al máximo y hacer ejercicio con moderación, por ejemplo, tres horas alternadas a la semana.

En las llamadas obesidades localizadas las personas suelen caer también en errores importantes, ya que resulta totalmente imposible adelgazar por zonas e incluso puede llegar a ser altamente perjudicial. El cuerpo humano es un conjunto homogéneo y trabajando una zona se desequilibra a su antagonista y luego al resto del organismo.

Los ejercicios localizados, los masajes y las cremas específicas pueden ser útiles como complemento de un tratamiento general, pero nunca se deben aplicar de forma exclusiva. Para movilizar las grasas hay que lograr que éstas pasen al torrente sanguíneo y una vez allí que sean quemadas mediante el ejercicio muscular, sin importar cual.

Es normal que las personas aumenten de peso entre los 25 y los 50 años, ya que así se compensa la pérdida de energía muscular, pero es importante que este exceso no sea en materia grasa.

LA ALIMENTACION DURANTE EL ENTRENAMIENTO

El éxito del entrenamiento depende en gran medida de la alimentación apropiada para cada deporte. Los nuevos descubrimientos sobre el metabolismo y sobre cómo influye en él la alimentación, demuestran que mediante una alimentación adecuada podemos ayudar considerablemente al deportista, siempre que la misma se integre adecuadamente al entrenamiento. A pesar del amplísimo saber especializado falta todavía la aplicación en la práctica, donde la ignorancia aún es grande y la alimentación es determinada por los factores afectivos y hábitos adquiridos. Una alimentación que cumpla con todas las exigencias, que garantice el crecimiento normal del organismo joven, la sustitución permanente de las sustancias consumidas en el adulto y la conservación de la capacidad de rendimiento, tiene que satisfacer las siguientes condiciones:

Cobertura suficiente de la demanda de calorías.

Suministro suficiente de proteínas.

Abastecimiento suficiente de vitaminas, minerales, oligoelementos y otras sustancias de vital importancia que el organismo no es capaz de producir.

Preparación sabrosa sin menoscabo del valor alimentario.

En las cuestiones de alimentación para el rendimiento interesan tanto lo cuantitativo como lo cualitativo. Lo primero quedó aclarado ampliamente con la comprobación de que la ley de la conservación de la energía también es válida para el mundo animado, es decir hay una clara dependencia entre la magnitud del suministro de energía y la capacidad de rendimiento. Esto significa, pues, que la alimentación constituye, a largo plazo, el factor limitante de todas las formas de trabajo físico. Así lo demostraron, sin dejar lugar a dudas, Krauf y sus colaboradores, que en sus estudios con obreros infirieron que una alimentación cuantitativamente insuficiente produce, necesariamente, una merma del rendimiento.

A continuación indicamos la demanda de energía en caloría, basándonos en el antiguo concepto según el cual la caloría (Kcal) constituye la energía, o unidad calórica necesaria para calentar un litro de agua de 14,5 a 15,5° o sea, un grado.

Al calcular las necesidades de calorías, suelen indicarse valores superiores al consumo real. Esto se relaciona, ante todo, con el hecho de que al aumentar la exigencia de rendimiento y mejorar el estado de entrenamiento se van desarrollando, al igual que en los demás sistemas orgánicos, procesos de economía en el metabolismo. En nuestra opinión, un gasto de energía de 5.000 calorías en un período prolongado es muy raro en un deportista, porque el entrenado es capaz de hacer con el mismo gasto de calorías, esfuerzos mucho más grandes. Lehmann insiste en que un rendimiento de 4,800 calorías por día, con trabajo físico, es el límite máximo que puede tolerarse sin perjuicios a largo plazo. Por poco tiempo, también es posible lograr rendimientos de hasta 10.000 calorías.

Sin embargo, no se los puede cubrir mediante un suministro correspondiente de calorías, sino que requieren un periodo compensador de reposo. Todos los rendimientos que gasten 7.000 calorías o más, no pueden cubrirse mediante la alimentación. Ello es confirmado por los estudios de Keller hechos con ciclistas que en carreras de seis días gastaron, término medio, 6.800 calorías diarias e ingirieron sólo 5.475 con el alimento.

Las investigaciones de Kraur y Múller, como las de Whipple y su escuela demostraron que se necesita un considerable superávit de proteínas para aumentar las proteínas orgánicas. Así por ejemplo, para formar un gramo de proteína plasmática, son necesarios 6 gr de carne u 8 gr de proteína láctea. De estas investigaciones puede inferirse que los deportistas y los trabajadores que necesitan fuerza y fuerza explosiva, requieren una cantidad de proteínas superior a un gramo por kilo de peso corporal. Esto lo subrayan también Kraur y Múller, que comprobaron que una musculatura entrenada para el rendimiento de fuerza presenta suficiente aumento de sustancia, y por ende de fuerza, sólo cuando dispone de bastantes proteínas. Por lo general, se considera que el deportista de resistencia requiere menos.

Consumo de calorías en los distintos deportes (con 70 Kg de peso corporal)

Mínimo
Máximo

En reposo
1.700
2.200

Carrera de distancia corta

4.500
5.000

Patinaje artístico sobre hielo

3.500
4.500

Deportistas de Gimnasia

3.500
4.500

Ciclismo de pista

4.000
5.500

Nadadores de corta distancia

4.000
5.500

Esquí, saltos

4.000
5.000

Saltos (atletismo)

4.000
5.000

Pruebas combinadas

4.000
5.500

Levantamiento de pesas

3.000
6.000

Lanzamientos (atletismo)

4.500
6.000

Carrera de distancia mediana

4.000
5.500

Carrera de larga distancia

4.000
5.500

Esquí de larga distancia

4.000
5.500

Natación 400 a 1.500 m.

4.000
5.500

Ciclistas (carrera)

4.000
8.000

Ciclistas 6 días

5.000
9.000

Juegos deportivos (fútbol, hándbol, hockey, waterpolo, báskebol, vóleibol)

4.000
5.800

Boxeo

3.000
5.500

Regata de remo

5.000
7.000

Regata de canotaje

4.500
5.500

Esquí alpino

3.500
5.000

Lucha

3.000
5.500

Judo

3.000
5.500

Los estudios de Lehmann y Michaelis, por su parte, ya demostraron que un menor suministro de proteínas con predominio de albúminas vegetales trae consigo una merma del rendimiento en el cicloergómetro. Nuestras propias investigaciones sobre esta cuestión tuvieron resultados muy similares. En primer lugar, medimos la capacidad de rendimiento según el efecto útil de la musculatura, el índice de pulso de rendimiento y el aguante en el cicloergómetro con creciente esfuerzo hasta el agotamiento subjetivo. Luego se fijó el régimen de tal manera que, conservando el suministro de calorías y grasas, la relación entre hidratos de carbono y proteínas cambiaba: se reducían las proteínas en un 20 gr por semana y se las sustituía por igual cantidad carbohidratos.

En plena coincidencia con Kraut y Lehmann, el sujeto, de 67 Kg. de peso, que ya después del periodo con 60 gr de proteínas, presentaba una marcada disminución de la economía de trabajo, aumentó el índice de pulsaciones de rendimiento de 5 a más de 6 y nítidamente disminuyó el tiempo de 24 a 19 minutos en el cicloergómetro. Pero el balance siguió siendo positivo. Los valores más bajos se obtuvieron en el último período con una alimentación prácticamente libre de proteínas.

Influencia de la alimentación pobre en proteínas sobre el rendimiento

(Según Nöcker).

Balance en el rendimiento de la musculatura hasta el agotamiento

	Índice	Efecto	Tiempo
Período previo = régimen normal	25,1	4,9	23
Período I = 7 días = 3.000 cal. 100 g. de proteínas, 100 g. de grasas 405 g. de hidratos de carbono	25,2	5,0	23
Período II = 7 días = 3.000 cal. 80 g. de proteínas, 100 g. de grasas, 425 g. de hidratos de carbono	25,1	5,2	24
Período III = 7 días = 3.000 cal. 60 gr. De proteínas, 100 g. de grasas 445 g de hidratos de carbono	21,5	6,3	19

Período IV = 7 días = 3.000 cal.

40 gr. De proteínas, 100 gr. De grasas

465 g. de hidratos de carbono

21,8   6,2   20

Período V = 7 días = 3.000 cal.

20 g. de proteínas, 100 gr, de grasas,

485 g. de hidratos de carbono   22,0   6,2   18

Período VI = 7 días = 3.000 cal.

20 gr. De proteínas, 100 g. de grasas,

505 g. de hidratos de carbono

21,8   6,4   17

Un reducido suministro de proteínas implica otras desventajas para la capacidad física y mental pues, aunque la carencia sea relativamente breve, la actividad enzimática en todo el organismo disminuye. Esto se observó en una serie de fermentos individuales. Se manifiesta subjetivamente por una menor disposición para el rendimiento, apatía y falta de ímpetu y de energía.

También estos autores consideran necesario un abundante suministro de proteínas durante el entrenamiento para la preservación de la capacidad funcional de los sistemas enzimáticos del metabolismo. Fuge y sus colaboradores demostraron con ratas entrenadas, que con un excedente de proteínas corrían 1,6 veces más tiempo que las alimentadas con un régimen normal. Demostraron, además, que con un abundante suministro de proteínas la concentración de mioglobina y enzimas transmisoras de oxígeno en el músculo, durante el entrenamiento, aumenta más que en las ratas alimentadas con pocas proteínas.

a) Demanda de proteínas en el entrenamiento de fuerza

El entrenamiento de fuerza nos confirma lo dicho de manera impresionante: sólo la adecuada combinación de entrenamiento con alimentación conduce a buenos resultados.

Kraut y Müller-Wecker tomaron sujetos suficientemente alimentados en calorías y en proteínas y les hicieron alternar períodos de reposo absoluto en cama con otros de entrenamiento específico de fuerza. Comprobaron que aun con un superávit de proteínas y calorías no se obtiene ningún aumento de fuerza si faltan estímulos que proporciona el entrenamiento. También Kraut y Müller demostraron que con una alimentación de suficientes calorías, un suministro de proteínas de un gr por Kg de peso corporal y por día (considerado hoy por la mayoría como suficiente) y el correspondiente entrenamiento, el aumento medible de fuerza no es igual que si se duplica el suministro de proteínas sin cambiar el entrenamiento.

Otras investigaciones mostraron en forma inequívoca, que el aumento de fuerza que brinda el entrenamiento es relativamente escaso sin el suministro de proteínas por encima de la cantidad necesaria para la manutención.

Aplicado al entrenamiento de fuerza, esto significa que mediante un excedente de proteínas es posible incrementar el efecto de entrenamiento. En coincidencia con estos resultados, Popwar comprobó, en ratones blancos, que al aumentar la cuota de proteínas en la alimentación, la masa y fuerza musculares aumentaban más rápidamente en el entrenamiento experimental. El mejor efecto se logró cuando la dosis principal de proteínas se administró antes o inmediatamente después de la actividad muscular.

b) Demanda de proteínas en el deportista de fuerza explosiva

Las necesidades de los deportistas de fuerza explosiva son similares. Ellos también requieren una musculatura voluminosa que hace deseable un mayor suministro de proteínas. Además, por otras razones, surte en ellos un efecto favorable al aumento de la cuota de proteínas en la alimentación. Numerosas investigaciones, en especial autores rusos, mostraron, como ya dijimos, que la excitabilidad del sistema nervioso aumenta cuando hay un abundante suministro de proteínas, mientras que su carencia la disminuye. Por lo demás, sabemos que una falta relativamente breve de proteínas provoca una reducción de la actividad de los distintos sistemas enzimáticos, de modo que no garantizan un desarrollo normal de los procesos metabólicos y de combustión en la musculatura. Una disminución del suministro de proteínas menor de un gramo por Kg de peso corporal reduce el rendimiento.

c) Demanda de proteínas en el deportista de resistencia

Para el deportista de resistencia suele considerarse suficiente un suministro menor de proteínas. Con todo, según nuestras investigaciones, éste no debería ser menor de 1,3 gramos por Kg de peso corporal y por día.

EL METABOLISMO DE LOS HIDRATOS DE CARBONO Y EL RENDIMIENTO FÍSICO

En otra serie de experimentos se examinó el efecto de las distintas sustancias nutritivas sobre el rendimiento. De los resultados se desprende que los valores son más o menos iguales en los períodos con alimentación rica en hidratos de carbono, y en los períodos de régimen mixto. Al final del periodo rico en grasas sobreviene un descenso significativo de la economía, un aumento del índice de pulsaciones de rendimiento y una disminución de la resistencia en el cicloergómetro medida por el agotamiento subjetivo. Estos resultados negativos no mejoran en el período de régimen libre de proteínas, sino que sólo se normalizan con una alimentación rica en esta sustancia. De ello resulta que la alimentación rica en proteínas y carbohidratos es de importancia decisiva para la capacidad física.

Como ya mencionamos, los hidratos de carbono son la fuente de energía de más fácil combustión en la musculatura y, por tanto, la más económicamente utilizable. La reserva de glucosa en la sangre es relativamente reducida ya que asciende tan sólo a unos 6 gramos, cantidad que alcanza para un esfuerzo máximo de aproximadamente 2 minutos. Por ello, el organismo se ha creado depósitos donde almacena hidratos de carbono en forma de glucógeno; se hallan en el hígado y, sobre todo (lo cual es de importancia decisiva para el deportista) en la musculatura.

El contenido de glucógeno en la musculatura no sólo supera cuantitativamente la glucosa sanguínea y la reserva de glucógeno en el hígado, sino que es económico en su utilización.

En el cuádriceps, con una alimentación normal se encuentran 1,5 g. de glucógeno por 100 g. de músculo. Las investigaciones de Saltin y Hermannsen evidenciaron, además, en coincidencia con los estudios anteriores, que la capacidad de rendimiento depende en gran medida del contenido de glucógeno en el músculo. Era pues, lógico, que se estudiara hasta qué punto es posible influir, por medio de la alimentación, sobre el contenido de glucógeno y, por lo tanto, sobre el rendimiento de resistencia. Bergström y colaboradores realizaron experimentos de los cuales resultaron dos conclusiones:

- Una alimentación rica en hidratos de carbono es capaz de elevar el nivel de glucógeno en el músculo; con esa elevación hay, paralelamente, un mejoramiento de la resistencia.

- Por medio de una alimentación rica en grasas y pobre en hidratos de carbono, el nivel de glucógeno puede hacerse bajar por debajo de lo normal; lo que a su vez, disminuye el rendimiento.

Además, las investigaciones del mismo círculo de trabajo revelaron que los efectos de un régimen rico en hidratos de carbono son mucho mayores si los depósitos fueron previamente vaciados por un trabajo agotador. Otra prueba se hizo con dos personas que trabajaron simultáneamente en un mismo cicloergómetro, pero con una sola pierna, hasta el agotamiento. La otra pierna (en un sujeto la derecha, en el otro la izquierda), no participa del esfuerzo. En la pierna que trabajaba, el glucógeno muscular bajó a 0,1 como era de esperar, mientras que el contenido de glucógeno de la otra pierna permaneció normal. Posteriormente se dio a los sujetos una alimentación rica en hidratos de carbono, con el resultado de que los músculos de la pierna agotada mostraron un enorme aumento de glucógeno (de 0,1 a casi 4 gramos por cada 100 g. de músculo) mientras que el músculo de la pierna en reposo reaccionó con un aumento mucho menor.

ADAPTACION DE LOS INSTRUCTORES MODERNOS

La influencia de un instructor y su manera de enseñar influyen en el resultado deportivo del alumno. De entrada, es necesario desterrar la idea de que el instructor es un semidiós, fuerte, invulnerable, y que gracias a él cualquier persona se puede convertir en un excelente deportista. Son tantos los factores que influyen en el desarrollo óptimo de un deportista, que la mayoría de ellas se escapan de la competencia del entrenador. Será pues, el alumno, en definitiva, el máximo responsable de su propio progreso.

Ahora hay que desglosar las partes de que se compone el entrenamiento deportivo para tenerlas en cuenta:

1.- La preparación Física

Esto es, la parte destinada al acondicionamiento físico del deportista, para que se encuentre en las mejores condiciones de poder realizar los ejercicios técnicos. Es aquí donde actualmente existen las mayores controversias del cómo y el cuánto.

Los chinos, por ejemplo, ponen especial cuidado en la mejora de la flexibilidad, coordinación, equilibrio y continuidad, mientras que los japoneses insisten mucho más en el endurecimiento corporal, a base de repetir muchas veces el mismo movimiento. Lo que sí está claro es que, ambos, logran mejorar la resistencia, velocidad y fuerza del alumno.

Referente al factor **resistencia**, diré que se trata de un ejercicio anaeróbico que provoca acidez muscular y aceleración cardiaca y que, por lo tanto, exige pausas de recuperación.

Para mejorarla tenemos tres maneras:

a) Trabajo continuo, que deberá durar un poco más que el entrenamiento diario y a un ritmo ligeramente superior.

b) Trabajo con oposición, que se puede lograr mediante carreras en cuesta o con pesas ligeras en manos y pies. Los esfuerzos deberán ser de corta duración y con recuperaciones entre ellos.

c) Trabajo alterno. Quizá el más utilizado hoy día y el que mejores resultados proporciona.

Es similar también al Interval-Training que consiste en realizar esfuerzos cortos, de máxima intensidad y con recuperaciones casi totales del pulso.

Referente al segundo factor, la **velocidad**, es la aptitud necesaria para realizar un movimiento, en el menor tiempo posible. Se trata de un ejercicio anaeróbico muy intenso, el cual no deberemos mantener mucho tiempo, ya que produce agotamiento de las reservas musculares y sanguíneas, pero es el sistema nervioso el principal responsable y sobre él poco podemos hacer, salvo el mantenerlo en buen estado basado en suplementos de vitamina B, calcio y magnesio.

El tercer factor, la **fuerza**, consiste en la capacidad de mover una resistencia o también oponer nuestra potencia a un movimiento.

Sobre los métodos para aumentar nuestra fuerza podemos dividirlos básicamente en dos grandes grupos que son: El método isométrico y el isotónico. El instructor deber saber explicar claramente cuáles son las ventajas y desventajas de cada uno y tendrá en cuenta también las características del alumno para aconsejarle lo mejor.

Básicamente, el método isométrico consiste en realizar un esfuerzo contra una resistencia imposible de vencer, durante 3 ó 5 segundos y tres veces seguidas. Hay que hacerlo en toda la abertura de la articulación (45, 90 y135°).

La ventaja de este método es que al no producirse acortamiento muscular, los músculos no aumentan de volumen y el inconveniente es que la ganancia de fuerza es menor.

Isotónico, que consiste en el trabajo con pesos diferentes y a ritmos distintos, pero que puede provocar músculos lentos a causa de la hipertrofia muscular.

2.- La preparación psíquica

Es, en este apartado, donde la labor del instructor puede hacer más daño a un alumno, si no tiene los conocimientos necesarios sobre pedagogía.

Se entiende, que es muy difícil conocer los problemas que el practicante pueda traer al gimnasio, ajenos al entrenamiento, pero lo que sí es fácil de averiguar es si se concentran suficientemente en la clase o si sufren por algún motivo que se puede corregir.

Muchas veces es el miedo al instructor, a su crítica, y otras veces es la falta de estímulo, lo que hace que un alumno no disfrute con las clases y tenga retrocesos claramente visibles.

Nombraré ahora los factores a tener en cuenta más importantes:

1. - Conocimiento general del alumno:

-   Sus peculiaridades físicas. Si es fuerte, resistente, elástico, rápido, etc.

-   El carácter. Puede ser agresivo, miedoso, con sentimiento crítico, sumiso, etc.

-   Comportamiento en grupo. Quizá sea individualista o prefiera estar con todos.

-   Su moral. Es posible que alguno sea el matón del barrio. Puede que sea grosero o descortés con sus compañeros e incluso que estos se sientan a disgusto trabajando con él.

2. – Capacidad de asimilación:

- Si entiende las explicaciones a la primera.
- Si es capaz de realizarlas al primer intento
- Si mantiene sus progresos.

3. – Eficacia de sus técnicas:

- Es importante averiguar si se deja guiar con facilidad por su entrenador o se siente molesto con las correcciones.

Una vez conocido al presunto competidor y admitiendo que tenga facultades para ello, debemos averiguar si verdaderamente está motivado e interesado por los campeonatos y no presionarle si no es así; mucho menos dejarle de lado, por muchas aptitudes que veamos en él. Mejor dejar que sea él mismo el que decida.

Hay que tener en cuenta que solamente un porcentaje muy pequeño de alumnos se sienten interesados por las competiciones y que la mayoría acuden solamente por mejorar físicamente.

Refiriéndonos a aquellos presuntos competidores, varias son las motivaciones por las cuales se pueden sentir atraídos por las mismas:

- Alumno que le gusta destacar y ser un triunfador en todo.
- Aquél que dice que "lo importante es participar".
- Al que lo único que le importa es medir sus conocimientos con alguien y averiguar si lo que está aprendiendo es útil, para perfeccionarse.
- El que es presionado por sus padres, amigos o el mismo profesor para que participe, para dar prestigio a ellos, o para sentirse orgullosos de él; aunque la idea de participar le desagrade.

- Quien desea dedicarse profesionalmente.

Ahora, en este apartado, voy a escribir algunas de las causas por las cuales puede sufrir un alumno o un competidor. Me refiero, naturalmente al sufrimiento psíquico.

1. – Sobrevaloración de sí mismo

Suele darse en competidores que han triunfado en repetidas ocasiones y con relativa facilidad.

Este exceso de confianza puede ser positivo (la seguridad de ganar), pero se puede volver contra él, si le hace menospreciar al contrario y, como consecuencia, confiarse demasiado. En estos casos, el adversario es consciente de que debe emplearse a fondo si pretende ganar y la actitud demasiado relajada de nuestro competidor, le hace conseguir lo que es justicia no se merece.

2. – El desprecio a sí mismo

Hay muchos competidores que van solamente con el ánimo de probar, a ver que pasa, aunque antes de comenzar están plenamente seguros que no conseguirán ningún trofeo. Es más, suelen bromear de sus propias torpezas y aceptan fácilmente su papel de perdedores.

3. – Adversarios desiguales

Esto es algo que se ve con demasiada frecuencia en los gimnasios y estimo que, aunque es conveniente de vez en cuando, enfrentar a alumnos de distinto nivel o condición física, entre sí, no debe hacerse de manera rutinaria, sino esporádicamente. El sufrimiento psíquico del deportista que ve como cada intento de conseguir algo positivo es inútil, se termina convirtiendo en una autentica tortura.

4. – El mantenimiento de los triunfos

Es el precio que debe pagar todo campeón, o triunfador. Sus seguidores le exigen que gane siempre y su entrenador se enfadará seriamente con él si no es así. El desaliento que le produce el perder un torneo amistoso y el notar que su cuerpo ya no es el de antes, le hace pasar auténticas crisis de angustia, que el entrenador debe tratar de resolver. Pero los años no pasan en balde y a partir de los 25 años empieza un declive físico irreversible, que el deportista debe asumir y encauzarse hacia otras facetas, como puede ser la enseñanza.

Mantenerse, o tratar de mantenerse, en el pódium de los campeones durante más años de los necesarios, provocará un desgaste físico enorme y una auténtica tortura emocional que puede acabar con su vida familiar.

¿POR QUÉ ABANDONAN LOS ALUMNOS?

Cualquier instructor experimentado sabe que apenas un 50% de los alumnos que empiezan continúan en el gimnasio después de un año, un 35% aguanta un año más, un 10% llega hasta la siguiente temporada y sólo un 5% hace del ejercicio un hábito en su vida.

Aunque al principio de la temporada existan 30 alumnos en una clase, cuando finaliza el curso, hacia el mes de junio, sigue habiendo 30 o quizá algunos menos, y eso teniendo en cuenta que muchos alumnos se incorporan a primeros de cada mes. A pesar de que todos los meses llegan nuevos alumnos, el número permanece invariable. ¿Por qué se marchan los alumnos, inclusive los que aparentemente estaban más entusiasmados?

Pasado el boom de los gimnasios hacia los años 80, en los que todo el mundo parecía querer estar en forma, los profesores actuales tienen más problemas para llenar sus clases y mantenerlas que los de hace 10 ó 20 años. Qué el joven actual ha cambiado es totalmente cierto. Es menos disciplinado, acepta peor las imposiciones, le faltan ídolos a quien imitar y desean más beneficios con menos trabajo.

Para un instructor es muy doloroso ver como alumnos a los que había tenido en gran estima, sean buenos o no, se marchan un día del gimnasio sin ni siquiera despedirse ni explicar los motivos. Más doloroso le resulta si posteriormente se entera de que ese alumno, al que dedicó tanta atención, entrena ahora con otro instructor, ya sea porque el gimnasio ha obtenido más trofeos o simplemente está más cerca de su casa. Llegada a esta situación, quizá muchos instructores empiecen a pensar, después de varios años de impartir enseñanzas, que el problema está en él y no en sus alumnos.

Este profesor habrá tratado de enseñar a sus alumnos de la misma manera que a él le enseñaron y si con él dio resultado ¿por qué no va a servir con sus alumnos? Quizá recuerde que cuando él era alumno, hace más de diez años, había al menos 100 compañeros entrenando junto a él, apretados y sin apenas poder hacer las técnicas con holgura. También recordará que sus compañeros y él mismo, entrenaban con entusiasmo y felicidad, volcándose en lo que hacían y sintiendo que era la disciplina más extraordinaria del mundo. Pero las cosas han cambiado mucho, y mantener una clase con 100 alumnos es potestad de muy pocos privilegiados.

Un alumno puede abandonar el gimnasio sin dar explicaciones al día siguiente de inscribirse, pagar la matricula y acudir a su primera clase, pero puede ocurrir lo mismo cuando lleva un año en el gimnasio. Las estadísticas nos demuestran que el más amplio abandono ocurre cuando es apenas un principiante. Las razones son difíciles de precisar, ya que en tan poco tiempo apenas se puede intimar con el alumno y conocer sus gustos o sus quejas. Uno de los motivos más importantes para abandonar a los pocos días son las clases poco variadas o animadas.

Un instructor excesivamente técnico, preocupado en demasía por la perfección de cada movimiento, sin concesiones a la broma o a los juegos, puede provocar el aburrimiento, sobre todo en las clases infantiles. Todos los estudiantes necesitan sentirse relajados y alegres al menos diez minutos en cada clase, incluso les es más importante poder hablar con el instructor de vez en cuando, que analizar los movimientos aprendidos.

Para lograr un buen entendimiento con los principiantes es importante que el instructor se olvide de sus habilidades y de cómo puede impresionarle con sus conocimientos. Muchos alumnos abandonan en los primeros días porque se sienten humillados o con vergüenza de no ser capaces de realizar los ejercicios con esa perfección.

Un pequeño número de ejercicios, bien definidos y explicados en una atmósfera relajada y cordial, mantendrá a los alumnos novatos activos y alegres. Es importante que los primeros días lleguen a sus hogares con la satisfacción de poder contar los progresos que han logrado y para ello hay que evitar la repetición monótona de un solo movimiento. Por ejemplo, hay instructores que durante los primeros meses tienen a sus alumnos haciendo los ejercicios más básicos repitiéndolos una y otra vez, argumentando que no pueden aprender nada hasta que no dominen lo básico y lo esencial, sin darse cuenta que lo básico y lo esencial es monotonía.

Para lograr que sus clases sean excitantes, el instructor ha de olvidar lo que a él le apasiona y escuchar a sus alumnos. También deberá evitar que durante los ejercicios por parejas, uno de ellos por la fuerza del otro sufra dolor, ya que con eso perderemos a ese alumno. Hemos de descartar la idea de que el dolor va unido al progreso.

La mayoría de los alumnos actuales llevan una vida social normal y productiva. No desean entrenar para competir o ser grandes campeones, vienen a la clase después de una dura jornada de trabajo, y a ella deben incorporarse al día siguiente.

Un instructor deberá procurar enseñar sus propias teorías y técnicas de forma diferente a como a él le enseñaron, ya que la idea de los gimnasios ha cambiado y las gentes ya no son lo mismo que antes. Muy pocos alumnos buscan en su instructor la rectitud, la rigidez y la disciplina, con las que se enseñaban hace ya años. Es mejor valorar a un alumno por sus pequeños progresos que criticarle por sus graves errores. Los instructores deberán dedicarse más a cuidar de sus alumnos y sus problemas psicológicos que a la enseñanza de la parte técnica. Si se da prioridad a este aspecto siempre se tendrá preferencia por los alumnos mejor dotados físicamente, olvidando a aquellos que quizá con más entusiasmo no logran realzar los ejercicios con la misma corrección.

A menudo, en las clases los alumnos más avanzados se ponen delante, dejando bien patente su mayor destreza, quedando los novatos detrás. Esta situación produce que muy a su pesar, el instructor ponga más atención a las primeras filas de alumnos que a las últimas. La solución pudiera ser delegar en los alumnos más avanzados las labores de enseñanza de los principiantes, siendo esta idea doblemente válida. Por un lado, motivaríamos aún más a los más avanzados con esta nueva responsabilidad y por otra, los novatos podrán expresarse con más relajación con sus compañeros que con el instructor. Se da el caso curioso de que las personas más necesitadas de acudir a un gimnasio son las que primero abandonan, por el esfuerzo que esto les supone dadas sus escasas cualidades para realizar los ejercicios. El tímido, el indisciplinado, el vago, o el que acude sin demasiado interés, son las personas que más atención necesitan para que no abandonen enseguida. La misión de un instructor debe ir mucho más allá de la demostración de lo que él sabe, ya que principalmente debe procurar que el tiempo que sus alumnos permanezcan en su clase ha de ser un tiempo feliz y relajante. Nunca debe añadir una tensión más a su ya complicada vida.

PREVENCION Y TRATAMIENTO DE LAS LESIONES DEPORTIVAS

La práctica de deportes entraña determinados riesgos que son más o menos acentuados según el deporte de que se trate y dependiendo de la intensidad del mismo. Deportes violentos como el boxeo, sin duda proporcionaran muchas más lesiones que la natación y que el tenis y estos dos muchos menos que el fútbol o el balonmano, deportes de grupo en los que se hace necesario el contacto físico.

También dentro del mismo deporte no es igual la intensidad con la que se practica. Así tenemos las variadas y continuas lesiones que aquejan a los ciclistas, futbolistas o atletas profesionales y que en el caso de simples aficionados a estos deportes, la gama de lesiones queda considerablemente reducida.

Por ello cuando a continuación hablemos de los problemas que conlleva la actividad deportiva, diferenciaremos las lesiones en tres grupos: COMUNES, DE PROFESIONALES Y DE AFICIONADOS, aplicando este último término al deportista ocasional o de fin de semana.

Todo instructor, e incluso el mismo practicante, tiene la necesidad imperiosa de saber lo suficiente sobre lesiones deportivas, si quiere que las pequeñas o grandes complicaciones que aparecen durante la práctica de un deporte no se conviertan en lesiones irreversibles. Con demasiada frecuencia vemos a deportistas lesionados durante el entrenamiento y que son sometidos a manipulaciones erróneas por los instructores, unas veces para buscar el origen de la lesión y otras en un intento de ayudar al alumno.

Una regla básica para ayudar en una lesión es no provocar más dolor del que ya se tiene.

Por el contrario, todo aquello que contribuya a mitigar las molestias en principio puede ser beneficioso. También y esto es muy importante, no se crea que con llevarle a un médico el problema ya está resuelto; con esto lo único que conseguimos es quitarnos la responsabilidad de encima y cargársela al facultativo, quien muchas veces por falta de pericia y otras porque el lesionado llega demasiado tarde, no contribuye en gran medida a mejorar al deportista. Nuestra finalidad es dar unas pautas generales para evitar que una lesión leve se convierta en algo irreversible.

PROBLEMAS QUE SE PRESENTAN EN LA PRÁCTICA DE LOS DEPORTES

Calambres

Por algún sitio teníamos que empezar. Esta es la más habitual de todas las lesiones que iremos enumerando. Podemos afirmar que el 100 por 100 de los deportistas profesionales y no profesionales la ha padecido en alguna ocasión.

Es una contracción involuntaria de un músculo que nos produce un dolor agudo pasajero. Se localiza fácilmente palpando la zona afectada en la que notaremos claramente los músculos contraídos por la extremada dureza de éstos. No hará falta dar muchos más detalles, pues a todos nos viene a la memoria las veces en que la pantorrilla –sobre todo-, el muslo, la mano o el pie, se nos ha quedado agarrotado mientras hacíamos un determinado esfuerzo, e incluso cuando escribimos –es el caso de la mano en épocas frías– o cuando dormimos.

Este espasmo muscular tiene diversas causas que lo pueden motivar. Las más comunes son el frío, el esfuerzo físico excesivo y descontrolado y la deshidratación que ocasiona el sudor.

La vitamina B-1, los alimentos ricos en hidratos de carbono, las patatas, la fruta, la miel o el arroz, tomados antes o durante los ejercicios ayudarán a producir la energía que necesiten los músculos para trabajar y dificultarán notablemente la aparición de calambres. Si éste se produce, no se debe forzar nunca la contractura. Al contrario, conviene reposar algunos minutos mientras aplicamos calor y un suave masaje. Pero sobre todo, en ejercicios y pruebas de fondo como largas carreras ciclistas, la marcha o la maratón, se debe tomar algún preparado de azúcar natural que evite el descenso brusco de ésta en la sangre (hipoglucemia) que nos llevaría a sufrir calambre y desmayos.

Nadie puede sentirse a salvo de sufrir un calambre y por ello los incluimos dentro del grupo de problemas comunes puesto que puede venirnos por ejercicios o esfuerzos a los que no estemos acostumbrados o por el excesivo trabajo de otros. Este ejemplo lo tenemos en los calambres que suelen padecer los ciclistas en las pantorrillas o los que sufren en las manos los guitarristas y pianistas.

Las ampollas

Las incluiríamos igualmente en el grupo de problemas comunes de no ser porque los deportistas profesionales saben qué precauciones tomar para evitarlas. Si no fuera por ello y se enfrentasen con el ejercicio diario con el desconocimiento que lo hace un aficionado, perderían muchas horas en tratar estas pequeñas lesiones. Aunque su aparición puede verse a muy variadas causas, sólo mencionaremos aquí las que interesan que son las que se derivan de la práctica del deporte.

Creo que todos hemos tenido estas ampollas al poco tiempo de haber estrenado unos zapatos. Siendo pequeños es mucho más frecuente que de adultos, puesto que a una mayor fragilidad de la piel de los niños se une el que no se dan cuenta de que el calzado que les hemos comprado les aprieta demasiado. La fricción del material nuevo y aún no flexible, contra la piel del pie, especialmente detrás del talón donde mayor es el roce y mayor también la dureza del calzado, es una de sus causas.

También al iniciar ejercicios en los que debemos trabajar empleando las manos, con aparatos u objetos –principalmente de madera-, por ejemplo en cualquiera de los deportes de remo, o un simple paseo en barca. La fricción que ejercemos sobre el mango del remo nos produce en un corto espacio de tiempo una dolorosa irritación que más tarde se transformará en ampolla.

Las medidas preventivas que se deben emplear seguramente las ha oído a sus abuelos puesto que las ampollas no son un "invento" moderno. Sin embargo, no deben ignorarse puesto que además de impedirle temporalmente el ejercicio por el dolor que causan, pueden infectarse y si no se guarda una higiene correcta podrían dejar señales difíciles de desaparecer.

No las tome a broma y siga estos consejos que probablemente evitarán su aparición:

- Provéase de calzado flexible, adecuado a la medida de su pie. Los muy grandes hacen que el pie baile en su interior y los pequeños oprimen. En ambos casos se favorece la aparición de ampollas.

- Si el calzado es nuevo procure no extender demasiado la caminata hasta que con el uso, el zapato o zapatilla se amolde a su pie.

- Los calcetines deben llevarse estirados. Evite los que por defecto o desgaste del elástico no se sujetan a la pantorrilla. Cualquier pliegue de ellos dentro del calzado será una ampolla segura.

- Si tiene que prolongar el ejercicio, lave y refresque los pies durante el mismo. La sudoración ablanda la piel y la prepara para producir las ampollas.

- Cuando el tipo de deporte exija calzado rígido, como el montañismo o el esquí, póngase calcetines gruesos que protejan la piel del duro cuero.

Con todo esto, si las ampollas se producen, no deben pincharse a menos que por su excesivo tamaño o porque produzcan dolor, se haga aconsejable. Esto debe realizarse esterilizando una aguja al fuego, desinfectar la zona con alcohol y una vez vaciado el líquido, proteger con una gasa estéril que evitará se infecte. La aplicación de miel o própolis acelerará la curación total, la cual no será más larga de una semana y por lo general curan solas en cuanto se elimina el rozamiento que las produjo.

Si su deporte no es remo pero desea quedar bien delante de su compañera a la que ha invitado a un romántico paseo en barca, no se fíe ni sea atolondrado. Provéase de un par de guantes que deberá ponerse cuando use los remos. No se crea Superman y no pretenda hacer exhibiciones de velocidad o resistencia. Descanse a ratos, refresque sus manos y si es posible, túrnese con su acompañante. Si a pesar de nuestros consejos, no nos hace caso, no se sorprenda cuando a las pocas horas deba evitar cualquier apretón efusivo por las ampollas que verá aparecer en sus manos.

La rotura fibrilar

Es una lesión frecuente en los deportistas profesionales que sufren traumatismos repetidos o que realizan contracciones musculares bruscas. Halterofilia, fútbol, artes marciales, etc., predisponen a sus practicantes a padecer roturas fibrilares.

La rotura de la fibra muscular se produce mientras se contraen los músculos violentamente y al mismo tiempo se opone a ellos una fuerte resistencia. Hay músculos que se ven más afectados que otros, caso de los bíceps, los situados en la pantorrilla, los cuádriceps del muslo y los del abdomen. Cuando se produce la rotura puede llegar incluso a oírse ésta; sobreviene un dolor súbito e intenso y nos es imposible hacer movimiento alguno con el músculo dañado. Si la rotura ha alcanzado a los vasos sanguíneos se formará el clásico "cardenal" o "moretón".

Aunque nunca estemos libres de tener estas lesiones, hay algunas normas que siguiéndolas reducen y alejan la posibilidad de padecerlas:

En primer lugar y sistemáticamente hay que someter a los músculos a una puesta en marcha progresiva a partir del precalentamiento. ¡Nunca comience un partido de fútbol o intente levantar grandes pesos sin antes correr relajadamente, estirar los músculos y flexionar las articulaciones! ¿Les parece trivial este consejo? Lesiones graves y duraderas se podrían haber evitado siguiéndolo. Si has estado algún tiempo separado del deporte –vacaciones, estudios, lesiones, etc.– la vuelta al mismo ha de hacerse igualmente de forma progresiva.

No puede exigirse en los primeros días de práctica o entrenamiento las mismas marcas y resultados que cuando lleva una actividad regular. Es sabido por muchos deportistas profesionales el desengaño y vuelta a empezar que les ha supuesto un incompleta cura por volver al deporte activo antes de tiempo, bien por intereses personales o de equipo. En algunas ocasiones el forzar antes de lo debido la vuelta a la gran competición ha terminado por dejar lesiones irreversibles.

Pero vayamos al caso de que se produzca una rotura fibrilar. En primer lugar hay que inmovilizar la zona afectada y aplicar hielo para reducir el hematoma que se formará por la posible rotura de vasos sanguíneos.

El tratamiento consiste en la inmovilización del músculo aproximadamente durante 12 días. Luego la puesta en activo mediante leves ejercicios, progresivos en intensidad y duración; fisioterapia, masaje y calor. Si la rotura ha sido completa y afecta a la envoltura de la fibrilla seguramente tendrán que intervenirle quirúrgicamente para unir los extremos dañados mediante sutura. En este caso se suele enyesar el miembro dañado para facilitar la cicatrización aunque se debe procurar tener el yeso el menor tiempo posible, pues esta total inmovilización durante largos períodos trae consigo bastantes problemas de recuperación de la elasticidad de los músculos y articulaciones. Las cataplasmas de arcilla acortarán la recuperación.

Debe acortarse al máximo el tiempo de estar escayolado, sobre todo si se escayola la articulación del codo. Esta puede perder gran parte de su elasticidad.

Taquicardia

La taquicardia es por definición el sobrepasar el ritmo cardiaco del nivel de 100 pulsaciones por minuto. Aunque sus causas son múltiples nos centraremos en las que conciernan a la práctica deportiva.

La taquicardia que proviene de un esfuerzo físico suele darse en los deportistas no habituales aunque hay profesionales que tienen con mayor o menor frecuencia crisis pasajeras. Desde luego cuando sobrevienen continuamente hay que hacerse unos controles y análisis que nos informen de su origen. Puede producirse en la aurícula derecha -inusual– o fuera de ellas – paroxística-. La primera no sobrepasa los 150 latidos por minuto mientras que la segunda puede sobrepasar los 200 ó 210.

La taquicardia originada por un fuerte ejercicio es la sinusal y no suele tener gravedad. El corazón aumenta su ritmo cardiaco para atender la petición de oxígeno y energía que los músculos exigen para continuar su esfuerzo. Si la persona que la padece no sufre otras alteraciones cardiacas o respiratorias, sus latidos no sobrepasarán la frecuencia de 150 por minuto y volverán a su ritmo normal a los pocos minutos de finalizar el esfuerzo. Si la crisis cardiaca es intensa y no cede puede acudirse a ciertas prácticas que pueden hacerla finalizar. Masaje en el cuello o ligera presión en los globos oculares, aunque estas maniobras en pacientes con alguna afección de corazón y llevadas a la práctica por personas inexpertas podrían producir un paro cardíaco.

¡Cuidado, usted si no es un experto puede producir un paro cardíaco!

Puede intentar evitar un aumento excesivo de un ritmo cardíaco durante el ejercicio intenso, tomando algunas cantidades de azúcar natural (zumos de uvas, dátiles). Le dará resultado si su alteración la produce un descenso en la glucosa sanguínea (hipoglucemia) producida por el ejercicio. Esto hace que los músculos consuman glucosa con mayor rapidez y el organismo acuda a sus reservas dejándolas en niveles mínimos que ha de reponerse.

Aunque parezca obvio debemos indicarle:

Si quiere practicar algún deporte y observa con relativa frecuencia que tiene alteraciones rítmicas del pulso cardiaco, no se preocupe, pues lo más normal es que no sea nada importante, pero para que el diagnóstico sea correcto es preciso que se haga un electrocardiograma indicando al médico que sus problemas se le producen al hacer ejercicio. Así, en el caso de que durante la exploración en actitud pasiva no le encuentre nada anormal, podrá someterle a la "prueba de esfuerzo" que no es ni más ni menos que chequearle cuando su organismo está en pleno esfuerzo físico. Las infusiones de Espino Blanco son de una eficacia absoluta en las taquicardias.

Pie de atleta

Esta no es una afección producida por la práctica deportiva pero como quiera que se da con mayor frecuencia en los deportistas, he creído oportuno hacer una breve descripción de la misma para que puedan evitarla o corregirla quienes ya la padecen.

Es una infección causada por hongos y que suele contagiarse en los vestuarios, duchas y saunas.

Produce lesiones en los pliegues de los dedos y las plantas de los pies. También picor más o menos intenso, llagas, mal olor en la sudoración y en ocasiones ampollas y deformaciones en la uña del dedo gordo. La humedad y el calor facilitan su aparición y son bastante contagiosos.

Como medidas preventivas recomendamos utilizar nuestra propia toalla y no compartir la de otros compañeros, ir a las duchas con calzado de goma y una higiene cuidadosa de los pies. Estas normas deben seguirse tanto si se padece ya esa enfermedad o sin padecerla si se encuentra usted utilizando instalaciones deportivas.

En caso de sufrir contagio deben utilizarse productos fungicidas en los pies, zapatos y calcetines hasta pasados varios días de su curación, además de extremar la higiene y ventilación de los pies.

Tendinitis

Aquí tenemos otro de los problemas que suele presentarse a los deportistas aficionados que se someten a ejercicios intensos después de períodos de inactividad y sin el debido precalentamiento muscular.

¿Nos repetimos? ¡Efectivamente! Nunca se concederá toda la importancia que tiene el progresivo trabajo de los músculos antes de ponerlos a pleno rendimiento.

El precalentamiento: nuestro mejor aliado para evitar múltiples lesiones.

La tendinitis tiene diversos orígenes: colesterol, sífilis, artritis, etc. Aquí trataremos la que es ocasionada por un mal planteamiento deportivo.

La inflamación de los tendones produce la mayoría de las veces otra inflamación de su envoltura sinovial. Esta inflamación se manifiesta con enrojecimientos de la piel que lo recubra. El dolor y la tumefacción impiden los movimientos del miembro y puede sentirse muchas veces un leve roce al friccionar el tendón hinchado con la vaina sinovial que lo reviste.

Sobrevienen por la excesiva actividad a que sometemos a los

tendones no acostumbrados por estiramientos que pretendiendo darnos elasticidad, producen deterioros en los tendones que no han sido entrenados progresivamente para lograr una mayor agilidad.

Si visitamos un gimnasio y nos invitan a probar las instalaciones, seguramente nos gustará comprobar nuestra fuerza muscular y rápidamente iniciaremos ejercicios de levantamiento de pesas. Como es natural, queremos quedar lo mejor posible, incluso con nosotros mismos, y realizaremos esfuerzos excesivos y de mayor duración de lo que por nuestra falta de entrenamiento sería aconsejable. Resultado: en menos de 24 horas tendremos un agudo dolor al doblar el brazo, en el hombro o junto al codo. Diagnóstico: tendinitis o tendinopatía.

Bien, vayamos ahora con las medidas preventivas.

 Deben cuidarse y tratarse especialmente todo los síntomas de enfermedades reumáticas, ya que estas suelen afectar a los tendones. En la práctica deportiva conviene ponerse algún tipo de protección externa, en las zonas donde los miembros pueden verse afectados por esta lesión. –las piernas en los futbolistas, el antebrazo en balonmano y tenis, etc.

Aunque nos repitamos nunca será suficiente, realice ejercicios de precalentamiento y si no está acostumbrado no pretenda comerse el mundo en los primeros días. Inicie metódicamente un ligero ascenso tanto en duración como en intensidad de los ejercicios. Pueden decirnos que estamos utilizando el precalentamiento como el antiguo remedio de los ajos y las cebollas – servían para curarlo todo – pero en el caso de las lesiones producidas por la práctica del deporte hay algo seguro. Si no acostumbras LENTAMENTE a tu cuerpo a soportar el esfuerzo que le vas a pedir, se revelará contra ti.

Como tratamiento podemos indicar que es obligatorio el reposo de los tendones lesionados, no realizando movimientos que nos produzcan dolor. Puede aplicarse compresas de Consuelda y Árnica que le aliviarán y algún antiinflamatorio que colabore a una rápida mejoría.

Antes de dejar la tendinitis conviene que sepan que ésta también puede originarse por traumatismos repetidos y por heridas infectadas. Los golpes pequeños pero confusos provocan un dolor progresivo cuando se trate de mover la zona afectada. Los trabajadores de mármol al manejar el cincel, las mecanógrafas de antaño que tecleaban durante horas la máquina, realmente duras al tacto, o cuando con unas tijeras no adecuadas pretendemos cortar materiales muy duros, son ejemplos que ilustrarán esto último. Reposo y algún antiinflamatorio le devolverán la tranquilidad en pocos días. Si la lesión persiste será necesario colocar una férula que inmovilice adecuadamente la zona. Cuando la tendinitis venga provocada por una herida infectada, desaparecerá tratando convenientemente ésta con algún antiséptico; solamente en caso de que supure excesivamente habría que recurrir al cirujano, o a la aplicación de cataplasmas de arcilla o bardana.

Pequeños golpes repetidos pueden provocarnos una tendinitis.

Esguinces

Otra palabra que no es posible deshacer del diccionario del deportista.

En algunos momentos tengo la duda de que a medida que escribo, cada nuevo problema abordado es más frecuente que el anterior. ¿Quién es capaz de afirmar que nunca ha padecido un esguince?

Esta lesión de ligamentos se produce con mayor frecuencia en las extremidades inferiores y afectan por igual a todos los niveles de practicantes del deporte. A los profesionales por su mayor esfuerzo, intensidad y tiempo empleado: a los aficionadas por su menor preparación muscular.

El esguince se produce por una distensión o estiramiento excesivo de los ligamentos que origina la rotura de estos, o la fractura del hueso en su extremo junto al ligamento afectado.

Dependiendo de su gravedad, puede requerir un atento proceso de recuperación que permita reanudar el normal funcionamiento de la parte interesada sin sentir molestias, pues éstas desaconsejarán la práctica deportiva brusca o intensa.

La prevención del esguince es similar a otras ya descritas. Entrenamiento y fortalecimiento de los músculos de las articulaciones que más forcemos habitualmente. Precalentamiento suave antes de comenzar cualquier esfuerzo intenso y utilizar muñequeras o rodilleras.

Los tratamientos que podemos recomendar tampoco son muy variados. Reposo total de la articulación, manteniendo relajados los ligamentos dañados. Para favorecer la posterior evolución de la lesión, aplicaremos inmediatamente compresas frías en la zona dañada que repriman la hemorragia interna que seguramente se producirá. Un tratamiento de infrarrojos o ultrasonidos reducirá considerablemente el tiempo de convalecencia y puede solucionar muchas lesiones difíciles y persistentes. Sólo recurrir a la escayola en último extremo. Un buen vendaje sustituye con claras ventajas a ésta puesto que al permitir un mínimo movimiento, la articulación recuperará más fácilmente sus funciones una vez solucionado el problema. De cualquier manera, en esguinces importantes y a pesar de que conlleva una larga recuperación, se hace necesario el yeso para conseguir la inmovilización adecuada.

En las soluciones que he dado en todas las lesiones me he ocupado de los métodos tradicionales, pero para los amigos del naturismo he de decir que puede acelerar su curación mediante la utilización de la arcilla, ya sea ingerida o en cataplasmas.

Abrasiones

Son aquellas que se producen en las capas superficiales de la piel, las cuales suelen ser originadas por suelos, clavos, maderas, rozamientos y golpes con los guantes y materiales de protección.

El tratamiento es muy sencillo y consiste básicamente en lavar la piel suficientemente con un jabón muy suave, desinfectarla superficialmente con algún antiséptico tipo mercromina, o con la multitud de preparados naturales que existen en forma de extracto, como es el caso del própolis, bardana, malva, tomillo, etc. Personalmente prefiero siempre los extractos de plantas, ya que además de impedir la infección regeneran los tejidos.

Si hay que vendar y queremos impedir que se pegue la venda, bastará untar previamente la piel con aceite de oliva ligeramente.

Laceraciones

Son las llamadas heridas limpias, las cuales cortan los tejidos en buen sentido y la coagulación de la sangre se realiza con facilidad.

Las soluciones caseras que se pueden intentar abarcan desde poner un simple papel de fumar en la pequeña herida, hasta utilizar polvo de arcilla, la cual coagula la sangre y evita la infección.

Torceduras

Consiste en el estiramiento de un ligamento provocado cuando se lleva a una articulación al límite de su posición. El dolor suele ser leve, al igual que la inflamación, y la movilidad articular está limitada. Se impone un reposo corto de apenas 24 horas y quizá un vendaje ligero o con cinta elástica procurando que no esté apretado. Poner la pierna en alto siempre ayuda a reducir la inflamación lo mismo que aplicar frío.

Cuando la torcedura sea tan fuerte que nos haga sospechar una rotura, se hará necesaria la inmovilización al menos durante dos días. Posteriormente, y al igual que en toda inmovilización, se deberán buscar soluciones para que los tejidos no entren en atrofia por falta de movimiento. En una persona que depende básicamente de su capacidad deportiva hay que ser muy cautos en no prolongar demasiado el reposo, tan perjudicial como la reanudación incorrecta del movimiento.

Rotura ligamentosa

Quizá se haga necesaria una sutura rápidamente, aunque personalmente no me gusta la idea de entrar en un quirófano y prefiero intentar otras soluciones, como son la inmovilización de la parte afectada, quitando el vendaje periódicamente para aplicar cataplasmas de arcilla con 20 gotas de Sinfitum.

La curación suele realizarse a partir de los siete días, pero los tejidos necesitarán al menos tres meses para recuperar su función normal. Mientras persista el dolor el entrenamiento se limitará a lo esencial, pero procurando no poner en acción la parte afectada.

Lesiones en los músculos

Los músculos más frecuentes afectados son el bíceps femoral, el cuádriceps, el sartorio, el ileopsas y el abductor largo.

El problema es que las fibras musculares no se regeneran y suelen ser sustituidas por tejido no elástico, más duro que el anterior, prueba de la buena función de la naturaleza que refuerza aquellas partes más sensibles a una nueva rotura.

En las lesiones musculares con desgarramiento no se deben aplicar masajes, ni estiramientos en las primeras fases, aunque son imprescindibles cuando el nuevo tejido está casi formado, ya que de no actuar pronto la elasticidad de esa zona estará muy disminuida.

Con el fin de evitar adherencias, formación de hematomas, quistes o tejido óseo, son útiles las aplicaciones locales y generales de Jalea Real y selenio orgánico. Suaves masajes con aceite de germen de trigo, siempre realizados en el mismo sentido que las fibras musculares, ayudarán bastante a disolver los tejidos inútiles.

LESIONES EN LA CABEZA

Denominamos así a las lesiones de los huesos craneales. Pueden ser simples, compuestas, lineales o deprimidas. Todas las lesiones deben ser consideradas con igual seriedad, ya que siempre existe el peligro de que algún trocito de hueso penetre en el cerebro o las meninges.

La palpación suave, el examen del fondo de ojo y por supuesto las radiografías son imprescindibles para evaluar la importancia de la lesión. Uno ojo amoratado después de una lesión de cabeza, sin que el ojo haya sido dañado, es un mal pronóstico y puede indicar fractura craneal. Lo mismo se puede decir de la hemorragia en los oídos, la cual puede indicar una fractura de la fosa media. La inflamación de la nuca también deberá ser objeto de atención esmerada.

Si existe pérdida de conciencia, aunque sea momentánea, se debería abandonar el escenario deportivo, lo mismo si el deportista acusa confusión, irritabilidad, dolores de cabeza, respiración irregular, pulso rápido o parálisis de algún miembro. No hay que confundirse con un deportista que parezca que recupera plenamente la conciencia y los reflejos, y habrá que estar muy pendiente durante los cambios que se produzcan en los primeros minutos, suspendiendo el entrenamiento o la competición si se observan éstos.

Lo inmediato es dejarle tendido en el suelo aunque esté consciente y allí se le analizará a fondo. Hay que preguntarle sobre sus datos personales, hacerle que mire a diferentes lugares, pedirle que mueva las diferentes partes del cuerpo sin brusquedad, que agarre objetos cercanos a sus ojos, etc.

Si el caso nos parece dudoso habrá que ingresarle en un centro hospitalario. Solamente cuando estemos seguros de la levedad le someteremos a tratamiento ambulatorio, el cual puede consistir en la administración de antiinflamatorios (el

Harpagofito es lo mejor que tiene la medicina natural), protección vascular (Brusco o Milenrama) y quizá Melisa y Sauce para aliviar el dolor.

LESIONES DE RODILLA

En los deportes, la articulación de la rodilla es con seguridad una de las estructuras más importantes del cuerpo. Proporciona una base flexible y móvil sobre la que el cuerpo puede moverse en varias direcciones diferentes y permite la máxima versatilidad en la habilidad de poner en acción movimientos de ataque y defensa.

La articulación de la rodilla es la más propensa a lesiones. Pero aunque las lesiones de rodilla se dan con mayor frecuencia en las artes marciales que en otros deportes importantes (salvo el fútbol), pueden resultar en una grave incapacitación que requiera una prolongada recuperación.

ANATOMIA DE LA RODILLA

Esta articulación está formada por la parte inferior del fémur (hueso grande del muslo) y el extremo superior de la tibia (el mayor de los dos huesos que parten del tobillo a la rodilla). Los extremos de estos dos huesos están constituidos por superficies lisas de tejido conjuntivo y forman una articulación tipo bisagra que mantiene su conexión mediante fuertes ligamentos y músculos alrededor de la rodilla.

La rótula forma parte de la articulación y consiste en un casquete óseo situado en el tendón del músculo cuádriceps del muslo. Proporciona una cubierta protectora en la parte frontal de la rodilla. En el interior hay dos cartílagos semilunares, o circulares, sujetos a la parte posterior de la tibia. Estos cartílagos proporcionan una superficie lisa para que el fémur se deslice sobre la tibia y además actúan como absorbentes del choque entre los dos huesos.

En la rodilla hay dos estructuras ligamentosas principales llamadas ligamentos cruzados que proporcionan estabilidad en todos los sentidos.

Alrededor de la superficie externa de la rodilla hay otros dos importantes ligamentos: el lateral interno, que presta estabilidad al interior de la rodilla y el lateral externo que lo hace al otro lado. Las lesiones en cualquiera de estas dos estructuras pueden resultar en varios grados de incapacidad.

Cuando se da una combinación de lesiones producidas en varios puntos de la rodilla a la vez, la incapacidad es compleja y requerirá una larga recuperación.

LAS LESIONES MÁS HABITUALES

Las lesiones de incapacidad más comunes se dan en el ligamento lateral exterior. En las actividades propias de determinados ejercicios, este ligamento se lesiona principalmente a causa de una fuerza aplicada en la parte exterior de la rodilla, estando plantado el pie correspondiente y el peso del cuerpo apoyado en el miembro en cuestión. La articulación de la rodilla se ve forzada hacia el interior y los ligamentos exteriores son estirados.

El grado de este estiramiento determina la gravedad de la lesión. Los estiramientos leves del ligamento interior lateral se denominan torceduras y no producen desgarramiento de los ligamentos. Estas lesiones generalmente causarán dolor moderado y rigidez.

Tratamiento

Este tipo de lesiones generalmente pueden tratarse con aplicación de hielo, quizá un vendaje elástico muy suave y unos días de poca actividad, a los que seguirán una rehabilitación con ejercicios de resistencia para devolverle a la rodilla un buen tono muscular. Las torceduras algo más pronunciadas requerirán generalmente el entablillamiento de la rodilla durante poco tiempo, aplicaciones de extracto de consuelda y compresas de árnica e hipericón. Los ejercicios de rehabilitación con resistencia deberán comenzar tan pronto como el dolor, la hinchazón y la rigidez hayan desaparecido.

Los desgarramientos totales del ligamento interior, requieren la intervención quirúrgica para restaurar la estabilidad e integridad de la rodilla. Por lo general, cuando el ligamento lateral interior está totalmente desgarrado, implicará también al cartílago interior del menisco y al ligamento cruzado anterior, ya que estas tres estructuras están unidas funcional y anatómicamente.

CUANDO LA LESION ES GRAVE

Al enfrentarse a las lesiones de rodilla graves, puede por lo común reconocerse su seriedad en el hecho de que se produce instantáneamente un dolor intenso, pronunciada sensación de inestabilidad, y pérdida de habilidad para sustentar todo el peso sobre la rodilla. Cualquier lesión de rodilla que se sospeche de gravedad, debe ser examinada lo antes posible por un especialista en medicina deportiva.

Algunos síntomas que pueden ayudar al instructor a reconocer la gravedad de una lesión de este tipo incluyen la comprobación del dolor intenso producido inmediatamente después o durante una acción pasiva, tal como ser pateado en la región de la rodilla. El instructor debe preguntar también al practicante lesionado si notó una sensación de rotura o desgarramiento en la rodilla. Al examinar la articulación comprobará si se ha producido una hinchazón inmediata. También deberá preguntarle si hay sensación de inestabilidad o flojedad en la rodilla.

Otra lesión común, pero menos importante, es la lesión de los ligamentos laterales exteriores. Está generalmente es causada por una patada al interior de la rodilla estando el pie apoyado en el suelo. Esta lesión será reconocida por el hecho de que se experimenta un dolor instantáneo en la rodilla y sensación de ruptura o desgarramiento en el exterior de la articulación en el momento en que se produce la lesión. El tratamiento de las torceduras menores en los ligamentos requiere únicamente aplicación de hielo y un ligero reposo. Las inmovilizaciones prolongadas y los vendajes son casi siempre negativos para la restauración definitiva por lo que se evitarán en lo posible.

OTRAS LESIONES

En el interior de la rodilla hay dos estructuras importantes que son los ligamentos cruzados. El ligamento anterior es más propenso a lesionarse que el posterior y puede ser dañado de formas diferentes. Una de las más comunes es cuando la rodilla se ve golpeada directamente desde el frente y el pie está firmemente apoyado en el suelo.

Cuando esto sucede, el ligamento cruzado anterior se sobreextiende porque hay una fuerza directa sobre la parte anterior de la rodilla que presiona la pierna hacia atrás. Otra lesión en el ligamento cruzado anterior puede ocurrir cuando el pie está plantado y se produce una rotación excesiva de la rodilla y se ejerce máxima fuerza en dicha rotación. Cuando esto sucede, los ligamentos cruzados se sobreextienden y puede que se rompan en el interior de la rodilla. El ligamento posterior cruzado raramente se lesiona.

Las lesiones del cartílago de la rodilla son mucho más frecuentes y suelen ocurrir cuando se ejercen acciones rápidas de giro o torsión en la rodilla, así como por el hecho de dar patadas al aire con fuerza. Las lesiones en el cartílago interior ocurren cuando el pie está firmemente plantado en el suelo con la rodilla doblada y los muslos se giran hacia el centro del cuerpo con gran velocidad y fuerza. Este tipo de lesión hace que el cartílago se desgarre o se desprenda de su sujeción a lo largo de la parte superior de la tibia.

Las lesiones en el cartílago pueden reconocerse por el dolor inmediato seguido de hinchazón. Puede también haber una sensación de bloqueo en la rodilla, seguido de un bloqueo repentino cuando la articulación se gira. Las lesiones en el cartílago suelen operarse con demasiada frecuencia, pero de hacerse así al cabo de los años la rodilla estará en peores condiciones que al principio. Esta solución es válida para deportistas profesionales en los cuales existe una vida deportiva muy corta y no les importa el retiro definitivo al cabo de cinco años, pero no tiene justificación en personas que desean hacer deporte de por vida.

TRATAMIENTOS NATURALES

En cualquier lesión de la rodilla los tratamientos naturales proporcionan resultados óptimos y las recuperaciones son más cortas y sólidas que con medicamentos.

Cuando se haga necesaria la inmovilización corta (tiempos largos producen atrofia muscular irreversibles), se utilizarán los vendajes con arcilla ya que así la regeneración es mayor. La arcilla hace que se eliminen por dispersión los tejidos destruidos o necrosados, mejora la oxigenación de la herida y posee un efecto marcado como regenerador de los tejidos y huesos dañados.

Entre las hierbas más eficaces tenemos la consuelda, la cual restaura prontamente los huesos rotos, así como los ligamentos, sin restarles posteriormente elasticidad.

Otras hierbas muy utilizadas son el Árnica (remedio insustituible para los hematomas), el hipericón (calma el dolor y mejora el riego sanguíneo) y el romero. Todas ellas aplicadas externamente, bien sea mezcladas con aceite de almendras dulces o en forma de compresas. Para aplicarlas como masaje oleoso se sumergen las hierbas con el aceite y se dejan en reposo 5 días. Para las compresas se prepara una infusión que luego se cuela, y se aplica en paños fríos las primeras 48 horas y calientes los días posteriores.

Internamente se pueden tomar los oligoelementos de selenio, manganeso–cobre, y el sílice. El magnesio y la vitamina E también son de gran ayuda para la curación total.

En cuanto al dolor y la inflamación, la mejor hierba es el Harpagofito, ésta carece de efectos secundarios y es muy eficaz. Se encuentra en los herbolarios en forma de comprimidos o en extracto.

Las curas de arcilla

El tratamiento por emplastes de arcilla es comúnmente empleado por los naturistas en todo tipo de lesiones articulares y musculares.

Consisten en aplicar emplastos fríos (entre 1 ó 2 centímetros de grosor) en aquellas lesiones que conlleven hinchazones, roturas de vasos sanguíneos y hemorragias. Los mismos emplastos, pero templados o calientes, cuando la lesión es dolorosa y han pasado ya varias horas desde el accidente.

En las lesiones con cortes o heridas, poner arcilla pulverizada y luego cubrirla con un emplasto. Las sustancias extrañas que pudieran haberse introducido en ellas serán absorbidas por la arcilla.

RECUERDE:

La mayor parte de las lesiones en el deportista no profesional surgen por iniciar bruscamente la sesión de ejercicios para los que nuestro organismo aún no ha tenido tiempo de prepararse. El precalentamiento evitará que tenga que aplicarse nuestros remedios curativos.

EXAMEN VOLUMEN TERCERO Lección 1

1. ¿Qué músculos son más rápidos, los grandes o los pequeños?

2. ¿Se puede realizar elasticidad en frío?

3. Ventajas y desventajas del entrenamiento con grandes pesas

4. Beneficios de un programa de elasticidad

5. Cualidades para una buena condición física

6. Diferentes modos de aumentar la resistencia

7. Deportes en los cuales es necesaria una gran velocidad en los desplazamientos

8. Diferentes tipos de velocidad

9. ¿Qué es el tiempo de respuesta?

10. Empleo del agua en el deporte

11. ¿Qué papel tienen las grasas en la producción de energía?

12. ¿En qué consiste la preparación psíquica del deportista?

13. Causas del abandono de un deportista

14. Define qué es un calambre y cómo se cura

15. ¿Cómo hay que actuar ante un golpe en la cabeza?

ÍNDICE VOLUMEN TERCERO Lección 2

ENTRENAMIENTO SUPERIOR PARA DEPORTISTAS

Objetivos de la lección

Es de suponer que las personas que lean esta lección tendrán ya amplios conocimientos en preparación física, con una buena potencia y resistencia, y posiblemente sean capaces de obtener óptimos resultados en el deporte que practican. Pero, ¿quién de vosotros, a pesar de tener todo esto, no habéis deseado mejorar algún factor que os preocupa o rebasar vuestras marcas ahí estancadas?

Pensando en todo esto hemos detallado una larga serie de conceptos que, practicados como aquí se explican, pueden ayudar a lograr esas metas antes mencionadas. Todo ello sin olvidarnos nunca que la capacidad de cada individuo es diferente, que una persona puede ser muy débil pero poseer una gran velocidad, y otros muy fuertes ser tremendamente lentos. Esto es algo que se comprueba en todas las facetas deportivas y, por ese motivo, aun intentado conseguir lo mejor de nosotros mismos, no debemos partir de puntos de referencia de otros deportistas.

En esta lección también incluimos los consejos de algunos expertos, para que sus experiencias puedan ayudaros a lograr vuestras metas, ya que de ellos obtendremos teorías que no sabemos si funcionarán en nosotros, pero que de cualquier manera nos servirán de una buena referencia, pues su larga experiencia y éxitos constituyen un buen aval.

Cuantos más conocimientos tenga una persona sobre anatomía, medicina, alimentación, etc., mejores resultados podrá lograr en sus entrenamientos.

Por este motivo no nos hemos ceñido a escribir solamente de preparación física, ya que consideramos el resto de los temas igual de importantes. Para ello hemos introducido, por ejemplo, apartados dedicados a la dietética, a la elasticidad y a la visualización, que le permitirán conocer otras facetas decisivas para practicar con efectividad el deporte escogido.

Espero que todos los temas sean útiles y les ayuden a conocer todos los secretos necesarios para ser un campeón.

CONCEPTOS IMPORTANTES

Diversas cuestiones

Es normal que notemos diferencias entre individuos que practiquen el mismo entrenamiento, ya que no todos los sujetos poseen las mismas aptitudes para desarrollar un trabajo. Sin embargo, cuando ejercitamos un músculo da igual el modo en que lo hagamos o el aparato que utilicemos, ya que no se modifican los resultados, pues será la repetición más o menos prolongada de un ejercicio intenso, lo que nos dará el resultado que deseamos y el aumento de potencia. Por desgracia, los valores conseguidos basados en esfuerzos intensos y numerosas repeticiones, decaen en cuanto disminuimos las horas de entrenamiento, cosa que no ocurre, al menos en la misma medida, cuando el entrenamiento es menos intenso.

Por decirlo de otra manera: Si trabajamos fuerte y con intensidad, los resultados son importantes y rápidos, pero se pierden en cuanto disminuimos el ritmo, al contrario de lo que ocurre si trabajamos con más paciencia y tiempo.

Lo que limita nuestro progreso

La mejora en el rendimiento físico de una persona está en función de numerosos factores, entre ellos:

a) Las posibilidades del organismo para transportar oxígeno a nivel de los músculos.

b) La degradación de los materiales energéticos y que la energía liberada provoque la contractura muscular.

c) Las facultades del organismo para transformar energía química en mecánica.

d) Las reservas energéticas que poseemos y la facilidad con que se pueden agotar.

El oxígeno

El oxígeno en imprescindible para que el músculo reciba los suficientes materiales energéticos que le permitan realizar su trabajo. En la fase inicial de un ejercicio, se produce un aumento intenso del consumo de oxígeno para decaer a continuación y estabilizarse después. Todo esto se realiza en un período relativamente corto y es una sensación que todo deportista siente al comenzar a moverse.

Su cuerpo parece negarse a mover y los primeros ejercicios se realizan con cierta desgana, para ir ganando en intensidad en los minutos posteriores. A partir de los cinco minutos de actividad, el organismo está adaptado y el movimiento se convierte en placentero. Pasados diez o quince minutos aparece una nueva fase de rechazo, motivada por la rebeldía del aparato cardio-respiratorio al movimiento, que invita al descanso. Si superamos estos momentos, el organismo se vuelve a adaptar y que continuemos más o menos dependerá de las necesidades emotivas, en primer lugar, y del grado de entrenamiento que tengamos. La constitución y el resto de factores, también son muy importantes.

> Al final del entrenamiento, el consumo de oxígeno disminuye de forma brusca, para irse adaptando poco a poco a los valores normales, hasta que el organismo pague su deuda en oxígeno.

Cuanto menos consumo de oxígeno necesitemos, mayor será la potencia que poseamos, pero ningún ejercicio se podrá realizar durante más de diez minutos a tope de posibilidades.

Un individuo nervioso o ansioso tendrá un consumo de oxígeno muy grande, incluso antes de comenzar el ejercicio, lo que le provocará la aparición prematura del cansancio, aunque su grado de preparación física sea bueno. Y por contra, una persona equilibrada, tanto física como psíquicamente, estará más capacitada para extraer de la sangre el oxígeno que le es necesario.

Lo que ocurre durante el ejercicio

Ejercicios de larga duración

En los ejercicios de larga duración y a una intensidad moderada o débil, la energía proviene de la fosfocreatina y la glicocola, siendo la producción del ácido láctico muy débil, por lo que la fatiga tardará mucho en aparecer. La movilización de los ácidos grasos es muy activa y son captados rápidamente por los músculos. La producción de CO_2 se alcanza rápidamente en los sujetos entrenados y esto permite un ahorro importantísimo de glucógeno.

A medida que el ejercicio continúa, comienza a aumentar la cantidad de ácidos grasos en el plasma y con ello se incrementan las necesidades de oxígeno y si el ejercicio continúa más de dos horas, la energía pasa a depender casi exclusivamente de las grasas. Con esto queda perfectamente aclarado el daño que pueden sufrir aquellos deportistas que suprimen de su alimentación las grasas. La disminución en el rendimiento deportivo en aquellas actividades de larga duración, será muy importante y conducirá al fracaso a causa del agotamiento muscular.

La glucosa, a la que la gente tiene una afición enorme, solamente proporciona un diez por ciento de la energía necesaria en estos ejercicios de larga duración. No quiere decir esto, por otra parte, que aquellas personas con gran reserva grasa puedan ser muy eficaces en esfuerzos prolongados, ya que es imprescindible el entrenamiento anterior para conseguir la movilización de las grasas orgánicas.

Ejercicios intensos de corta duración:

En estos casos la reserva de glucógeno se agota enseguida y será imposible continuar el ejercicio, a no ser que el entrenamiento anterior y una alimentación correcta, permita realizarlo durante más tiempo.

Las grasas en estos casos no cumplen ninguna misión energética y el glucógeno se transforma rápidamente en ácido láctico, sin posibilidad de ser utilizado. El agotamiento surge enseguida a partir de los 20 segundos del esfuerzo y será necesario un descanso de 40 segundos, para que se pueda volver a repetir el ejercicio.

Un individuo bien entrenado, sin embargo, tiene sus músculos preparados para que luchen contra la producción de ácido láctico, mediante la mejora en sus reservas energéticas y un transporte de oxígeno más cuantioso y precoz.

Entrenamiento de resistencia aeróbica

En este tipo de entrenamiento, en el que faltan los ejercicios realizados a máxima velocidad, anaeróbicos, se observan los siguientes cambios:

1. Un descenso de las pulsaciones en reposo y después del ejercicio.

2. Una mejora de la recuperación después del esfuerzo.

3. Aumento de la tensión arterial en un punto.

4. Un intenso soplo en el sístole, que puede dar lugar a confusiones en los chequeos médicos rutinarios.

5. Una disminución del rendimiento deportivo, con pérdidas de reflejos y lentitud en las reacciones.

Ojo, pues, a la hora de hacer y valorar el footing, ya que el tipo de resistencia que tratamos de lograr se nos puede volver contra nosotros. Hay que tener en cuenta que todo tipo de entrenamiento debe tratar de imitar en lo posible el deporte que practicamos. Por ejemplo, si practicamos Kárate, en el cual los combates se desarrollan en fases cortas de ataque y contra-ataque, con momentos de pausa, el entrenamiento de resistencia debe ir dirigido en este sentido y las carreras largas y pausadas no se asemejan en nada a un combate, siendo poco adecuadas.

Por tanto, lo más práctico será desarrollar durante unos pocos días un entrenamiento de base, con carreras continuas para agrandar la cavidad cardiaca y, posteriormente, realizar ya el entrenamiento específico, de acuerdo al deporte que practiquemos.

Cuando queramos mejorar la resistencia aeróbica simple, las pulsaciones no deberán exceder de 120130, especialmente en individuos jóvenes, y cuando lo que pretendamos sea una resistencia-endurecimiento, con un mayor grosor de la pared cardiaca, las pulsaciones deberán llegar hasta 140 en los senior y 160 en la gente más joven.

SOBRE LA DIETA

En tiempo frío, y para evitar que la mayoría de las calorías de reserva se utilicen en mantener la temperatura corporal, es conveniente aumentar la ración de grasa. Para ello se tomará unas rebanadas de pan tostado con margarina. Los cacahuetes, nueces o avellanas, también son un buen medio para asegurar nuestra ración de lípidos, aunque estos frutos secos no se deben tomar antes de la competición, ya que tardan bastante en digerirse.

En tiempo caluroso y a causa de la pérdida tan importante de electrólitos, se impone administrar suplementos de cloruro sódico y potásico, ya que en caso de déficit puede haber una pérdida de coordinación muscular y mayor lentitud en las contracciones, lo que motivará con toda seguridad la pérdida de los combates.

En los torneos de larga duración y con muchas esperas, habrá que tomar agua con miel o zumos de frutas que no sean ácidos.

ENERGÍA MUSCULAR

La energía muscular está formada por la combustión de glúcidos y sobre todo el glucógeno, que se forma en el hígado y los músculos, donde constituye una reserva que se transformará en glucosa cuando las necesidades así lo requieran. Cuando este proceso se realiza, aparece el ácido láctico que en parte es desintegrado y en parte metabolizado de nuevo.

Sin embargo, es el oxígeno el factor más importante para que se produzcan las contracciones musculares, haya una buena formación de glucógeno y se elimine por combustión el ácido láctico. El ácido carbónico, resultante de todas estas operaciones, es eliminado a través de los bronquiolos

Un ejercicio prolongado o superior al que un deportista puede soportar, provocará un déficit de oxígeno y como consecuencia una acumulación de toxinas en el hígado y riñones, con lo que la fatiga se hará insoportable y será peligroso continuar el ejercicio. Por eso hay que tener cuidado con "sacar fuerzas de flaqueza" o "cuando el cuerpo no puede más, empieza a trabajar el espíritu", frases a las que son muy aficionados algunos instructores para obligar a sus alumnos a que sigan el mismo ritmo de toda la clase.

Las consecuencias de un sobreesfuerzo se traducen en opresión, disnea, y taquicardia, que de no tenerlas en cuenta pueden producir el síncope o un colapso.

CÓMO MEDIR LA CAPACIDAD FÍSICA

Estas sencillas pruebas que se muestran a continuación, servirán para conocer un poco la forma física del deportista, y la conveniencia de aumentar o disminuir el ritmo del entrenamiento; debiendo tener en cuenta que las personas que den resultados mediocres o malos no deben ser sometidas a un entrenamiento superior, sino incluso inferior. La buena preparación física es algo que requiere tiempo y paciencia.

La primera prueba se debe realizar inmediatamente después del esfuerzo y nos marcará el grado de adaptación rápida al ejercicio, indicando, si el resultado es bueno, que el deportista en cuestión tiene una buena constitución muscular.

AUMENTO DE LA FRECUENCIA DEL PULSO

ESFUERZO	BUENA	REGULAR	MALA
20 Flexiones	13 – 15	16 – 19	20 – 25
Carrera 15"	18 – 20	20 – 24	25 – 30
Carrera 3´	15 – 19	20 – 25	26 - 32

La segunda prueba de recuperación, indica la capacidad o no del organismo para soportar un trabajo físico. Un deportista puede ser tremendamente fuerte pero su organismo no estar en

180

condiciones de soportar un esfuerzo intenso, por lo que puede haber un gran sufrimiento físico, a pesar de que la prueba se realice en su totalidad.

RECUPERACIÓN DEL PULSO

ESFUERZO	RÁPIDA	MEDIANA	RETARDADA
20 Flexiones	1 minuto	2 – 3 minutos	No lo recupera
Carrera 15"	2 – 3 minutos	4 minutos	No lo recupera
Carrera 3´	3 – 4 minutos	5 minutos	No lo recupera

SOBRE LA TÉCNICA

Coordinación muscular

Para que un esfuerzo, técnica o golpe sea verdaderamente eficaz, es necesario que sea la potencia muscular de todo el cuerpo la que apoye el movimiento. Cuan mayor sea el número de músculos que intervienen en un movimiento, mayor será la fuerza resultante, siempre y cuando no se pongan en movimiento también músculos antagonistas. Esta facultad de hacer trabajar solamente aquellas partes musculares específicas, se adquiere mediante el entrenamiento.

Así, por ejemplo, una persona experta en Kárate, en el momento de pegar una patada frontal, pondrá en acción primero el abdomen inferior para levantar la pierna, luego el cuádriceps para estirarla, los glúteos para fijarla, los gemelos para mantener el equilibrio, y la proyección de la cadera, al final, para aumentar la potencia del golpe. Esta secuencia, que puede parecer complicada, es aplicada de un modo mecánico por un cinturón negro y el esfuerzo que necesitará para hacer daño con esta patada será mínimo, si lo comparamos con un inexperto que, además, pondrá en funcionamiento músculos antagónicos y se pondrá tenso creyendo que así pone más fuerza, cuando el resultado final es muy desalentador.

Con esto quiero insistir en la necesidad que tiene el entrenador de poseer los conocimientos necesarios sobre anatomía, para no incurrir en errores importantes a la hora de enseñar las técnicas a sus alumnos o hacerles trabajar músculos antagónicos.

Los grupos musculares no necesarios permanecerán relajados, ahorrando así energía que será añadida a los músculos actuantes. El experto realizará sus técnicas aparentemente relajado, mientras que el alumno se agota contrayendo sus músculos de manera incorrecta. Ahora bien, no caigamos en el error de tratar que el alumno novato realice todas sus técnicas relajado, porque lo que ocurrirá es que nunca aprenderá a concentrar toda su fuerza en un punto o en un momento dado. Lo mejor, al principio, es pedirle que se tense lo necesario, aunque esto suponga que se agote rápidamente. Tiempo habrá, después, de que trabaje más relajado.

Sobre la fuerza de retroceso

Toda acción hacia delante genera una reacción de igual fuerza, pero en sentido contrario.

Cuando golpeamos fuertemente un punto estable, sólido, se ejerce al mismo tiempo una fuerza en sentido contrario que trata de devolvernos el golpe a través del brazo o la pierna que ha golpeado. Si no somos capaces de frenar esta acción, sufriremos daños en las articulaciones y para evitar esto será necesario asentar firmemente el cuerpo en el momento del impacto, no antes. Deberemos también ejecutar un movimiento en sentido contrario, llamado Hikité en japonés, que se ejecuta retrayendo la parte corporal que no realiza el ejercicio.

No existe actividad física que no lleve implícita esta ley física, pues el binomio acción-reacción involucra cualquier movimiento por leve y discreto que sea. Un futbolista que pegue una patada al balón en dirección frontal tendrá que efectuar un movimiento con su cuerpo en sentido contrario, en este caso mediante el retroceso del tronco y las manos. Además, el pie que permanece apoyado en el césped lo hará con la suficiente solidez y estabilidad como para no desequilibrarse.

Pongamos un nuevo ejemplo: un atleta está en la salida para correr los cien metros lisos; con su cuerpo inclinado, la cabeza mirando al frente y esperando el pistoletazo de comienzo. En ese momento, en el cual cuerpo tiene que impulsarse fuertemente hacia delante, la fuerza de reacción la ejerce el cuerpo en su totalidad mediante el sólido apoyo que le proporcionan los pies, ahora tan firmemente sujetos que no se desperdicia ni un milímetro en sentido contrario.

No obstante, esta fuerza de retroceso debe ser controlada y minimizada en el tiempo y el espacio, lo que se consigue mediante fuertes contracturas musculares de unos pocos músculos, efecto que solamente los mejores consiguen efectuar con éxito.

Sobre la respiración

La respiración jadeante, entrecortada, motivada por un sistema nervioso alterado o un ejercicio intenso, nos da como resultado una respuesta ineficaz durante el tiempo de entrenamiento. Nadie es capaz de atacar, moverse o saltar adecuadamente durante el proceso inspirativo, ya que existe una gran relajación muscular y debe esperar a la expiración, en la cual es posible la contracción muscular necesaria.

Sacando fuerzas de flaqueza o controlando nosotros mismos la respiración, podremos pasar de una fase a otra cuando sea necesario e, incluso, realizar varios movimientos reteniendo la respiración. También podremos inspirar parcialmente para pasar rápidamente a realizar una acción y terminar el proceso respiratorio en los momentos de retroceso, que son los más adecuados para inspirar. Por supuesto, sabiendo que en la fase de inspiración es imposible realizar un movimiento o ataque, podremos estar atentos a la respiración ruidosa de un oponente inexperto y responderle en este momento.

Por otra parte, hay que acostumbrarse a respirar con el abdomen, ya que de esta manera la respiración es más completa (así respiran los recién nacidos), el centro de gravedad baja proporcionándonos más estabilidad y el adversario no podrá darse cuenta de nuestros movimientos respiratorios. Las mujeres, no obstante, no podrán respirar totalmente con el abdomen, dada su constitución que las obliga a respirar con el diafragma.

Los reflejos

La reacción instintiva ante un estímulo se llama reflejo, en el cual no hay ninguna actitud mental específica. Cuando nos aproximan fuego a los ojos o cuando nos tratan de pegar en los genitales, intervienen en nuestro cuerpo unos mecanismos defensivos que nos hacen evitar, con más o menos efectividad, el ataque. Un deportista bien experimentado, lo único que hará en estos casos es moverse con una respuesta eficaz, adquirida durante el entrenamiento; habrá puesto en acción un reflejo adquirido, aunque por desgracia, su efectividad puede quedar muy mermada si el sistema nervioso o sus emociones le juegan una mala pasada y pierde el control de sus actos. Sus reflejos adquiridos, entonces, quedarán anulados más de un 50% y quizá nunca llegue a utilizar sus mejores recursos técnicos.

De todos es sabido que un deportista sereno tiene todas las de ganar ante un adversario crispado, aunque este le aventaje física y técnicamente. Una actitud serena nos hace ahorrar energías, nos permite observar mejor las técnicas del contrario, nos hace utilizar pocas pero efectivas técnicas y nuestro adversario nunca sabrá qué es lo que vamos a hacer a continuación.

Para que nuestros reflejos adquiridos puedan manifestarse nunca deberemos elaborar una estrategia técnica preconcebida, ni pensar la serie de movimientos que ejecutaremos cuando nuestro adversario se mueva. Tan imprevisibles son las tácticas del contrincante que resulta imposible saber con precisión cuál será su próxima estrategia, por lo que debemos confiar mejor en nuestros reflejos, siempre alertas ante lo imprevisto. Hemos de esperar que nuestros reflejos nos indiquen en todo momento qué debemos hacer, como si fuéramos una pelota en el agua que todavía no sabe por dónde va a tirar; que está pendiente de lo que ocurra para dejarse llevar hacia uno u otro lado.

Esta actitud de vacío (como un vaso dispuesto a llenarse) no quiere decir que permanezcamos como dormidos, no; deberemos estar totalmente alertas, pero sin esperar nada en concreto, puesto que no sabemos qué es lo que va a hacer nuestro adversario.

SOBRE LA MUSCULACIÓN

La musculación debe hacerse como un medio para conseguir mejores resultados deportivos, y no como una simple ganancia en potencia o estética. Aunque un aumento del volumen muscular indica también que existe una ganancia en potencia, ésta no está en proporción directa al volumen y un individuo puede tener un desarrollo muscular extraordinario y ser incapaz de levantar un peso igual a otro deportista con menos volumen, pero mejor entrenado en ejercicios de potencia.

Un ejemplo de esto es la halterofilia, donde se requiere una potencia muscular extraordinaria para levantar los grandes pesos. Un deportista de esta especialidad posee un buen volumen muscular, pero comparado con un culturista será siempre inferior, ya que estos se preocupan de un desarrollo armónico pero con gran volumen.

Vistas así las cosas parecería lógico que los culturistas fueran los mejores levantadores de pesos, pero no es así. Un campeón de halterofilia, con un volumen en perímetro de 41 centímetros en el brazo, es capaz de levantar 140 kilos, mientras que un culturista como el ex-campeón Steve Reeves con 48 centímetros en perímetro, no logró levantar nunca más de 105 Kg Estas conclusiones muestran la necesidad de preparar el músculo única y exclusivamente para la potencia y que ésta sea aplicable al deporte que practicamos. En cada uno de ellos es importante la fuerza aplicada de una forma diferente y esta debe venir generada por la masa, pero también por el factor velocidad.

ENTRENAMIENTO EN CUESTA

Todo entrenamiento en cuestas produce un trabajo intenso en la musculación de piernas, y es un excelente medio de fortalecimiento cardiaco y un modo eficaz de adaptación metabólica al ejercicio. El ejercicio en subidas, que comienza siendo aeróbico (con suficiente oxígeno), termina siendo anaeróbico (sin oxígeno), a causa del sobreesfuerzo que hay que realizar para coronar la cima. Al final, al llegar a la cima, nos recuperaremos trotando ligeramente cuesta abajo, para lograr una buena relajación muscular y la recuperación rápida del oxígeno consumido.

Las precauciones que debemos adoptar en este tipo de entrenamientos de musculación y resistencia, es la de comenzar efectuando un trote ligero de un kilómetro para buscar una buena irrigación muscular para, posteriormente, comenzar a subir por cuestas poco inclinadas. Serán los últimos minutos los que dedicaremos a las subidas más pronunciadas, debiendo realizarse esfuerzos a intervalos, corriendo y andando.

LA RELAJACIÓN

Cuando en un deportista se den los síntomas, todos o algunos, que voy a citar a continuación, será motivo para disminuir el ritmo de entrenamiento, ya que el agotamiento físico es inminente.

- Pérdida del apetito.

- Decaimiento general.

- Ojos hundidos y nariz afilada.

- Arrugas de reciente aparición.

- Irritabilidad, insomnio y cambios de carácter.

- Oposición a las indicaciones del entrenador.

- Pocas ganas de entrenar y frecuentes excusas para no acudir a las clases.

- Disminución de la libido y moderada impotencia.

Este sobre-entrenamiento puede ser compensado en parte con una relajación adecuada de los músculos esqueléticos, y también de algunos órganos internos.

Las zonas a las cuales hay que prestar atención, ya que son las más indicativas del grado de sobrecarga física del deportista, son las regiones del cuello, la vértebra número 12, y las zonas de la clavícula. El deportista realiza inconscientemente movimientos en estas zonas, que tratan de aliviar su exagerada tensión muscular, por lo que un entrenador avispado puede percibir rápidamente estos síntomas y pedirle a su alumno que modere su entrenamiento o que se someta a masajes, ejercicios de yoga, ingestión de preparados polivitamínicos (en especial B-1 y B-6), sales minerales (calcio, potasio, magnesio) y medicamentos adaptógenos (polen, ginseng).

Al deportista hay que hablarle sobre lo que le está ocurriendo y someterle a una prueba de palpación, para averiguar las zonas dolorosas que deberán ser sometidas a relajación.

La relajación se puede realizar en grupos de 4 deportistas, con características iguales y en una sala con luz moderada y aislada totalmente de ruidos.

Se tenderán preferentemente de espaldas o como mucho, sentados y el instructor comenzará a indicarle verbalmente las zonas que deben relajar de una manera consciente. Se empezará por las piernas, tronco brazos, hombro, cuello y cara, tratando de lograr que el cuerpo se hunda en el suelo como si poco a poco fuera adquiriendo un gran peso, debiendo prestar especial cuidado en aflojar las mandíbulas y el cuello ya que son zonas que suelen mantenerse tensas, incluso en estos ejercicios de relajación. La boca, por tanto, deberá permanecer ligeramente abierta, signo inequívoco de una buena relajación, y el cuello levemente ladeado.

Otras buenas maneras de relajarse son las siguientes:

- Tumbado boca arriba, un compañero le agarra por los tobillos y le sacude rápida y alternativamente las piernas.

- De pies, comenzar a soltar el cuello, hombros, brazos, espalda, para concluir con las piernas, ocurriendo, si el relajamiento ha sido perfecto, que el deportista se cae suavemente al suelo por efecto de la relajación total.

- De pie, entrelazar las manos y estirarlas hacia arriba todo lo que se pueda, levantando incluso los talones para llegar un poco más arriba.

- Tendido boca arriba, un compañero le agarra por los tobillos y otro por las muñecas, haciendo ambos una fuerte tracción en sentido contrario.

- También en el suelo, el deportista se relaja totalmente mientras un compañero le mueve todas las articulaciones lentamente y en toda su extensión.

- El masaje, percusión y demás métodos, requieren un adiestramiento previo del compañero y son también muy útiles.

CÓMO FUNCIONA NUESTRO CUERPO EN EL ENTRENAMIENTO

Es preciso tener en cuenta que la actividad muscular es el resultado de múltiples procesos metabólicos, tanto para el sistema muscular como para el nervioso. Los movimientos son el resultado de la acción neurológica sobre los músculos, y la continua ejercitación hace que se realicen los movimientos con la óptima economía de movimientos.

La contracción muscular se realiza en tres fases:

1. Transmisión del sistema nervioso a la célula muscular.
2. Contracción de las microfibrillas.
3. Relajación de la musculatura.

La orden nos llega desde el cerebro pasando por la médula espinal, los nervios y hacia la periferia. Después llega a la placa motriz terminal en la célula muscular, donde re realizan los complejos procesos bioquímicos que provocan el movimiento. La neurona, célula causante de todo de todo este proceso, está formada por la célula ganglionar, la fibra nerviosa y su vaina.

Diferentes tipos de fibras

El efecto que tiene el entrenamiento sobre los músculos es fácil de entender si analizamos las distintas fibras musculares, ya que cada una de ellas actúa de forma diferente. Existen tres tipos de fibras musculares, y cada individuo posee todas, aunque tiene una predisposición a utilizar más unas que otras.

Fibras glicolíticas o blancas:

Son de contracción rápida en fases cortas y en ellas la circulación sanguínea está disminuida, por ello la eliminación del ácido láctico y la sustitución del glucógeno degradado, está muy deprimido.

Son capaces de contraerse con gran rapidez y de realizar esfuerzos muy intensos, pero se fatigan enseguida. Obtienen su energía a partir de los lípidos.

Las fibras blancas son de mayor excitabilidad, más rápida contractilidad y diferente composición química. Por todo ello están especializadas en los trabajos anaeróbicos, donde existe poco consumo de energía, pero tienen en su contra, que forman abundante ácido láctico.

Fibras oxidativas o rojas:

Son lentas, con gran tono y destinadas a realizar ejercicios lentos y con muchas repeticiones. Son las que nos proporcionan lo que entendemos por "fondo". Al no poder almacenar oxígeno, precisan siempre un abastecimiento continuo y uniforme y el aporte suficiente de aminoácidos.

Cualquier profesor, con una observación superficial, puede saber enseguida cual es la constitución fibrosa de sus alumnos y procurar no obligarles a que ejecuten sus técnicas de una manera que no corresponda a su fisionomía. Al individuo que se cansa pronto habrá que pedirle que sea rápido, y viceversa.

Las fibras oscuras de reacción más lenta, tienen un contenido 5 veces mayor de mioglobina. Estas fibrillas se caracterizan por servir cómo depósito de oxígeno, por su alta actividad oxidante, por poseer un mayor contenido de mitocondrias y por realizar una mayor actividad enzimáticas. Su misión es actuar cuando hay un rendimiento prolongado.

Por último, tenemos la fibrillas de forma intermedia, cuyas cualidades se asemejan a las dos anteriores, según su composición química.

No solamente las cualidades de cada una y su composición química, es lo que las hace diferentes, sino también su función metabólica. Las fibras oscuras tienen mayor capacidad oxidante, las mitocondrias están multiplicadas y, según últimas investigaciones, son de mayor tamaño que las de fibras blancas; su misión está en actuar en los ejercicios aeróbicos. Las blancas tienen una función anaeróbica por su capacidad glucolítica.

Los músculos con mayor número de fibras oscuras son adecuados para rendimientos muy prolongados (de resistencia). Por el contrario, los músculos con mayor número de fibras blancas, son más aptos para ejercicios de velocidad. Esto demuestra que la capacidad de cada individuo para realizar ejercicios de velocidad o de resistencia, está muy condicionado por el tipo de su musculatura. Por ello aunque por medio del entrenamiento podamos variar un poco los resultados, las funciones básicas del músculo son inalterables.

La cualidad que se desarrolla en el músculo depende del tipo de estímulo que recibe y lo podemos entrenar para: fuerza, velocidad, o resistencia. Para lograrlo hemos de conocer que las contracciones frecuentes y con poca carga aumentan la fuerza, mientras que las contracciones rápidas con poca carga la resistencia. Si observamos a un levantador de pesas, comprobaremos que su musculatura es gruesa y abultada, entrenada para la fuerza; mientras que la musculatura de un corredor es delgada, ya que está entrenada para la resistencia. Si deseamos aumentar la fuerza, la tensión debe ser alta.

ENTRENAMIENTO DE FUERZA

La fuerza del músculo depende principalmente de su perfil. Se calcula que un músculo es capaz de levantar, por término medio, entre 4 y 10 Kg por cm2. Estas cifras pueden aplicarse a ambos sexos. Aunque el perfil es el factor más decisivo para el desarrollo de la fuerza, las investigaciones más recientes han demostrado que en el entrenamiento de fuerza, el aumento de la fuerza supera el del peso del músculo. Además, se supone que la fuerza no aumenta sólo por el engrosamiento de cada fibrilla muscular, sino también por la multiplicación de éstas.

En la actividad voluntaria, debido a la presencia de ciertos reflejos de protección, nunca se produce la contracción de todas las unidades existentes. Por eso calculamos la fuerza máxima en 10 Kg por cm2; si el mismo músculo es estimulado eléctricamente, puede desarrollar hasta 12 Kg, porque de esta manera son eliminados los reflejos de protección.

Existen, por supuesto, varios factores que determinan la fuerza de un músculo. En primer lugar están las diferencias sexuales. Se supone que la fuerza muscular máxima de las mujeres es aproximadamente un 30% inferior a la de los hombres. Además, son importantes la edad y la constitución física; un individuo atlético posee ya de por si una mayor masa muscular, como también una mayor tendencia al engrosamiento por entrenamiento de fuerza, que el individuo asténico.

Con todo esto llegamos a la conclusión, de que al comienzo del entrenamiento de fuerza aumenta el espesor de cada fibrilla muscular por el aumento de las proteínas importantes para la contracción. Sólo cuando estas posibilidades están agotadas y el engrosamiento ha llegado a su umbral, se produce una multiplicación de la fibrillas. El engrosamiento se produce gracias al estímulo de contracción que se desarrolla con el trabajo isométrico o isotónico. Con estas dos formas fundamentales de entrenamiento (isométrico e isotónico), pueden hacerse múltiples combinaciones. Que se llegue a óptimos resultados depende de la fuerza, de la duración y de la frecuencia del ejercicio.

Los primeros resultados se obtienen con el trabajo de más del 30% de fuerza máxima, y con una duración entre 15 y 20 segundos. Con carga máxima, el tiempo de 2 a 3 segundos será suficiente.

Las influencias externas que nos rodean en el momento del entrenamiento de fuerza, también actúan sobre éste. Así, una alimentación rica en proteínas acelera el crecimiento de la masa muscular y también surtirá sus buenos efectos un consumo abundante de vitaminas. También desempeña su papel la radiación solar, ya que los rayos ultravioletas favorecen el aumento de fuerza.

Ya hemos mencionado que la fuerza muscular en las mujeres es aproximadamente un 30% inferior a la del hombre. Por este motivo la musculatura femenina no sólo es menor, sino que presenta diferencias con las del hombre, de modo que el rendimiento de fuerza en la mujer suele alcanzar sólo del 55 al 80% de la fuerza del músculo masculino. Como consecuencia de ello, al final del entrenamiento, las diferencias musculares entre los sexos son aún mayores. La causa de esto reside en la influencia de las hormonas sexuales, las cuales inciden sobre todo en la musculatura de los miembros, y menos en la del tronco.

Son importantes, además, los resultados obtenidos con la

intensidad del entrenamiento, en la conservación del incremento logrado con el entrenamiento de fuerza. Un aumento de fuerza obtenido rápidamente por el entrenamiento diario se pierde con la misma rapidez al suspender el ejercicio. En cambio, si el aumento de fuerza se obtiene de forma progresiva, la conservación es mayor, o sea, la pérdida de fuerza al suspenderse el ejercicio es mucho más lenta. Para lograr la fuerza máxima y que ésta dure, un entrenamiento de 3 sesiones por semana será lo adecuado.

ENTRENAMIENTO DE RESISTENCIA

En la mayoría de los ejercicios deportivos no sólo se necesita fuerza sino también resistencia, y ésta requiere un entrenamiento diferente a la fuerza. En la resistencia hemos de considerar como tema importante el no fatigarse, y como la fatiga depende del suministro de oxígeno, éste es determinante para la resistencia muscular.

Hay que tener en cuenta que con el trabajo dinámico hay una mejor irrigación sanguínea, que con el trabajo estático. La mayor falta de irrigación se alcanza cuan mayor sea la carga estática, por ello este tipo de ejercicios es perjudicial si se desea alcanzar mayor resistencia.

A esto hay que agregar, que con el trabajo dinámico existe una considerable dilatación de todos los vasos de la musculatura que trabaja. Durante el trabajo, el número de capilares abiertos aumenta de tal modo, que su volumen total puede superar en 240 veces el que tiene en estado de reposo. En un músculo entrenado para la resistencia, mejora la distribución de la sangre en el momento de trabajo.

Otro proceso que mejora el abastecimiento de oxígeno del músculo, y por lo tanto su rendimiento, es la multiplicación de los capilares y la consecuente ampliación de la superficie vascular donde se desarrollan los procesos de intercambio. El número de capilares se incrementan mucho más en la musculatura entrenada, y las fibras musculares aumentan su volumen.

El aumento de la capilarización mejora la resistencia, y hay que tenerlo en cuenta para el buen funcionamiento de la circulación, no sólo por ser responsable del incremento de irrigación, sino por el suministro de oxígeno que proporciona; llegando este aprovechamiento incluso a la periferia en estado de reposo.

La frecuente repetición de ejercicio realizado a máxima potencia, pero con una breve duración, mejora la resistencia.

ENTRENAMIENTO DE VELOCIDAD

Una tercera manera de influir en el músculo es el entrenamiento de la velocidad. Este factor está condicionado, tanto por el sistema muscular como por el sistema nervioso. Para aumentar los rendimientos de velocidad es esencial, ante todo, el perfeccionamiento de la función del sistema nervioso. La buena utilización del movimiento mejorara la velocidad. El tipo de entrenamiento ha de estar entre el mejoramiento de fuerza y el mejoramiento de resistencia.

Lo esencial, para el aumento de velocidad, depende de la coordinación del movimiento, y su buena interacción con los distintos músculos. Por eso, los programas de entrenamiento de los corredores de corta distancia, contienen a menudo largas carreras de coordinación; así se practica una y otra vez la contracción muscular de forma óptima, dentro de los márgenes del movimiento. De este modo se consigue que los músculos antagonistas frenen el movimiento lo menos posible.

En definitiva, las adaptaciones musculares muestran la eficacia de las reacciones del organismo, ante los estímulos que le proporcionamos para mejorar la capacidad del músculo, y dar el rendimiento que se le exige.

HABLAN LOS EXPERTOS

CONSEJOS DE JOE WEIDER

El Principio Ecléctico
Aumente al máximo sus ganancias entrenando con potencia.

"En la década de los años 30, yo tomé un gran interés por conseguir el peso deseado entrenando con programas modernos de bodybuilding. Todas las personas a las que yo veía entrenar realizaban una única serie de 6 a 12 repeticiones en cada ejercicio de entrenamiento, ejercitando todas las áreas de su cuerpo.

En esos días, tuve la oportunidad de viajar y conocer otras formas de entrenamiento de diversos profesores de países como: Rusia, Alemania, Inglaterra, Francia y América; pero no conseguí ver diferentes entrenamientos, que no fuera a base de repetir los mismos ejercicios.

El entrenamiento que yo diseñé ha servido durante medio siglo, permaneciendo el mismo principio, basado en el trabajo del conjunto, en el que un bodybuilder puede hacer más de una repetición de movimiento seleccionando un programa de entrenamiento. Si lo que él desea es conseguir una fuerza adicional y más masa muscular por ejemplo, él podría realizar de 3 a 5 repeticiones en cuclillas en vez de una"

Es increíble ver los resultados de algunos bodybuilders, cuando ellos comienzan el entrenamiento de Weider, denominado por él mismo como el " Sistema de Conjunto". Ellos lograron más progreso en 2-3 meses que algunos estudiantes "expertos" quienes abandonaron su propio sistema para continuar durante el método Weider durante muchos años.

ENTRENA SIN ABUSAR

Tan bueno como el Sistema de Conjunto es saberlo aplicar correctamente, y no hacer un mal uso de él perjudicando los músculos por exceso de entrenamiento. Yo estoy seguro que usted ha visto veintenas de tipos en el gimnasio realizando 15 ó 20 sesiones totales de pres de banca en un ejercicio de entrenamiento. Esto es un error, y el abuso de trabajo en grupos musculares grandes, es una equivocación muy común. Los individuos que quieren lograr un desarrollo pectoral en muy poco tiempo, sólo consiguen un desarrollo pectoral deficitario, lejos del tipo de musculatura de pecho que ganaría todos los títulos.

Simplemente entrenando con pesos muy pesados, y haciendo un número determinado de repeticiones se puede lograr aumentar el músculo, y crear esa figura de campeón. Un bodybuilder que entrena de forma masiva en el powerlifting (levantamiento de pesos grandes) sólo conseguirá una tosca figura, pero nunca una bonita definición de líneas.

Si hablo así sobre el Principio Ecléctico, es porque yo desarrollé este principio y puedo aconsejar sobre el entrenamiento de estos ejercicios, ya que no basta con lograr masas enormes de músculo, sino conseguir resultados estéticos que sirvan de ejemplo para otros.

Si usted busca una figura simétrica y proporcionada, lo mejor será realizar un conjunto de 10 ejercicios que actúan sobre un grupo muscular y trabajarlo desde muchos ángulos, en vez de hacer 10 repeticiones de un único movimiento. Esto es especialmente cierto cuando usted ejercita cada grupo muscular en muchas facetas, y consigue aislar el resto, siendo la única manera de lograr esa figura.

Otro problema de hacer un ejercicio de entrenamiento único de 10 movimientos diferentes es que usted acaba por hacer una serie de ejercicios básicos. Por supuesto, que usted podría hacer sólo ejercicios en sentadilla, pero usted no va a un gimnasio simplemente para realizar sentadilla, sino que será necesario hacer también extensiones de piernas, abducciones y movimientos similares, que completen el entrenamiento de piernas.

Realizar diez conjuntos de trabajo ecléctico, puede ser más definitivo desde el punto de vista de desarrollo muscular, que hacer 10 x 10 del viejo entrenamiento. Si usted lo hace así verá aumentar sus músculos en forma, masa y densidad.

EL ENTRENAMIENTO DE PECHO

El trabajo del pectoral puede ser un ejemplo de un típico método Weider o Principio Ecléctico. Primero se escoge un ejercicio básico para el grupo muscular que va a ser entrenado, preferentemente un movimiento que acentúe cualquier área más débil, después se trabaja el resto del pecho. Si la zona superior de su pectoral está más baja que el resto, usted debería escoger un banco inclinado como su ejercicio básico, pero si su pecho carece de masa general, usted debería escoger el press de banca y realizar sobre el banco plano lo movimientos básicos de pecho. Después de haber seleccionado cuál va a ser el ejercicio básico, realizar dos ejercicios suaves como precalentamiento, tratando de realizar después 15 a 20 repeticiones de cada conjunto. No ha de olvidar estirar los músculos pectorales trabajados entre cada conjunto realizado, así como hacer los ejercicios de pirámide, los cuales consisten en ir disminuyendo las repeticiones en orden descendente, 12, 10, 8, 6... a la vez que aumentamos el peso sobre la barra después de cada conjunto añadiendo entre un 10 y 15% de peso.

Es esencial para este ejercicio mover la barra lentamente, nunca haciendo rebotes o sacando el peso fuera del pecho. La finalidad está en forzar los músculos; que sean ellos los que levanten el peso.

Una vez usted ha trabajado hasta un peso máximo su ejercicio básico, usted comienza la sección ecléctica de su rutina, que puede consistir en varios conjuntos de 4-5 movimientos adicionales. Combinando masa, definición y aislamiento en los movimientos de aquellos músculos en los que usted quiere conseguir destacar.

El número real de ejercicios que usted desempeña en el principio ecléctico de su rutina depende, por supuesto, de la capacidad motivadora, de la recuperación, y de sus niveles. Escoja ejercicios de los que pueda realizar por lo menos una vez cada 2-3 ejercicios de entrenamiento.

El único problema para el entrenamiento de rutinas eclécticas es contar con el equipo adecuado.

Tras programar los ejercicios de entrenamiento eclécticos, hemos de decidir las horas del día en que se va a llevar a cabo y ser disciplinados con este horario. Luego, escoger un horario en que el gimnasio esté más vacío para así poder disponer de todo el equipo necesario. Con esta forma de entrenamiento ecléctico, usted conseguirá un músculo de alta calidad y una ganancia de masa densa, bien formada y definida. Debido a la variedad de programas, el entrenamiento no será un aburrimiento.

El Principio Ecléctico Weider usando sólo los medios disponibles:

También puede ser aprovechado utilizando pesos pesados, medios y movimientos libres. Elabora un programa para estimular un músculo en el mismo ejercicio de entrenamiento. No realice las habituales rutinas de entrenamiento tradicionales, y elabore una nueva variedad de técnicas, para así lograr que sus ejercicios de entrenamiento sean novedosos y los músculos adquieran un mejor crecimiento.

Olvide entrenar con pesos livianos, ya que los resultados que conseguirá también serán demasiado pequeños. Usted debe tener claro en su mente que la única manera para crecer y cambiar su figura está en los ejercicios de entrenamiento pesado.

Por supuesto usted es consciente que el entrenamiento pesado constante aumentará mucho sus posibilidades de lesionarse. Es cuestión de habito y progreso. ¿Qué es lo perfecto? Usted podría decir: "Por lo menos yo seré grande." Ya, seguro. Hasta que usted rasgue un bíceps, y deje de entrenar.

Si usted piensa que el entrenamiento con peso pesado es la manera única para hacer crecer sus músculos, yo tengo noticias para usted. Usted es un candidato a la lesión. De hecho, los períodos de entrenamiento con un peso liviano, alternados con los ejercicios de entrenamiento de peso pesado y moderado pueden ayudar a conseguir cambios drásticos en su figura. Además, usted debe saber que el entrenamiento con peso liviano puede ser duro física y mentalmente.

Use su mente para mejores resultados:

¿Ha entrenado usted siempre un peso liviano y lo siente pesado? No se considere un tonto, ya que en verdad muchos de los mejores bodybuilder han usado pesos livianos para desarrollar su mente. Así se consigue aislar el músculo extraordinariamente. Ellos son capaces de sentir, apretar y bombear cualquier músculo con pesos livianos consiguiendo resultados soberbios.

La llave para desarrollar esta mente y lograr el nexo con el músculo es el foco, la concentración. Verdaderamente la mente lo es todo y el entrenamiento con pesos livianos es la mejor manera para aprender cómo hacer que la mente adquiera ese foco de conexión con el músculo.

El peso liviano para principiantes:

Usted ya sabe algo sobre el entrenamiento para principiantes. Hace años Joe Weider diseñó algunos modos de entrenamiento para los bodybuilders, que usándolos como directivas puedan desarrollar sus músculos. Aquí detallamos algunos de los mejores principios para realizar su entrenamiento con su peso liviano.

El Principio N° 1

La Velocidad Variable con repetición

Muchos bodybuilders entrenan con lentitud las repeticiones. Algunos usan un ritmo moderado y otros hacen una repetición después de otra muy rápidamente. Sorprendentemente, mucha rapidez no tiene los mismos resultados con relación al esfuerzo realizado. Los que eligen un ritmo lento entrenan cada repetición durante 10 segundos, concentrándose en un solo músculo y acortando la fase entre 5 y 7 segundos. Creen que empleando un sistema lento de repetición la fuerza se utiliza para perfeccionar la forma, de esta manera, hacen que un músculo trabaje más duramente. Sin embargo, yo pienso que un músculo responde mejor aún cuando el duro trabajo lo distribuimos sobre un período determinado. Usando peso más liviano y completando más repeticiones consiguen la forma en un período más corto; o por el contrario trabajar con pesos pesados en períodos ligeramente más largos.

Algunos bodybuilders de los que usan el entrenamiento con peso liviano consiguen los grandes resultados cuando usan la combinación de los tres ritmos dentro de cada ejercicio de entrenamiento. El resultado final: de cualquier manera, la forma en que usted consigue la mejor contracción de músculo esa es la manera más idónea para usted.

El Principio N° 2

Estos son simplemente dos de los ejercicios detallados paso a paso, enfocados a dos diferentes partes del cuerpo.

Estas rutinas se pueden realizar con peso pesado o con peso liviano.

El pecho y espalda

Con el press de banca inclinado se hacen 10 repeticiones, luego en remo 8 repeticiones.

El bíceps y tríceps

En Curl Scott realizar 12 repeticiones, luego en Press francés 20 repeticiones.

El Principio N° 3

Esta es una serie de tres de ejercicios, comúnmente para la misma parte, realizado paso a paso. Los conjuntos incluyen:

El Pecho

Inclina el press y se hacen 6 repeticiones, luego en banco plano 12 repeticiones.

Espalda

Con la barbilla arriba nunca encorvada y sentado sobre el remo realizar 10 repeticiones.

El Bíceps

En Curl concentrado realizar 12 repeticiones.

Tríceps

Haciendo en Press elevado 8 repeticiones y en Press sentado 15 repeticiones.

Pierna

Realizar 12 repeticiones realizando la sentadilla, luego trabajar Curl femoral para la extensión de pierna 10 repeticiones.

¿Cree que son muchas repeticiones?

Realizar menos no le llevará a conseguir los resultados deseados. Piense en realizar 25 repeticiones de sentadilla, 40 repeticiones de press de pierna, y 50 de pierna lateral. Sólo pensarlo te hace creer que no lo harás, todo es un obstáculo psicológico. No te pongas esa barrera psicológica, piensa en los resultados y adopta una actitud con buena expectativa y energía positiva al igual que has de hacer en todas las áreas de tu vida.

Después de un buen precalentamiento, es aconsejable empezar por un peso moderado y hacer algunas rutinas que no te lleven al agotamiento inmediato. Acumula energía para continuar las rutinas y poder repetir 4 ó 5 conjuntos con descansos de 45 segundos.

Descendiendo conjuntos

Este principio es también conocido como pirámide. Podemos poner un ejemplo en el trabajo de extensión de pierna. Después de un precalentamiento bueno, ir al peso moderadamente pesado que puedas hacer para 6- 8 repeticiones. Tan pronto como termines el conjunto, reduce el peso en un 10-20% y haz otras 6-8 repeticiones. Reduce el peso nuevamente en un 10-20% y haz otras 4-6 repeticiones. Finalmente, reducir el peso en un 25 -50% y hacer sólo las repeticiones que sean posibles.

Una forma especial para el desarrollo

Usted ha llegado al límite, trabajando las rutinas, y cree que ya no puede continuar, pero en cambio puede seguir con pesos más ligeros, incluso sin peso alguno. Después de reducir hasta el mínimo verá que los resultados son óptimos.

Ciclos de entrenamiento

El entrenamiento con pesos livianos, es aún mejor si alterna con períodos de trabajo de peso pesado y moderado. El entrenar con ciclos hace que el cuerpo se adapte mejor. Puede comenzar con ejercicios de entrenamiento alternados durante cinco semanas, y la sexta descansar totalmente, para que el cuerpo se recupere. Luego comenzar otro nuevo ciclo entrenando moderadamente pero este durará 6 semanas y así sucesivamente.

Todos en algún momento del entrenamiento nos sentimos frustrados, y pensamos en abandonar, pero recuerde, cualquier meta que se haya puesto, manténgala en su mente, contemple la figura con la que ha soñado, y usted puede lograrlo. Ahora tiene las herramientas y los conocimientos necesarios, sólo tiene que lograr los resultados.

CONSEJOS DE ARNOLD SCHWARZENEGGER

Estos consejos han sido repetidamente manifestados por Arnold a lo largo de su vida como culturista, y creemos que merece la pena volver a recordarlos, ya que hoy día siguen vigentes.

Sobre los eslabones musculares más débiles

Todo músculo tiene zonas más fuertes que otras en su recorrido, lo cual hace que durante el recorrido del movimiento se trabajen igual zonas fuertes y débiles. Yo probé a trabajar las zonas débiles durante algún tiempo y solamente logré problemas y lesiones. Si quiere mejorarlos hay que utilizar pesos pequeños, ya que de otra manera se castigarán las articulaciones y los tendones.

El método mejor es, primero, conocer en qué momento del recorrido aparece una zona débil. Segundo, cuando sepamos que llegamos a esa zona, damos un impulso para sobrepasar esa zona con rapidez. Haciéndolo así lograba seguir utilizando pesas grandes sin problema para las partes débiles. Como ejemplo y suponiendo el ejercicio "Curl" de bíceps, en el cual hacemos ocho repeticiones con un gran peso, las cuatro primeras se harán a velocidad normal. Cuando lleguemos a las cuatro siguientes y entremos en la zona muscular débil, daremos un impulso para sobrepasarla cuanto antes. Así conseguiremos terminar la serie sin problemas y con el peso deseado.

En las **dominadas tras nuca** la parte más débil es la parte final, ya que tenemos mucha más fuerza al principio. Lo que hago son medias dominadas con peso colgado de mi cinturón, para trabajar los dorsales, y cuando la quiero completa, bajo a un peso más ligero. Lo que trato de evitar es bajar del todo y sobrepasar después la nuca rápidamente.

En los ejercicios para el **deltoides con mancuernas**, he notado que el eslabón débil está al principio del movimiento; por lo que flexiono un poco los codos al comenzar la elevación de los brazos y a partir de ahí los estiro totalmente y finalizo el movimiento.

De no hacerse así e insistir en subir con los brazos totalmente estirados desde el principio, las lesiones de codo serán frecuentes a no ser que utilicemos pesos muy pequeños. Quiero insistir mucho en la debilidad congénita del codo y que evitemos sobrecargarlo en cualquier ejercicio en que esté involucrado, como ocurre cuando trabajamos el pectoral en el banco plano.

Respecto a la polémica **sentadilla**, el problema es similar ya que la mayoría de la gente no se da cuenta que la parte más débil es la posición de sentadilla completa. Tratar de incorporarse lentamente desde abajo del todo, es un gran error, a no ser que hagamos rebotes. Es mejor evitar el punto muscular débil y hacer media o cuarta sentadilla, utilizando pesos muy grandes. Después podremos utilizar la sentadilla completa, pero con pesos mucho más livianos, con lo que conseguiremos, además, dar relieve por encima de las rodillas. Repito, si queremos hacer sentadilla completa hay que subir con rebote o trabajar pesos pequeños.

Haciendo movimientos con impulso, conseguiremos, además, alargar los músculos y evitar lesionar las zonas más débiles.

Un consejo que quisiera dar a todo el mundo es que no sean muy matemáticos haciendo pesas, y que se dejen guiar por su instinto. Es importante experimentar con uno mismo y con toda clase de aparatos; aunque personalmente prefiero las pesas tradicionales. Hay que incrementar los kilos poco a poco, pero no hasta el punto en que no puedas controlar el peso o que no puedas hacer un mínimo de 10 repeticiones.

Pensamientos negativos

Es muy normal que cuando acudimos al gimnasio a entrenar los primeros minutos del ejercicio sean especialmente desagradables. Nos preguntamos por qué estamos ahí y si no sería mejor dejarlo para mañana. Eso ocurre porque los músculos están aún fríos y hay que esperar a que hagan contacto.

El problema surge cuando no sabemos si verdaderamente esa sensación de cansancio y de abandono es pasajera o, por el contrario, si es que nuestro cuerpo nos demanda descanso. Es bueno cuando estamos sin ganas de entrenar el mirar a la gente que está a nuestro alrededor, con sus cuerpos llenos de sudor; o también pedir a alguien que compita con nosotros hasta que uno de los dos queda agotado. El ejercicio no debe ser aburrido nunca y tenemos que estimularnos continuamente con algo.

Salvo en épocas de competiciones importantes, es normal que nos planteemos cuestiones como "¿estoy en buena forma?" o "¿estoy cansado y debo abandonar?". También me pregunto a veces si merece la pena tanto esfuerzo y sacrificio. Estos pensamientos negativos no tienen cabida en una persona que aspire a triunfar o a ser el mejor.

Entre el dolor y la fatiga

Siempre que empezamos a sentir dolor nuestros músculos nos exigen que paremos. Yo no lo hago y como pienso que el dolor es progreso, continúo y lo convierto en una experiencia positiva.

No pretendo olvidar   que me duele, sino que lo siento como algo bueno y que por fuerza tiene que llegar con el entrenamiento. Cuando comienza el dolor es cuando empieza el verdadero entrenamiento.

Pero no nos confundamos. El dolor puede aparecer pronto, pero no ser indicio de fatiga. Solamente cuando vayan unidas las dos cosas deberemos abandonar. No obstante, cuando lleguemos a lo que consideremos nuestro punto límite debemos hacer aún alguna repetición más; una o quizá hasta cuatro, o más hasta que verdaderamente estéis agotados. Tener en cuenta que los músculos no parecen querer obedecernos y hasta se enfrentan a nuestra mente. Si quieres dominarlos hay que luchar contra el dolor que es su mejor arma para obligarnos a obedecerles.

Engañar a los músculos

Cuando estás cansado y con deseos de abandonar te puedes decir a ti mismo: "bueno, solamente dos repeticiones más". Pero después llegas incluso hasta seis. El motivo es que los músculos son vagos y nos hacen creer que están cansados y que debemos descansar, cuando todavía pueden continuar bastante tiempo más. Cuando esto ocurre aumento los kilos, me concentro, y mi mente les dicen que son capaces de trabajar con más kilos. Si estoy yo mismo convencido responden perfectamente a mi nueva demanda.

Me doy cuenta que cada músculo es diferente y que algunos experimentan antes la fatiga. El bíceps y el deltoides, por ejemplo, tardan mucho en cansarse y otros, como cuando hacemos sentadilla, nos hacen asfixiarnos incluso antes de que sintamos fatiga. Si es así, deberemos trabajar más los músculos de las piernas.

Cuando hacemos **dorsales con polea** es normal que se canse antes la mano que los dorsales, aunque la gente termina creyendo que son los dorsales los fatigados. Hay que tener en cuenta que parte de la fuerza la hacemos con los brazos y las manos y es lógico que se cansen pronto, ya que los tenemos hacia arriba, lo que dificulta el riego sanguíneo.

Es importante utilizar agarraderas en aquellos ejercicios en los cuales las manos se cansen pronto. Haciéndolo así descubriremos fuerzas que parecíamos no tener. Podremos utilizar más peso y hacer más repeticiones, sintiendo que el dolor llega entonces a los dorsales. Esto se nota bastante en el remo, en el cual las manos se cansan antes que los dorsales. Al utilizar agarraderas la potencia se transfiere a la espalda, y podremos entonces rebasar la barrera del dolor en esos músculos.

Hay músculos que nos hacen sentir dolor enseguida, pero es porque se congestionan pronto. Los gemelos, por ejemplo, responden rápidamente al ejercicio y no es necesario hacer muchas repeticiones con ellos. En pocos días mejoran extraordinariamente.

Cuando estemos agotados podemos hacer poses o contracciones isométricas, sin peso alguno. Una sesión larga de contracciones pueden ayudarnos a crecer nuestros músculos en un tiempo récord, ya que aumentan sensiblemente la presión sanguínea en ellos. Efectuados antes de una exhibición son casi imprescindibles, ya que, además, dan a los músculos aspecto de roca. Los ejercicios isométricos mejoran además los tendones y pequeños grupos musculares que no se pueden ejercitar con pesas a causa de su fragilidad o situación.

Para mejorar el tríceps (braquial)

Aunque la gente tiene preferencia por trabajar el bíceps y mostrarlo para dar una prueba de su preparación física, el tríceps es un músculo igual de importante. Hay que tratar que tenga forma de herradura y que posea estriaciones laterales bien definidas.

Es importante, si queremos mejorar el volumen, no utilizar grandes pesos para trabajar este músculo ya que de hacerlo así obligaremos a emplear más músculos y no conseguiremos el efecto deseado. Si trabajamos el tríceps en la polea y ponemos demasiado peso, obligaremos a utilizar también a los pectorales e incluso a los abdominales, dejando para el tríceps solamente un diez por ciento del trabajo. Si utilizamos pesos pequeños o nos alejamos bastante de la máquina para no utilizar todo el cuerpo, conseguiremos aislar el músculo en cuestión.

Otro defecto de este tipo se observa en el **Press Francés acostado**, en el cual se suele llevar el peso por encima de la cabeza, lo que es un error. El peso debe descender hasta un punto situado encima de los ojos y luego estirarlo en línea recta. La diferencia entre hacer el ejercicio sentado o en pie es que así el tríceps se estira, desde el principio y se realiza un recorrido completo. Si hacemos el movimiento por encima de la cabeza se restringe el impulso. Cuando nos ponemos sentados para hacer el Press francés evitamos tensiones en la espalda y apoyándonos en un soporte evitamos también el impulso

En los ejercicios para el tríceps es importante no hacer impulso, ni utilizar pesos grandes. Al estar compuesto de tres cabezas, el tríceps es un músculo muy peculiar y requiere ejercicios muy específicos y que le aíslen del resto de los músculos. Una manera de saber si en verdad hemos trabajado correctamente son las agujetas del día siguiente. Si nos hemos limitado a ejercitar el tríceps y notamos dolores en otros músculos, está claro que deberemos cambiar de tipo de trabajo.

Yo no tengo una sola manera de trabajar el tríceps y suelo trabajarlo junto con el bíceps en superseries, o después del deltoides. Lo importante es experimentar y no limitarse a mirar libros, aunque en ellos encontremos referencias muy actuales. Cada cierto tiempo tendremos que cambiar nuestros ejercicios o al menos alguna parte de ellos, para no aburrirnos ni limitarnos. Además, con el paso del tiempo iremos averiguando cosas sobre nuestro propio cuerpo que antes no sabíamos. Personalmente, trabajo el tríceps con mayor intensidad que el bíceps porque creo que es menos sensible al entrenamiento y necesita más constancia. Quizá sea porque tiene tres cabezas.

Una pauta de entrenamiento puede empezar con 20 repeticiones por serie en jalones de polea con una barra curva y subiendo y bajando con plena concentración.

Después, en el press francés sentado hago 5 series de 12 repeticiones, bajando el peso con lentitud pero sin detenerme y regresando a la posición inicial sin brusquedades. Posteriormente y si no estoy muy cansado, hago extensiones con la mancuerna en un brazo hasta un total de 12 repeticiones. Procuro bajar el peso detrás de la nuca y mantener el codo bien pegado al rostro. Para finalizar hago fondos en las paralelas, pero poniendo las manos detrás para aislarlo del pectoral. Diez repeticiones con un peso extra y 20 más sin él, son un buen complemento al ejercicio.

Sobre la polémica sentadilla

Soy consciente de que la sentadilla es muy criticada y se dice que provoca muchas lesiones. Esto es posible si se hace mal y no se tienen en cuenta ciertos detalles, pero el hecho de que se haga en multitud de deportes ya explica su importancia. Realizada con eficacia y sentido común nos aumenta la fuerza, la potencia, la velocidad en las piernas y hasta la resistencia, sin olvidar el aumento del tamaño de los muslos. Siendo este último factor el que más interesa a los culturistas.

Lo primero que hay que tener en cuenta es que su práctica nos hace ganar peso y esto quizá no sea deseable en algunos casos, al menos en otros deportes. Para los que se dedican al culturismo, la ganancia de peso nunca es negativa. Para hacerlo bien y de una manera completa y segura, debemos tener en cuenta que al mismo tiempo que mejoramos los muslos, con este ejercicio también mejoraremos los glúteos si la hacemos mal. Unos glúteos muy desarrollados en un culturista varón nunca son recomendables.

La **media sentadilla** consiste en colocar la barra sobre los hombros, flexionar los muslos hasta la horizontal y regresar al punto de partida. Para evitar lesiones, es importante tener un banco detrás de nosotros.

La **sentadilla de tensión** consiste en no hacer todo el recorrido sino solamente las tres cuartas partes del movimiento, tanto al bajar como al subir.

Otras modalidades son la sentadilla de salto, la frontal con la barra colocada en el pecho, la sissy con la cadera hacia delante, la hack con la barra entre las piernas y la de una sola pierna. Cualquiera que sea la modalidad escogida hay que tener en cuenta la posición de los pies, ya que si los ponemos paralelos y próximos entre sí mejoraremos la curvatura del cuádriceps; pero deberemos poner un taco en los talones para mantener el equilibrio.

Si, por el contrario, separamos los pies la mejora la notaremos en la parte interna del muslo. Personalmente prefiero la máquina de **sentadilla en vertical**, ya que así me concentro en la pierna, olvidándome de los pies. Con la espalda rígida, los pies separados 30 centímetros y las rodillas hacia delante hago sentadilla de tensión.

Respecto al peso, prefiero un peso menor y una gran concentración. Los principiantes deben empezar siempre por la **sentadilla paralela** e ir incrementando el peso a medida en que vaya aumentando la masa muscular, no la resistencia. Todos, los veteranos y los principiantes, deben experimentar con diferente separación de los pies, hasta encontrar la que le sirve a él.

Es bueno llevar cinturón pero no demasiado apretado, y si les preocupan las agujetas deberán tomar una sauna después del ejercicio.

Un ejercicio propio

Hay un tipo de ejercicio que ya lleva mi nombre, el cual creo que es muy interesante. El Press Arnold afecta a los mismos grupos musculares que el Press normal con mancuernas, pero proporciona unos resultados mayores.

Se sujetan dos mancuernas algo pesadas en la posición final del Curl con mancuernas, y se extienden las manos hacia abajo todo lo que sea posible. A continuación, se giran levemente las manos mientras se elevan para que las palmas queden hacia delante en la mitad del recorrido.

Es importante, para no bajar la tensión del deltoides, no estirar los brazos cuando se llegue a la posición final.

CONSEJOS DE JEAN CLAUDE VAN DAMME

Ya es bien sabido que Jean Claude Van Damme saltó a la fama con su primera película " Retroceder nunca, rendirse jamás"; y que su ascenso fue verdaderamente meteórico. Lo que no sabemos con tanta certeza es lo que hizo justo unos años antes de dedicarse al cine en América, ni cómo fue su andadura por Europa en pos de la popularidad.

Lo cierto es que un día del año 1982, llegó a Francia un joven belga de nombre Jean Claude Van Varenberg y demandó una oportunidad a la prensa para demostrar que la musculación no estaba reñida con la eficacia en las artes marciales, ni la elasticidad. Se presentó de improviso en una revista especializada, más o menos diciendo algo así: "¡Hola!, Soy belga, practico el kárate y full, aunque también hago culturismo. El músculo es para mi un aliado y no un enemigo".

Qué duda cabe que por aquél entonces había un montón de deportistas deseosos de salir en la prensa, algunos con más cualidades que otros, pero algo debió ver en este hombre el periodista para darle una oportunidad y poder demostrar lo que decía. Cuando lo tuvo delante de sí vio un joven rubio, fuerte, musculoso, elástico y rápido en las técnicas.

A simple vista parecía que lo que afirmaba era cierto, y que la excepción iba a confirmar la regla. Con una sonrisa en los labios que descubría unos dientes homogéneos, añadió:

-Mi caso es excepcional, y se debe a que no he seguido nunca las directrices de los entrenamientos tradicionales. Los considero especialmente peligrosos y he preferido investigar por mi cuenta.

El periodista siguió interesado por el belga y le inquinó para que contase un poco de su historia marcial.

"En el año 1973 yo no era nada más que un joven alumno, que me ponía el uniforme blanco de karateca y nada podía hacerme pensar que mis músculos podrían crecer como lo hicieron. A los doce años de edad yo ya practicaba el karate con asiduidad y a los dieciséis dos nuevas actividades se sumaron a las artes marciales: la danza clásica y la musculación. Yo estaba muy interesado por la escuela artística Mudra y veía las posibilidades de llegar a ser algo importante como bailarín. Mi entusiasmo fue tal, que la danza era todo para mí hasta que descubrí el Full contact a la edad de dieciocho años.

En ese mismo momento la danza desapareció de mis inquietudes y mi vida se centró en el combate. Mi cuerpo empezó a cambiar vertiginosamente y en tres años gané 25 kilos de masa muscular, habiendo abandonado totalmente el kárate. Practiqué duro con las mancuernas y las pesas, haciendo series de seis y diez repeticiones con máxima carga, alternándolo con largas series de elasticidad. Hacía el mismo programa durante tres días seguidos y los otros tres lo cambiaba totalmente; destinando los domingos a la respiración y la recuperación.

El programa podría ser:

Lunes:

Comenzar con musculación de piernas especialmente para el

cuádriceps, el tórax y los antebrazos. Reposar, comer, y hacia las tres de la tarde hacer treinta o cuarenta kilómetros de footing suave. Después estirar largamente piernas y abdominales.

Martes:

Trabajar los músculos de la espalda y hombros. Al medio día hacer técnicas de piernas al aire, muy suave, haciendo media hora de movimientos al ralentí para mejorar el equilibrio y la precisión en los golpes. También hay que trabajar el saco para mejorar la pegada, pudiendo terminar con quince minutos de pelea con sparring entre las cuerdas.

Miércoles:

Musculación de brazos, de cuello y pantorrillas; a continuación trabajar técnicas con sparring. A mediodía, dedicarlo solamente a elasticidad.

Este ciclo se puede repetir los otros tres días de la semana, aunque ello implica dedicarse casi por entero al deporte, lo que es prácticamente imposible para la mayoría de la gente. También es muy importante tener un perfecto conocimiento de la anatomía y de la dietética, sin los cuales es imposible lograr un progreso alto, al menos para que podamos destacar sobre la mayoría de los practicantes".

Para demostrarnos sus perfectos conocimientos sobre el cuerpo humano, Van Damme siguió hablándonos así:

"Es importante conocer cuáles son las posibilidades que tenemos para aumentar nuestra fuerza, ya que es obvio que incluso con un mismo entrenamiento unas personas mejoran más que otras. Sabemos que existen dos clases de músculos, los blancos y los marrones, los cuales adoptan toda clase de formas, largas, cortas, gruesas, etc. Unas están reservadas para las funciones vegetativas, automáticas, y otras para la acción.

La facultad característica de un músculo es que se puede contraer, dependiendo ésta contracción del impulso nervioso. La acción de la minúscula célula muscular que transmite la energía química es mal conocida, aunque cómo se transmite su acción a través de los nervios no lo es. Cuando enviamos un mensaje nervioso a un músculo, esta onda libera el movimiento del músculo mediante una contracción; hecho que se puede repetir cientos y hasta miles de veces seguidas en un músculo estriado.

Los trabajos con pesas mejoran una parte de los músculos destinada a ejercicios violentos, y mejoran el flujo sanguíneo y la acumulación de ácido láctico; aunque de no hacerse bien provocan asfixia en el músculo y lo pueden esclerosar, esto es, hacerlo duro, poco flexible y, por tanto, muy lento. Los músculos deben respetar, además, al corazón y darle tiempo a que se acondicione al esfuerzo, evitando el sufrimiento cardíaco el cual se puede detectar por el aumento de las pulsaciones. Una arritmia (latidos irregulares) o una bajada de tensión, nos dirán claramente que estamos entrando en una forma peligrosa para nuestra salud.

Para mejorar las cualidades cardiovasculares, no hay nada mejor que el footing practicado al aire libre. Con él compensaremos la pobreza en oxígeno de las salas de entrenamiento. Aunque el trabajo en el gimnasio es cómodo y nos permite alternar el tipo de entrenamiento, no debemos olvidar el aumento de la oxigenación que produce el trabajo en el campo, el cual aumenta nuestro rendimiento general, así como nos evita sobrecargar demasiado al corazón.

El trabajo de las pesas ha de ser positivo, y los nuevos campeones del contacto pleno realizan duros entrenamientos con ellas, pero con cordura y sabiduría. Hay que evitar trabajar los músculos en una sola posición; lo cual nos producirá una extensión incompleta y nos limitará sensiblemente la elasticidad.

Cuando el músculo aumenta de tamaño por fin crea una nueva fibra muy fuerte, y más dura. El problema que puede aparecer entonces es que los tendones no estén capacitados para ese aumento de carga, y se puedan romper con facilidad o desgarrarse. Para ello es importantísimo realizar los movimientos en toda la extensión que permita la articulación.

Tampoco debemos intentar progresar en pocos días, ni obsesionarnos mirándonos cada hora en el espejo para ver nuestro progreso. Todo lo que se consigue con rapidez decae con la misma velocidad, y necesitaremos muchos meses para que nuestra apariencia cambie sustancialmente y la podamos mantener con facilidad.

El entrenamiento debe ser completo y nunca un trabajo con pesas debe sustituir a uno de técnica o saco, ya que de ser así estaremos logrando una musculatura de plástico, muy estética, pero nada eficaz para el combate. Hay que lograr una buena relación fuerza-vitalidad, ya que si nuestro entrenamiento nos deteriora la salud por exceso de trabajo o poco descanso, en pocas semanas perderemos todo lo ganado e incluso caeremos enfermos. Muchas personas que entrenan más de lo que su cuerpo les permite, aunque sus músculos aumenten, no resisten apenas más de dos asaltos al contacto, y sufren fracturas con facilidad. Cada persona debe averiguar cual es su límite físico y psíquico a la hora de entrenar.

Una alternativa al entrenamiento cuando estamos con pocas ganas o sin haber descansado lo suficiente, son los ejercicios isométricos, aunque para realizarlos debemos tener amplios conocimientos sobre palancas óseas y músculos. Mediante ellos podemos lograr un gran fortalecimiento de los tendones y aumentar rápidamente la definición muscular. Además, en mi caso, el haber practicado la danza me ha ayudado muchísimo ya que no soy nada rígido y mis movimientos son más estables que los de la mayoría. Se la recomiendo a los verdaderos profesionales."

EL EQUILIBRIO

El equilibrio es sin duda el más importante de los principios físicos de la mecánica que se relacionan en las técnicas deportivas.

En el lenguaje deportivo es llamado balance, estabilidad, posición. De hecho, cualquier tipo de movimiento corporal o de postura implica el funcionamiento de algún principio de equilibrio. Un caso claro vendría a ser el sentarse o levantarse de una silla. Caminar por ejemplo, no es nada más que una caída interrumpida que consiste en la pérdida y la recuperación del equilibrio.

El equilibrio es un estado de descanso del cuerpo. Si se desea un alto grado de inmovilidad, entonces debe adoptarse una posición que proporcione gran estabilidad, en la que sea difícil mover el cuerpo. Un ejemplo es el luchador cuando está a la defensiva. Si lo que se desea es romper el equilibrio fácilmente, conviene una postura con un grado de estabilidad escaso. Como ejemplo, pueden tomarse las posiciones de los nadadores o de los atletas de pista.

A diferencia de lo anterior, en muchas actividades es deseable una posición que permita al participante moverse rápidamente hacia cualquier dirección y que al mismo tiempo proteja la posibilidad de ser desalojado con facilidad. En este caso el estado de equilibrio está en algún punto entre los dos extremos. La postura del jugador de béisbol en la defensa, listo para capturar y devolver la pelota bateada que puede llegar a su área. El corredor listo para avanzar o regresar a su base, el jugador a la defensiva apostado para hacer frente a las maniobras del oponente. Y el jugador de frontón que espera la jugada del contrario, son ejemplos de situaciones en las que el participante debe estar bien equilibrado, y al mismo tiempo en una posición que le permita arrancar con gran rapidez hacia cualquier dirección.

La posición desde la cual un jugador o peleador puede moverse en cualquier dirección es aquella en la que los pies están separados a la misma distancia que los hombros y no hay balanceo a ningún lado, estando el peso distribuido por igual en ambos pies y la planta del pie y el talón firmemente apoyados. Las rodillas flexionadas formando un ángulo que va entre los 90° y los 120°, dependiendo del grado de flexión y de la fuerza músculo cuádriceps.

Los resultados de esta conclusión son particularmente importantes, dado que muestran que el participante no apoya su peso en la punta del pie sino que lo distribuye de manera uniforme en la planta de sus pies, y se mantiene a la espera de su acción con los talones tocando el suelo. En otras palabras, la expresión «mantenerse en la planta de los pies», no debe ser tomada literalmente, refiriéndose más que nada a la necesidad de estar alerta.

Lo explicado anteriormente ha tenido como objeto indicar el procedimiento para relacionar el principio de equilibrio con técnicas de deportes y así obtener resultados óptimos. En primer lugar, es necesario entender su significado. En segundo, es necesario conocer el propósito de la técnica utilizada; en otras palabras, ¿cuál es su objetivo? En tercer lugar, es necesario poder aplicar o relacionar el principio de que se trata de una manera apropiada, y en el grado que lleve al objetivo deseado. El mismo procedimiento se aplica a todas las situaciones y a todos los principios.

En todas las consideraciones relativas al equilibrio interviene el centro de gravedad del cuerpo, o sea, el punto en el que queda concentrado el peso efectivo del cuerpo. Su posición es un factor de suma importancia para determinar la firmeza de la posición, que en cualquier técnica de cualquier deporte se busca para alcanzar el objetivo deseado. Por lo tanto, este factor debe recibir una gran atención. Un corredor que quiera alcanzar en un mínimo de tiempo una gran velocidad, y parta de una posición estacionaria, debe adoptar una postura de arranque que le permita sacar su cuerpo de equilibrio rápidamente. Como siguiente paso, debe continuar en una postura estable, que le ayude en sus esfuerzos para incrementar su velocidad tan rápidamente como sea posible.

PRINCIPIOS DEL EQUILIBRIO

Un cuerpo que se encuentra en equilibrio está en estado de descanso. El cuerpo puede adoptar innumerables posturas y estar equilibrado en todas ellas, dependiendo del grado de estabilidad de cinco factores:

1. - La estabilidad es directamente proporcional al área de la base en la que descansa el cuerpo.

Una persona que se sostiene sobre la punta de los pies, y que tiene estos juntos está en equilibrio pero de un grado inestable. Puede ser sacado de él con un ligero empujón, debido a que el área de su base es pequeña y, por tanto, la zona corporal de su cuerpo que hace contacto con el suelo es mínima con relación al volumen total.

La misma persona se encontrará en una posición más estable, si estando en posición recta separa sus pies a una distancia de 30 centímetros y se sostiene con toda la planta del pie. De esta manera tiene una base mayor que consiste en el área que tocan los pies, más el área que existe entre los dos pies. Si la misma persona adopta una posición en que las dos manos y pies tocan el suelo, establecerá, dos nuevos puntos de apoyo y la estabilidad será aun mayor, creándose entonces una difícil tarea para sacarle de su equilibrio. Ahora bien, si toma la posición defensiva «en tierra» del luchador, en la que las palmas de las manos están en el suelo, los brazos separados hasta la anchura de los hombros y tanto las rodillas como los pies están en contacto con el suelo, habrá establecido como base un área mayor.

Naturalmente es evidente que una persona que yace tendida en el suelo con los brazos y piernas separados habrá establecido una base todavía mayor y la posición más estable. Aunque en el atletismo esta posición no tiene validez, en el Judo es de vital importancia para dominar las técnicas de suelo.

2. - La estabilidad es indirectamente proporcional a la distancia del centro de gravedad del cuerpo a la base.

El centro de gravedad de un cuerpo es el punto en el cual éste puede ser suspendido en perfecto balance. Conforme los diferentes miembros cambian de posición, el centro de gravedad puede cambiar. También puede quedar fuera del cuerpo cuando éste adopta ciertas posturas. Su posición varía de acuerdo a la constitución del cuerpo y, consecuentemente, a la distribución del peso en el mismo.

Hablando en términos generales, el centro de gravedad se encuentra a la altura de la cadera, a la mitad entre la frente y la parte posterior de un individuo en posición erecta o acostado boca abajo, o boca arriba con los brazos a los lados. Si los brazos son levantados, la posición del centro de gravedad cambia y lo mismo sucede si una pierna es levantada. Esto puede ser comprobado poniendo a una persona boca arriba sobre una tabla apoyada en sus extremos. Si la persona mueve los brazos de manera que queden completamente extendidos sobre la cabeza, el balance acabará porque el centro de gravedad ha sido desplazado. La tabla se irá de lado. Lo mismo sucederá si las piernas se acercan al abdomen.

Cuando el cuerpo tiene una postura vertical, los cambios de posición de los miembros del cuerpo provocan un desplazamiento del centro de gravedad en sentido vertical y así, subiendo los brazos por encima de la cabeza, desplazaremos dicho centro 10 centímetros hacia arriba. En la medida en que abrimos las piernas y bajamos el cuerpo así bajará nuestro centro de gravedad. Los equilibristas emplean este principio para ayudarse a mantener el equilibrio y utilizan una vara larga y curva con peso en los extremos. Con mucha frecuencia su centro de gravedad queda debajo de la base, lo que les crea una estabilidad aún mayor.

3. - Para que exista equilibrio, el centro de gravedad debe quedar dentro del área de la base.

Si el centro de gravedad se proyecta en línea vertical llegará a una intersección con la base sobre la que descansa el cuerpo.

Una persona que pueda sostenerse parada de manos debe mantener la línea vertical de su centro de gravedad entre las manos, que en este viene a ser los límites del área de su base.

En los deportes atléticos, si lo que se desea es comenzar a correr tan rápidamente como sea posible requerirá menos esfuerzo romper el equilibrio del cuerpo estando erguido que agachado, aunque existen otros factores, como es la fuerza ejercida con los pies en el momento de partir, que aconsejan la posición de cuclillas.

Por otro lado, si lo que se desea es resistir la fuerza de desplazamiento ejercida por una fuerza extraña, como la del ataque en un partido de fútbol, o la del oponente en un encuentro de lucha, entonces la posición agachado será más ventajosa porque requerirá un mayor esfuerzo para sacar el cuerpo del equilibrio. De la misma forma, si un cuerpo se mueve rápidamente y uno desea detenerse de manera instantánea, podrá conseguir su propósito más efectivamente desde una posición agachada.

Así, un jugador que desee detenerse bruscamente podrá hacerlo si al mismo tiempo que planta sus pies en el suelo se agacha. De esta manera forma una base amplia, baja el centro de gravedad a un punto cercano al suelo y tiende a mantenerlo dentro de la base, pero tan separado como sea posible de la dirección del movimiento; y así adquiere un equilibrio mayor que el que tendría con una postura más elevada.

4. - La estabilidad se desplaza al mismo tiempo que los miembros.

Si un corredor que está en posición de salida se inclina hacia delante de manera que su centro de gravedad quede sobre sus manos, tendrá una tendencia mayor a caer hacia delante que en el caso de que su centro de gravedad estuviera sobre sus pies. Ahora bien, si un jugador corre hacia delante con rapidez, se detiene bruscamente y sitúa su centro de gravedad en el pie trasero en lugar del delantero, tendrá menos posibilidades de caer hacia delante. Cuando el centro de gravedad queda sobre el pie trasero, la distancia que hay de este punto a la orilla de la base que se encuentra en dirección del movimiento, es mayor que en el caso de que el peso estuviera sobre el pie delantero.

5. - La estabilidad es proporcional al peso del cuerpo.

Si dos individuos de distinto peso tomaran las posiciones antes descritas, se encontrarían que es más difícil mover o volcar a la persona más pesada.

APLICACIONES PRÁCTICAS DE ESTOS PRINCIPIOS

Ningún deporte está ausente del factor equilibrio y el problema está en saber aplicarlos. Un entrenador americano de Rugby lo solía utilizar cuando determinaba la postura de los hombres de línea, ya que se daba cuenta de que debían adoptar una postura muy estable de la que no pudieran ser sacados fácilmente y que, sin embargo, les permitiera moverse rápidamente en todas direcciones.

Algunos ejemplos prácticos, que pueden ser aplicados de igual manera al deporte que se quiera:

A. - Para arrancar con rapidez en una dirección, manténgase el centro de gravedad tan alto como se pueda y tan cerca del borde de la base que está en la dirección del movimiento.

La posición de arranque de pista es un ejemplo típico. La postura inclinada es necesaria para ejercer un máximo de fuerza; sin embargo, desde ese momento el centro de gravedad es mantenido alto gracias a que las rodillas no son dobladas demasiado y que la cadera se mantiene alta. También, el apoyo del cuerpo tiende a quedar sobre las manos las cuales reciben una parte considerable del peso. En esta posición, en el momento en que las manos son levantadas del suelo, el movimiento se inicia debido a la fuerza de la gravedad. Este tirón debe ser añadido a la fuerza ejercida contra las cuñas de arranque por los pies; ambas fuerzas dan como resultado un arranque rápido.

B. - Un cuerpo está en equilibrio cuando su centro de gravedad queda dentro de su base. Pierde el equilibrio cuando se sale.

En la posición en la cual el cuerpo queda sostenido por las manos con los pies hacia arriba, es necesario mantener las manos bien atrás de la cabeza con el objeto de que el área de la base, dentro de lo que se va a mover el centro de gravedad, sea mayor. El objetivo, naturalmente, es mantener la estabilidad mientras se está parado. Así, cuanto más grande sea el área de la base, más fácil es mantener el centro de gravedad dentro de ella.

El equilibrio del ejecutante termina cuando su cuerpo pasa de la posición vertical sobre la base, a otra en la que el centro de gravedad quede fuera de la base. Si una línea vertical que parte del centro de gravedad sale de la base, el equilibrio queda destruido.

C. - Para obtener mayor movilidad o estabilidad, incremente el área de la base y baje el centro de gravedad tanto como le permita la actividad que desarrolle.

En ocasiones, algunos luchadores, para defenderse de un oponente que lleva la ventaja y que podrían aplicarles una llave que los vencería; se tienden boca abajo en el suelo con los pies separados y los brazos tocando la superficie hasta que ven la oportunidad de escapar. Esta posición les proporciona la máxima estabilidad y buena protección ante un ataque.

D. - Para detenerse bruscamente cuando se avanza a gran velocidad, baje el centro de gravedad tanto como sea posible sin dejar de ser consistente con los movimientos que realice; incremente el área de base tanto como pueda y aleje el centro de gravedad del borde de la base próximo a la dirección del movimiento.

Este principio es avalado por el jugador de rugby que se detiene.

Cumple con los tres objetivos cuando separa los pies a la anchura de los hombros, uno delante del otro, baja la cabeza hasta acercarla al talón trasero y se agacha lo más posible.

E. - En todas las actividades en las que el soporte reside en los brazos, el centro de gravedad del cuerpo debe quedar tan cerca como sea posible sobre el punto de apoyo, ya sean las manos o la mano.

Por ejemplo, los ejercicios sobre el potro necesitan que el centro de gravedad sea mantenido arriba de las manos. Para conseguirlo, los hombros son desplazados hacia una dirección mientras que la cadera va dirigida en dirección contraria, al mismo tiempo que el cuerpo rota y la base de apoyo cambia. Si se fracasa en la aplicación de este principio será imposible mantener el equilibrio y que el cuerpo salga bien. Los mismos principios pueden ser aplicados en los ejercicios de barra.

F. - Un ejecutante que se encuentre en el aire sin apoyo no puede modificar mediante movimientos corporales la altura del centro de gravedad con relación al suelo, lo único que puede modificar mediante movimientos corporales es la posición del centro de gravedad del cuerpo. De esta manera, partes del cuerpo pueden ser levantadas mediante movimientos o cambios de posición.

A modo de ejemplo, la altura que se alcanza antes de soltar la pelota de baloncesto puede ser incrementada si enérgicamente se baja la mano que no se utiliza, para soltar la pelota un instante antes de que el centro de gravedad alcance su punto más alto.

G. - Cuando el cuerpo se encuentra suspendido en el aire, los movimientos de los pies y la cabeza hacia arriba vienen acompañados de un movimiento de cabeza hacia arriba y viceversa.

Este principio es aplicado en el salto de altura por aquellos que utilizan la técnica occidental o de fijamiento de abdomen. En el momento del despegue, la cabeza y la pierna son lanzadas tan alto como es posible y en el momento en que salvan la barra son desplazadas hacia abajo para librar la cadera. Lo mismo sucede con la cadera una vez que ha librado la barra; el objetivo es levantar la pierna restante.

H. - Cuando hay apoyo en las manos o en los pies, el movimiento de un miembro hacia arriba provoca un movimiento de la cadera hacia abajo. Este principio es aplicado en el salto con pértiga. Justo antes de librar la barra, los pies son impelidos en dirección vertical y después se dejan ir en dirección opuesta a la barra. Cuando la cadera sube, los pies bajan y libra el obstáculo.

TIPOS DE EQUILIBRIO

Equilibrio estático

Es la habilidad para mantener el cuerpo en posición erecta sin desplazamiento. La posición normal humana, parado, es la mejor prueba del equilibrio estático, el cual se logra mediante una serie de mecanismos reflejos y autónomos, pero enormemente complicados ya que en ello intervienen la zona laberíntica del oído, los ojos, los mismos pies en su contacto con el suelo y en gran medida la zona posterior y anterior del tronco.

Según parece, el cuerpo humano no puede lograr un equilibrio totalmente estático ya que todo el sistema necesita un ligero movimiento, continuo, para lograr la posición de en pies. Las diferencias entre los lados derecho e izquierdo, y las cadenas musculares anterior y posterior, son imprescindibles para un equilibrio correcto al saltar o al caminar.

Equilibrio dinámico

Consiste en la habilidad para desplazarse sin que el cuerpo caiga al suelo. Esta habilidad no es innata en el ser humano, y necesita ser aprendida desde pequeño y asimilada correctamente. La necesidad del niño para revolcarse, saltar y hacer piruetas, es un aviso que la naturaleza le envía para que desarrolle correctamente su sentido del equilibrio.

Hasta una edad aproximada de siete años es cuando estas facultades le marcarán toda su vida, ya que un niño, bien sea por enfermedad o por carencia de lugares para ejercitarse, que no realiza tempranamente estos juegos carecerá en un futuro de las habilidades normales para tener un equilibrio correcto. En la edad adulta es muy difícil corregir lo que no se ha desarrollado de pequeño.

No solamente el equilibrio dinámico nos permite movernos y girarnos, sino que al mismo tiempo deberemos calcular perfectamente la dirección de la marcha, rectificar con rapidez, pararnos de improviso y calcular la distancia hasta un objetivo. Si se trata de saltos, deberemos ser capaces de calcular la altura

227

aún antes de saltar y recuperar la vertical incluso sobre el aire. Todo esto, insisto, se logra con una educación adecuada en la niñez. Ejemplos cotidianos de personas con un equilibrio mal desarrollado los tenemos en el hecho de no poder bajar las escaleras corriendo sin agarrarnos al pasamanos, ser incapaces de saltar una cuerda aunque ésta se encuentre a una altura mínima, no poder permanecer de pie con los ojos cerrados, marearnos al dar volteretas, ser incapaz de inclinar el cuerpo hacia atrás sin caernos, no corregir rápidamente un volantazo imprevisto cuando conducimos un coche, etc.

ZONAS DEL CUERPO QUE INTERVIENEN EN EL EQUILIBRIO

El oído

Aunque no tiene tanta importancia como se le ha querido dar, lo cierto es que el líquido que se encuentra en el oído medio se pone en movimiento y se desplaza cada vez que nos movemos. Funciona de manera similar a una regla de nivel de carpintero, y el problema es que tarda unos segundos en corregir su posición, justos los que tarda el individuo en averiguar su nueva posición. Estos movimientos del líquido son recogidos por unos receptores corporales muy diversos que influyen sobre el tronco, los músculos los ojos y el cerebro, con el fin de que el cuerpo no se caiga mientras se restablece la posición correcta. Es pues esta capacidad para enviar y asimilar los impulsos de aviso los que en realidad controlan el equilibrio, ya que una persona adecuadamente ejercitada corregirá de una manera automática cualquier variación del líquido sin que aparezca el temido mareo. Un entrenamiento adecuado en la madurez puede lograr una mejorar del sistema muscular reflejo, pero nunca será tan perfecta como la adquirida en la niñez, la cual mejora los órganos necesarios, principalmente el sistema nervioso.

Los ojos

Ocupa un lugar importante en la producción del mareo y una prueba de ello es el hecho de marearse cuando vamos leyendo en coche, pero apenas pueden hacer nada para restablecer un equilibrio perdido, ya que suelen continuar girando unos segundos después del movimiento. Sin embargo, si los sabemos utilizar adecuadamente puede ser un factor más para mejorar nuestro equilibrio.

Utilizando un punto de referencia (cualquier objeto frontal a nosotros vale), podremos aguantar posiciones sobre una sola pierna largo tiempo, así como recuperar nuestra perpendicular después de un giro. Los bailarines son un ejemplo de este aprendizaje, ya que antes de girar miran a un punto determinado y lo vuelven a mirar al terminar el movimiento, con lo que su equilibrio sigue siendo perfecto.

El sistema muscular

Su buen funcionamiento es vital para un buen equilibrio ya que las descompensaciones de los músculos pueden hacer que no podamos mantener el equilibrio, por más que el resto del cuerpo esté en buenas condiciones. Así mismo, un sistema óseo en mal estado también nos puede hacer perder el equilibrio, a no ser que el mal sea tan antiguo que nuestros órganos sensoriales ya lo tengan memorizado y, por tanto, asimilado.

Cualquier movimiento provoca automáticamente una contención en la zona muscular contraria, la cual se comporta de igual manera al amortiguador de un coche limitando el movimiento del lado contrario. Si nos vamos hacia delante, la espalda controla ese desequilibrio y nos mantendrá con la estabilidad necesaria para que no nos caigamos hacia delante, incluso se llegan a alterar el reparto de pesos y la espalda aumenta su volumen de líquidos para evitar un desplazamiento del peso excesivo hacia delante. Lo mismo ocurre cuando nos inclinamos a un lado.

Los ligamentos también intervienen en estos procesos posturales y se tensan para que las señales de alerta al sistema nervioso sean más intensas, al mismo tiempo que limitan en parte el movimiento.

Es interesante saber que, con el paso de los tiempos, el ser humano ha perdido su capacidad sensitiva en los pies, mucho más agudizada cuando hacemos deporte calzados con gruesos zapatos. La planta del pie es la zona reflexógena más importante del cuerpo humano y en consecuencia un órgano de equilibrio de primera magnitud. Nada más fácil de comprobar su importancia que realizar cualquier ejercicio nuevo con zapatos o sin ellos. A esta pérdida de reflejos hay que añadir la poca utilidad de los dedos del pie, los cuales siempre han sido imprescindibles para una buena marcha o cambios de postura.

> Por tanto, cualquier deportista que quiera mejorar su sentido del equilibrio deberá comenzar por dar masajes a la planta del pie y moverse sin zapatos.

LA AGILIDAD

El entrenamiento ha de estar enfocado a potenciar las cualidades que existen en el cuerpo humano. En este sentido, el desarrollo de la agilidad es necesario para mantener un equilibrio con la pesadez y la lentitud adecuadas. En otras palabras, es importante realizar los potenciales del cuerpo humano en todo tipo de movimiento, sea éste lento, ligero o pesado. La teoría del yin y el yang se hace bien patente en el cuerpo humano.

Hay tres factores básicos a considerar antes de empezar a - ejecutar movimientos acrobáticos o cualquier otra forma de ejercicio físico relacionado con la flexibilidad, fortaleza y resistencia.

PRIMERO, ESTIRAR

Tienes que saber exactamente hasta dónde puedes doblarte, girar y estirarte, para prevenir lesiones y obtener resultados óptimos. Sin buenos ejercicios de estiramiento antes de una sesión te expones a sufrir tirones o desgarramientos en músculos, tendones o ligamentos. Lo que hay recordar al estirar es:

Duración:

Varios estudios han mostrado que el mantenimiento de un estiramiento por menos de un minuto no tiene efectos en los músculos y algunos dicen que mucho más de un minuto no tiene utilidad. Mi experiencia conmigo mismo y mis alumnos me dice que, efectivamente, menos de un minuto no parece ser demasiado eficaz, pero que el límite lo marca la aparición del dolor y éste puede aparecer a los pocos segundos y en otras personas no ocurrir hasta después de quince minutos. Por tanto, el tiempo adecuado del estiramiento puede ser de más de un minuto en cada posición y prolongarlo hasta que nos empecemos a sentir incómodos. Es obvio que la sensación de que nos están torturando nunca debe aparecer.

Si estamos en casa podemos leer un libro, ver la televisión y mantener así la posición requerida. Si el dolor en lugar de aumentar disminuye con el paso del tiempo, podemos forzar un poco más la posición.

Presión:

Cuando se está estirando es importante no dar tirones ni rebotes. Esto es algo que por fin parece que va entrando en todas las cabezas. Si insistes en tal actitud será causa de lesiones y estropearás el propósito del estiramiento. De nada vale que digas tu propia experiencia y quieras demostrar que tú mismo te diste millones de tirones y no estás lesionado. Lo más seguro es que sí estés lesionado y no quieras reconocerlo, pero de todas maneras, el que algo mal realizado no te cause lesiones a ti en particular no quiere decir que a los demás les ocurra lo mismo. Si pensáramos así podríamos recomendar fumar tres cajetillas de tabaco diarias solamente porque conocemos un abuelo que fumó toda su vida y vivió 90 años.

Recuerda que si el estiramiento te lo realiza otra persona deberá mantener una presión lenta y constante sin movimientos rápidos. Algunas personas tienden a tirar hacia atrás cuando sienten dolor y esto es muy peligroso.

Fortalecimiento:

Otro importante factor del estiramiento, que la mayoría de la gente descuida, es el fortalecimiento de los músculos exteriores cuando se estiran los músculos interiores. No solamente debes estirar, sino también fortalecer los músculos que están en los lados exteriores de los músculos que estiras. Por ejemplo, si estiras el bíceps femoral, también lo debes muscular para mejorar la elasticidad del muslo. Esto es así porque los músculos tienen la función básica de contraerse, pero no de estirarse. El estiramiento no es una facultad del cuerpo y por eso debemos potenciarla externamente, pero la contracción sí es algo interno y hay que trabajarla.

Relajación y respiración:

Lo último, pero lo más importante, es la relajación y respiración mientras estiras. Toma una inhalación profunda y exhala lentamente mientras estiras y relajas tus músculos concentrándote en la respiración, más que en el estiramiento.

LA FUERZA

Tienes que tomarte el tiempo para medir tus fuerzas físicas. Esto no es para medir los kilos que puedes levantar, sino la eficacia con la que puedes manejar el peso de tu cuerpo. Al entrenar, lo importante es tener un pleno control del peso corporal para poder llevar a cabo las posibles acrobacias que requieran las técnicas. Hay tres zonas en las que concentrarse: brazos, tronco y piernas.

Brazos:

Los brazos incluyen principalmente hombros, bíceps, tríceps, antebrazos, y muñecas. Hay varios ejercicios para el desarrollo de estas áreas, pero los más eficaces y prácticos son los fondos normales, sobre una mano; levantamiento de peso con el tríceps y flexiones en la barra. Lo que hay que mantener en la mente cuando se hacen estos ejercicios es que el cuerpo es el soldado y la mente el general. En otras palabras, lo que la mente mande eso hará el cuerpo.

La parte más difícil de estos ejercicios está en la mitad de la ejecución. El comienzo es bastante fácil, pero cuando se acerca el punto medio, la mente piensa que falta mucho para terminar. En ese momento debes empujarte a ti mismo. Intenta comenzar la cuenta desde uno otra vez hasta llegar al final. Eso puede ayudar. Estos ejercicios pueden realizarse de dos maneras: una, muy lentamente, estando totalmente consciente de cada movimiento; otra, muy deprisa, para desarrollar esos músculos de contracción rápida.

Tronco:

El tronco consta principalmente de tres zonas: pecho, estómago y espalda. Los ejercicios más eficaces para el desarrollo de estas áreas son los fondos para el pecho, ejercicios para el estómago sentados en el suelo y ejercicios de barra para la espalda. Estos son ejercicios comunes que pueden realizarse diariamente sin equipo especial.

Piernas:

Hay varios ejercicios para las piernas. No obstante, en lo concerniente a agilidad, la atención debe estar concentrada en ganar altura en los saltos y en caer con suavidad. Las sentadillas sobre una y ambas piernas son excelentes para el desarrollo de los muslos. Dar saltos en el sitio durante no menos de 15 minutos es una buena manera de desarrollar las pantorrillas y aumentar la fortaleza de los tobillos, además de mejorar el sistema cardiovascular. Si lo haces, no olvides ponerte un zapato almohadillado o evitar rebotar sobre el suelo duro. Otros ejercicios pueden ser saltar sobre obstáculos diversos.

RESISTENCIA

Esta desempeñará un papel esencial al determinar la productividad de la sesión de entrenamiento. Si sólo puedes resistir un corto espacio de tiempo, entonces la productividad de la sesión disminuye. Por otro lado, si un individuo es capaz de entrenar durante más tiempo, con el mismo nivel de energía a lo largo de toda la sesión sin fatigarse, entonces pueden lograrse más cosas. Mantén en la mente que debes terminar la sesión con un alto nivel de energía. Tienes que sentirte tan bien que puedas continuar entrenando durante varias horas más.

La manera de desarrollar esta sensación es dedicar parte de la sesión de entrenamiento cotidiano a la resistencia. No deben ser menos de 20 minutos, y durante ese tiempo debes ejercitar despacio y constantemente. Correr es la manera más rápida y eficaz de desarrollar la resistencia, pero habrás de tener en cuenta si es aconsejable dependiendo del deporte que practiques. Otro problema es que la carrera suele sobrecargar mucho las rodillas y ésta es una articulación ya de por sí muy castigada.

También suele afectar bastante a la espalda y a la cadera a causa de los impactos múltiples de los talones contra el suelo. De todas formas, si decides correr hazlo con un zapato adecuado para largas distancias y sobre terreno blando. No te olvides también que la carrera disminuye la elasticidad enormemente y agarrota los músculos de las piernas, por eso te será imprescindible estirar profundamente al terminar.

Equilibrio y coordinación:

Para desarrollar estas cualidades nada mejor que la ejecución de ejercicios que nos obliguen a trabajar sobre una sola pierna, o realizar ejercicios estáticos. El trabajo en el punching o saco flotante te ayudará también.

Una postura que te ayudará a mejorar el equilibrio, es la postura que se realiza manteniéndose sobre una pierna encima de un tronco o un objeto redondo. En estos ejercicios es importante mantener una respiración relajada y mirar a un punto concreto sin perderlo de vista.

Las acrobacias:

Una vez que hayas desarrollado todas estas áreas, entonces estarás preparado para las acrobacias. La primera con la que empiezas son los rodamientos hacia el frente y atrás. Seguidamente, intenta mantenerte en equilibrio con las manos. Esto es importante para el desarrollo de la fortaleza en la parte superior del cuerpo, que será necesaria para ejecutar con éxito volteretas en el aire. Al realizar estos ejercicios tienes que contar con alguien que te vigile, ya que sin un supervisor puede haber lesiones.

Las técnicas acrobáticas requieren mucha paciencia y tenacidad, sobre todo en el aterrizaje. Para mejorarlo tienes que emplear mucho tiempo saltando y al mismo tiempo tensar un punto que está situado un poco más abajo del ombligo. Con este punto en tensión, también debes tensar el cuerpo y pensar que eres tan ligero como una pluma. La caída debe ser suave sobre la parte delantera de la planta de los pies haciendo contacto en primer lugar, después con el talón cuando las rodillas se doblen. Si caes sobre los talones con las rodillas estiradas, puedes producirte un grave daño en los tobillos y la espalda. Conviene aprender a visualizar un punto específico como objetivo e imaginarte a ti mismo intentando agarrar una barra imaginaria y tirando del resto del cuerpo hacia arriba.

Estas técnicas acrobáticas te permitirán tener más libertad de movimiento y mejorarán tu nivel de habilidad. Al tener más agilidad podrás moverte rápidamente y reaccionar ante cualquier situación.

SOBRE LA ELASTICIDAD

Una regla de oro, entre las muchas que hay, para conseguir una buena elasticidad es trabajar todo el cuerpo, no limitarse solamente a la elasticidad de piernas. El motivo para insistir en esto es que todos los músculos, ligamentos y tendones corporales están unidos entre sí, en lo que se llama cadena muscular. Ninguno es totalmente independiente y la falta de elasticidad en un músculo, aparentemente lejano al que nos interesa trabajar, condicionará e impedirá los buenos resultados requeridos.

Una buena manera de trabajar la elasticidad es, trabajar primero los músculos menores, aquellos que son más fáciles de estirar, para pasar a continuación a los mayores.

Y ahora, voy a diferenciar las dos modalidades más importantes sobre las que se asientan los ejercicios: la estática y la móvil.

Elasticidad estática

Los ejercicios estáticos se deben hacer de manera lenta, durante siete a treinta segundos y tratando de forzar la posición natural del músculo. Son bastante seguros al carecer de movimiento, especialmente si se hacen en solitario, sin ayuda de un compañero. Pasar de la relajación al estiramiento es cosa fácil y solamente requeriremos la ayuda de alguien cuando queramos forzar un poco más, especialmente para que nos ayude en aquellos músculos o posiciones corporales en las cuales nos sea difícil conseguir un buen estiramiento por nosotros mismos.

Cuando estiremos con ayuda deberemos ser nosotros quienes dirijamos el estiramiento, el modo y la intensidad, ya que no hay un cuerpo igual a otro, mucho menos cuando nuestro ayudante tiene una edad diferente a la nuestra. Una ventaja de estirar a dúo es que podemos relajarnos totalmente mientras nos estiran y aprovechar para colocar cada parte de nuestro cuerpo (dedos, columna) en mejor posición.

La respiración deberá ser rítmica y sosegada, procurando que las presiones se hagan en los momentos de expirar, que es cuando los músculos están más sueltos. La presión deberá aumentarse hasta que notemos una ligera molestia, momento en el cual pararemos y trataremos de permanecer en esa posición algunos segundos, no más de 15. El dolor, aunque pequemos de reiterativos, está prohibido y solamente nos acarreará problemas.

Si vamos a realizar estiramientos todos los días, deberemos trabajar un grupo muscular cada vez, pasando al día siguiente al que tengamos más próximo, ya que así aprovecharemos las ganancias que hayamos logrado antes. Los principiantes no deben insistir mucho en sus ejercicios, ya que al cuerpo hay que darle tiempo para que cambie y lo mismo que no se puede aprender un arte marcial en un mes, la elasticidad tampoco se puede ganar en ese tiempo. La impaciencia nos hará lesionarnos y retroceder en el progreso logrado.

No hay que olvidar trabajar algo cada día los brazos, pechos y espalda, aún cuando aparentemente no los consideremos necesarios para la buena elasticidad de las piernas. La buena elasticidad, insisto, es cuestión de todos los músculos, no de unos pocos. Aquellos que ya lleven al menos dos años de práctica, pueden hacer cada día un total de ocho y diez estiramientos en cada masa de músculos principales y solamente cuatro para las pequeñas o menos importantes. Incluso pueden trabajar varias veces al día la elasticidad, procurando, eso si, no sentir dolor alguno en sus ejercicios.

Sabremos que nuestro trabajo es correcto cuando podamos mantener posiciones que antes nos parecían imposibles en estado total de relajación y durante 30 segundos. Una vez que hayamos aprendido a relajarnos en posiciones que nos crean molestias, la tensión y el estrés pueden ser eliminados totalmente. Trabajando así conseguiremos evitar también uno de los males más habituales entre los deportistas, como son las contracciones musculares y los agarrotamientos. Si el estiramiento se realiza lentamente y sin dolor, estos problemas nunca aparecerán, sea cual sea el deporte que practiquemos.

Estiramientos dinámicos

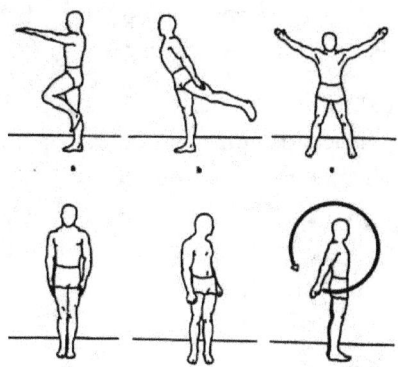

Nos referimos ahora a los estiramientos en movimiento, aquellos en los cuales vamos a estirar los músculos gracias a movimientos amplios de las zonas interesadas. Para este tipo de ejercicio se hace imprescindible tener muy en cuenta las articulaciones, ya que ellas nos van a indicar antes que los músculos cuál es nuestro límite y cuál debe ser el movimiento correcto a efectuar. Cualquier molestia en una articulación será la señal de que no estamos trabajando bien. Podemos movernos procurando ganar amplitud en el músculo o también ganando en velocidad. Aunque en el trabajo de elasticidad casi siempre los movimientos son muy lentos, no podemos olvidar que durante la práctica del deporte nos moveremos a velocidades altísimas y el músculo debe estar preparado para ello.

Por eso el estiramiento en movimiento se rige por diferentes reglas que el estático y aquí no hay que buscar la lentitud y la suavidad como base, sino que debemos acostumbrar a nuestros músculos a que se estiren con rapidez. Como todo, esto también se puede lograr con mucho tiempo de trabajo, ya que los músculos guardan una especie de memoria en su estructura celular y responderán con eficacia al trabajo exigido si antes les hemos entrenado para ello.

¿Es necesario un ayudante en los ejercicios en movimiento? En principio parece ser que no, aunque su ayuda nos será de utilidad en ciertos casos. Con su presencia nos marcará los límites a superar y nos indicará el movimiento correcto, especialmente en las primeras sesiones. Es como cuando entrenamos con pesas: al principio es necesaria la presencia del instructor para que todo salga bien y posteriormente podemos seguir ya en solitario.

Existen, no obstante, otra serie de ejercicios en movimiento, ampliamente conocidos, en los cuales es normal trabajar con ayuda. Las flexiones de espaldas, los balanceos de rodilla, las elevaciones de pierna desde el suelo y hasta las torsiones del tronco, pueden hacerse con mayor precisión y eficacia si trabajamos con un compañero.

Calentamiento previo

Las sesiones de calentamiento previo a los ejercicios de elasticidad están dirigidas a soltar previamente los músculos y lograr que llegue sangre a ellos desde los primeros momentos. Hay deportistas que manifiestan no necesitar estos ejercicios previos de calentamiento y puede que tengan razón, pero es su caso particular. Por eso es muy arriesgado tratar de copiar los movimientos de algún campeón, mucho más si es mas joven que nosotros.

Si notamos y presentimos que podemos hacer ejercicios de elasticidad sin calentamiento inicial es bueno que los hagamos, pero hay que tener en cuenta que quizá no todos los días podamos conseguir hacerlos, ya que el cuerpo humano no es una máquina inmutable y lo que hoy sirve mañana puede ser un riesgo hacerlo.

Más que tratar de estirar los músculos antes de trabajar lo que más importa es la lubricación articular, ya que hay que lograr cierta viscosidad en las fibras musculares. «Engrasar» previamente el cuerpo puede ser la frase a tener en cuenta. Indudablemente, no es lo mismo acudir a un gimnasio a primera hora de la mañana de un día frío de invierno, que ir después de una dura jornada de trabajo un día caluroso de verano. Por este motivo, es imposible dar normas generales e invariables sobre la elasticidad y el calentamiento. Cada jornada, cada persona y hasta cada provincia, requieren modos y maneras diferentes de trabajar.

Relajación o enfriamiento

Esta es la fase más olvidada de todas y eso que ya se considera como sumamente importante. Estirar de nuevo al final de una clase de trabajo muscular o técnico es tan importante como hacerlo al principio. En ese momento los músculos están calientes, llenos de sangre y sumamente contraídos, por lo que una sesión corta de estiramiento los relajará y enfriará, evitando que al día siguiente aparezcan agujetas o dolores musculares. Las lesiones musculares apenas aparecerán, si tenemos muy en cuenta este tipo de trabajo final y no lo abandonamos bajo ninguna excusa. Además, después de una sesión de estiramiento final, el corazón se encuentra en óptimas condiciones de funcionamiento y nuestro cuerpo totalmente descansado, como si no hubiésemos realizado ejercicio alguno.

No te olvides:

Nada de prisas, ni de forzar, ni de sentir dolor. La elasticidad debe ser placentera, no un suplicio.

CÓMO CONSEGUIR MEJORAR LA VELOCIDAD

Es la velocidad explosiva y una implacable acción, lo que normalmente da la ventaja y, generalmente, la victoria a un deportista. Muchos competidores atribuyen su extraordinaria velocidad y resistencia a un programa de pesas cuidadosamente desarrollado para sus piernas.

Para probar esto, se suele citar el experimento siguiente: un conocido investigador en la medicina deportiva quiso determinar científicamente qué atleta demostraba la reacción inicial más rápida en una situación de competición. Seleccionó a un grupo de atletas profesionales soberbiamente preparados del fútbol, béisbol, pista, baloncesto, gimnasia y halterofilia. El experimento consistía en un sprint de cinco yardas cronometradas. Cuando se llevó a cabo el experimento, ganó el levantador de pesas.

En principio, parece imposible. ¿Cómo es posible que un pesado y musculoso levantador de pesas ganara a un corredor de velocidad, a un jugador de fútbol, e incluso a un baloncestista en un sprint? Después de todo, el correr distancias cortas con rapidez forma parte importante de sus deportes.

La clave de la victoria del levantador de peso está en la velocidad explosiva. Dicho atleta literalmente explota hacia delante a la señal de la pistola, impulsando como pistones las musculosas piernas contra los tacos.

Los levantadores de peso y las bailarinas de ballet son los únicos atletas que han desarrollado los músculos y técnica para impulsarse desde el suelo sin dudar. La mayoría de los demás atletas, no usan efectivamente el suelo. El motivo es que, al igual que la mayoría de los seres humanos, aceptan la mecánica muscular y simplemente levantan el pie para dar un paso, en vez de empujar el suelo con el pie.

Empujar el suelo con velocidad explosiva se hace más

importante cuando te das cuenta de que la mayoría de los encuentros de competición tienen lugar en un espacio de cinco yardas. Así pues, aquél practicante que dedique su tiempo al desarrollo de velocidad explosiva obtiene una ventaja significativa.

Muchos profesores te hablarán de la importancia del uso de las pesas para el entrenamiento. Insistirán que es importante el desarrollo y tono de los músculos de todo el cuerpo porque hay muchos deportes en los que se someten ciertas articulaciones cruciales a una mayor acción percutante y penetrante. Los músculos rodean el hueso y forman una importante protección para las articulaciones. De manera que, si se desarrollan apropiadamente, los músculos evitarán muchas lesiones comunes en articulaciones como la rodilla y tobillos.

El entrenamiento con pesas, tiene la ventaja adicional de programar o condicionar a los músculos para que reaccionen sin titubeos. Los ejercicios de entrenamiento con pesas deben realizarse regularmente y en forma explosiva con el peso suficiente para dejar a los músculos ligeramente doloridos después de cada sesión. Estas ligeras molestias son la mejor forma de saber que estás progresando. Haciendo cada tanda explosivamente, desarrollas velocidad, potencia y resistencia, sin que aparezca el abultamiento que generalmente resulta del entrenamiento con pesas tradicional. Hay que destacar el valor aeróbico del entrenamiento explosivo con pesas.

Este tipo de entrenamiento, si se lleva a cabo regularmente, aumentará el peso corporal. Esto hay que tenerlo en cuenta si deseamos permanecer en nuestro peso.

Una manera de ganar rapidez, potencia e incluso mayor dureza, sin que ganemos peso adicional, es trabajar las pesas no más de dos días en semana.

EL ENTRENAMIENTO CON PESAS

Para conseguir buenos resultados en el trabajo con pesas, debieras trabajar hasta cinco tandas de 15 a 20 repeticiones rápidas antes de aumentar el peso.

Recuerda: cuando empiezas por primera vez un entrenamiento con pesas, comienza con un peso que puedas levantar cómodamente para evitar posibles lesiones.

Según el músculo se va acondicionando, puedes ir aumentando el peso para mejorar la velocidad y la ejecución.

El programa debe incluir con preferencia el trabajo de pantorrillas y muslos; con el fin de desarrollar aquellos músculos que intervienen en la velocidad explosiva, de arranque y en los músculos del muslo para la potencia de las piernas, saltos y movilidad en toda escala.

Es más fácil visualizar el efecto si piensas en un movimiento ofensivo como comenzar con el talón levantado, e, igualmente, un movimiento defensivo con el talón bajado.

Aquí está el programa para las pantorrillas y muslos que se suele utilizar para desarrollar la velocidad explosiva de los campeones:

Ejercicios de pantorrilla:

1. Elevación de pantorrillas, sentado.
2. Presión de pierna con las pantorrillas, sentado.
3. Elevación con las pantorrillas, en pie.
4. Movimiento inverso, en pie, si peso.
5. Movimiento inverso, en pie, con peso.
6. Elevación de pantorrillas (de burro).

Ejercicios de muslo:

1. Elevación frontal, en cuclillas.
2. Elevación de espaldas, en cuclillas.
3. Elevación inclinada.
4. Extensión de pierna.
5. Flexión de pierna dando un paso.
6. Flexión de pierna en banco.
7. Presión de pierna.
8. Dando pasos.

COMPLEMENTOS ESPECIALES PARA EL ENTRENAMIENTO

LA RESPIRACIÓN:

Si hay algo considerado como panacea a un amplio nivel en China hoy día, eso es el "Qigong", los ejercicios de respiración tradicionales chinos.

En sus 3.000 años de civilización, los chinos han desarrollado varias medicinas o terapias tradicionales "curalotodo", tales como el uso del ginseng, acupuntura y tai chi. Pero el Qigong es el furor entre las masas en lo relativo a sistemas de entrenamiento.

Entre las brumas de la mañana, los pobladores de las principales ciudades chinas se diseminan a lo largo de las calles, adoptando diferentes posturas. Durante las pausas en su trabajo, miles de personas salen de las tiendas y oficinas para recuperarse durante 15 minutos mediante el Qigong. Al anochecer, puede verse a multitud de personas practicando sus ejercicios de Qigong antes de irse a dormir. En muchos lugares puede verse la típica escena de los practicantes más experimentados rompiendo ladrillos con las manos desnudas, partiendo planchas de mármol en la cabeza o tendiéndose sobre clavos. Claro está que todo esto lo dejamos sólo para los ya experimentados.

Este interés en el Qigong obviamente se ve apoyado por los frecuentes informes sobre el éxito en la curación de varias dolencias, algunas consideradas incurables. Los chinos comenzaron a practicar el Qigong para obtener buen salud y una larga vida hace más de 3.000 años. Con el transcurrir de los siglos, se le han asignado diversos nombres, tales como Xingi, tuna o Yangsheng. Hace mucho tiempo se encontró que estos ejercicios podían hacer surgir energía del cuerpo, fortalecerla, o hacerla fluir más suavemente mediante el control del pensamiento y la regulación de la respiración, en coordinación con los apropiados movimientos del cuerpo, ayudando así a prevenir o curar enfermedades y manteniendo el cuerpo en forma.

La más antigua descripción del Qigong en China data de hace 2.000 años y se encuentra en los Clásicos internos del Emperador Amarillo, la primera y más importante obra de medicina del país. En ella se instruye a la gente para que permanezcan saludables "haciendo profundas respiraciones para permitir el suave flujo de la sustancia fundamental y la energía vital del cuerpo", permaneciendo en un estado de transcendencia y relajando los músculos en plena armonía.

Otro libro, Guanzi, que se cree fue escrito en el año 300 a.d.C., hacía notar: "El logro de la meditación ayudará a mejorar el funcionamiento de los ojos y oídos y el ajuste general de los miembros, y esto a su vez acumulará abundante energía y vigor en el cuerpo". El Zhuangzi, una antigua obra taoísta escrita alrededor del año 200 a.d.C., declaraba: «Con el fin de obtener longevidad, respira profunda y plenamente, deja salir el aire impuro y toma el aire fresco, mientras caminas con el porte de un oso y te estiras como un pájaro. Estos ejercicios, practicados por aquellos que quieren mantenerse en buenas condiciones y vivir una larga vida, les darán el resultado deseado».

Como indican los registros históricos, el Qigong era tan popular en la China antigua que fue adoptado por casi toda la gente, hasta por rivales ideológicos y religiosos como taoístas, budistas y confucionistas. Esta popularidad, a su vez, fue la causa de que el Qigong se desarrollara por diferentes caminos. Los taoístas, por ejemplo, desarrollaron el «método de respiración taoísta» un sistema concentrado sobre el «refinamiento de la mente y el cuerpo» mediante la meditación.

Los budistas desarrollaron un método que enfatizaba la «trascendencia espiritual», mientras que el enfoque de los confucionistas se centraba en la mejora de la personalidad y el temperamento.

De todos los sistemas, no obstante, el cultivado y refinado por los antiguos médicos chinos era el más popular por entonces. Según la medicina china tradicional, lo que mantiene el cuerpo humano y lo hace funcionar es el Chi, o «energía vital», que circula a lo largo de los jinglos, canales principales colaterales, considerados como un entramado de pasajes. La condición del Chi determinaba, pues, la condición física del cuerpo. Si el Chi era débil, entonces el cuerpo estaría enfermo, y viceversa.

La circulación del Chi también sería importante, según la teoría jinglo. Si el Chi quedaba bloqueado en algún lugar, por ejemplo, se producirían ciertas enfermedades. Para mantenerse en forma y curar las enfermedades, por lo tanto, hay que fortalecer el Chi y mantenerlo en movimiento, mejorar su sistema de circulación y librarse de los bloqueos mediante ejercicios físicos y mentales.

Esta teoría fue muy bien enunciada en «Primavera y Otoño, de la familia Lu», libro escrito el año 249 a.d.C., en donde se decía: «El agua corriente nunca se corrompe y los goznes de la puerta no son comidos por los gusanos porque se mantienen en movimiento". Lo mismo se aplica al cuerpo humano. Si no hay movimiento en el cuerpo humano la energía vital que mantiene su funcionamiento no circulará, y sin la circulación de esta energía, la vida se detendrá y consumirá.

Cuando surgía una enfermedad los antiguos doctores chinos sospechaban que algo había ido mal con la energía vital o su sistema de circulación. Se prescribirían drogas herbales para fortalecer la energía. la acupuntura, moxibustión (tratamiento con calor) o masajes, serian aplicados en los puntos de acupuntura problemáticos a lo largo de los canales principales y colaterales para eliminar los bloqueos y hacer fluir a la energía con mayor libertad y suavidad.

Pronto se comprobó que era un medio efectivo para fortalecer la energía y mejorar su sistema de circulación. Y muchos antiguos médicos chinos hicieron grandes esfuerzos para mejorar y refinar los primitivos ejercicios de Qigong. Un médico famoso, estudió detenidamente los movimientos de cinco pájaros diferentes y creó el Wuqinxi, o (ejercicios de los cinco pájaros), para ayudar a la gente a mantenerse en forma y curar enfermedades. Desde los tiempos antiguos, el Qigong había sido prescrito y aplicado a los pacientes como cura.

Siendo el Qigong desarrollado por los médicos principalmente con fin terapéutico y orientado al mantenimiento de la salud, gradualmente se convirtió en una práctica popular para los chinos, al igual que el Qigong atrae a los occidentales hoy día.

Actualmente hay muchos estilos y ejercicios de "Qigong estilo suave". En general se dividen en dos grandes categorías: "Qigong activo y Qigong estático". El Qigong activo se caracteriza por sus movimientos activos, diseñados para el Chi hacia ciertas partes del cuerpo con la ayuda de maniobras pensadas; mientras que el Qigong estático se basa en "posturas estáticas" que enfatizan la meditación y los "movimientos internos".

Los deportistas chinos desde hace mucho tiempo han empleado el Qigong para fortalecer su energía vital, endurecer sus cuerpos y hacer sus ataques más potentes. Orientado al combate, junto con otras prácticas similares, se desarrollaron gradualmente en una escuela mayor llamada Qigong "estilo duro", en contraste con el Qigong orientado al mantenimiento "Qigong estilo suave".

Recientes investigaciones científicas sobre el Qigong e informes sobre los efectos terapéuticos, hicieron surgir nuevamente un interés masivo en el «estilo suave». Desde 1977, científicos chinos se han unido a expertos en Qigong llevando a cabo más de 1.000 pruebas sobre las reacciones físicas y fisiológicas de los ejercicios internos. Las pruebas incluían detección de radiación infrarroja, detección electrostática, detección del efecto de la presión, observación por rayos X de las venas, interferencias polarizantes, análisis espectral de la energía y determinación y observación del biodetector.

Dicha investigación ha puesto en evidencia la función del

Qigong. Una investigación hecha en el Noroeste de China, demostró que el 90% de 27 pacientes aquejados de hipertensión consiguieron disminuir su presión sanguínea tras practicar el Qigong durante un corto período de tiempo. Otras investigaciones mostraron resultados esperanzadores en 77 casos de angina de pecho (relacionada con la enfermedad coronaria del corazón) después que los pacientes hubieran practicado el Qigong durante tres meses. El efecto terapéutico para la angina de pecho y otros síntomas alcanzó el 100% tras tres meses de práctica, mientras que la proporción de mejora mostrada por el electrocardiograma era del 67%, según el informe del instituto.

Los investigadores han llegado a dar algunas explicaciones sobre los efectos curativos del Qigong. Han comprobado que el consumo de oxígeno del practicante de Qigong en postura yaciente o sedante disminuye el 30% después de realizar los ejercicios. El metabolismo de la energía también disminuye un 20%, igual que la frecuencia de la respiración. Estos cambios, según declararon los investigadores, indican que el practicante se encuentra en un estado de bajo consumo de energía, lo que permite usar la energía ahorrada para reparar el cuerpo físico y superar la enfermedad. También han descubierto que los ejercicios de Qigong pueden dar masaje a los órganos internos abdominales. Durante el ejercicio, según sus observaciones, el diafragma se mueve hasta una extensión tres o cuatro veces superior a la normal, y la presión intraabdominal cambia periódicamente. Como resultado, la peristalsis en la región gastro-intestinal aumenta, mejorando las funciones digestivas y de absorción, lo que contribuye a la recuperación.

Un nombrado investigador del Qigong en Beijing, piensa que el Qigong constituye un proceso de "auto-reajuste" y "auto-rejuvenecimiento". Declaró: "ayuda a establecer un equilibrio entre elementos positivos y negativos en el cuerpo humano, de forma que asegure su normal funcionamiento".

También se han incluido como parte del entrenamiento habitual de los deportistas de élite, en especial como pausa durante el entrenamiento exhaustivo. Gran parte de la investigación hoy día se centra en el Waiqi, la "energía vital" liberada por los maestros experimentados en el Qigong para curar enfermos y mejorar el rendimiento deportivo. Es la parte más misteriosa del Qigong. Varias pruebas han mostrado que el Waiqi es una fuerza material y existe objetivamente. Observaciones mediante sistemas termográficos han probado que dicha radiación no sólo puede pasar directamente desde el maestro al paciente, sino también puede liberarse a través de varias personas.

Un experimento sorprendente fue llevado a cabo por una Dra. experta en inmunología en el Hospital General de la Armada China. Trabajando en cooperación con un maestro de 67 años experto en Qigon, ella ha conseguido probar que el Chi puede ser tanto destructivo como beneficioso para el crecimiento de bacterias. Su informe, titulado "Sobre la inmunidad del Waiqi", fue publicado en el primer número de "Qigong chino", una de las muchas publicaciones sobre Qigong del país.

Algunos expertos también han recurrido al empleo de plantas, animales y hasta biomacromoléculas, como ayuda para asegurar una comprensión del Waiqi. Algunos investigadores en China, seleccionaron ciertos tipos de hojas de árboles como objetos de experimentación. Conectaron a las hojas electrodos negativos y positivos según direcciones prescritas, para hacer lo que llamaron un "detector de plantas". Cuando un maestro de Qigong liberaba su waiqi, halló que los terminales de ambos electrodos recibían fuertes señales eléctricas relacionadas con el pulso. Sin embargo, no se registraba tal respuesta cuando una persona ordinaria permanecía frente al detector.

Aunque los efectos curativos del Qigong para algunas enfermedades parecen discutibles, todos coinciden en que el Qigong es un ejercicio excelente que puede ayudar a todos, viejos y jóvenes, enfermos y sano, a vivir una vida más larga y productiva. Obviamente, para la práctica de cualquier deporte constituye el mejor método para aprender a respirar y proporcionar así a todo el organismo el oxígeno que necesita.

LA FUERZA INTERNA (EL KI)

Un tema controvertido y misterioso es si el fenómeno conocido como Ki (energía interna), existe de verdad. ¿Es la búsqueda del poder del Ki un gran viaje sin esperanza, como puede ser la búsqueda de la eterna juventud a cargo de Ponce de León, o la interminable busca del Santo Sepulcro por los cruzados? ¿O quizá puede ser que el Ki no haya sido descubierto aún por los mortales?

La búsqueda del poder del Ki bien podría comenzar con la práctica de cualquier arte marcial o disciplinas deportivas en las cuales se necesite una explosión súbita de la energía.

La fuerza del Ki es invisible, no se puede ver con ningún método conocido, y es por eso que lo que no podemos ver o medir no lo consideramos válido. Sin embargo, algunas de las cosas más importantes de nuestra vida son aquellas que no tienen forma, pero existen como una gran fuerza motivadora. El Ki existe en todos los seres vivos, siendo el sostén de la vida y lo que mantiene en movimiento la materia.

En el comienzo del Universo no había la nada, y en esa nada estaba el Ki pura energía. Al comenzar el Ki a moverse, desarrolló dos fuerzas diferentes, Yin y Yang. Para cada elemento hay un elemento igual que se opone: visible, invisible; negro, blanco; masculino, femenino; brillo, oscuridad.

Según estas energías opuestas se movían más deprisa, crearon el sonido, el color, etc. Por último, a su velocidad más elevada crearon la materia. La materia se dividió en cinco elementos: agua, fuego, metal, madera y tierra. Según el Ki se mueve y controla los elementos en el Universo también controla los del cuerpo humano.

El cuerpo humano es un pequeño microcosmos del Universo, dentro del cual existen multitud de universos, todos los cuales se rigen por las mismas leyes. El Ki es la fuerza invisible que nos da poder para la movilidad e intelectualidad. Es la fuerza de la tierra que mora en todos los seres humanos y en el resto de las criaturas orgánicas e inorgánicas

PUNTOS QUE GENERAL EL KI

Tres son los puntos en el cuerpo humano que generan fuerza del Ki. Sang dan jun (situado entre los ojos), Joon jun (punto de la fuerza física), y el Ha dan jun. El Dan jun a menudo es conocido como el rojo o el Campo de la energía, y está situado a tres pulgadas por debajo del ombligo. Su importancia está en el hecho de que la materia fue creada de la nada. Para comprender el significado de esto, tenemos que regresar a la concepción de la vida humana. El óvulo, fuerza negativa (sin que ello quiera decir algo peyorativo), y el espermatozoide (fuerza positiva), son creados por el Jung ki y unificados en un solo ser que da origen a otro nuevo ser. Es un hecho que el óvulo siempre se aloja en el mismo punto cada vez, en donde permanece hasta que nace como ser humano.

Lo primero que un óvulo fecundado desarrolla es un cordón umbilical que le une a la madre. A través de este cordón umbilical, el feto recibe nutrientes y la energía de la madre para los nueve meses siguientes. Esta es la manera en que el niño recibe el Ki de la madre. Tras los nueve meses en la matriz, el niño sale al exterior y lo primero que hace es tomar aire. Así se aclaran los pulmones del niño y comienza a tomar Ki. La cosa más importante en el universo es el aire, el cual desarrolla el Ki en el hombre. Al crecer, todos olvidamos la importancia de nuestro ombligo, el punto en el cual nació la vida y el cual aún nos sigue manteniendo unidos al universo, aunque no de una manera tan manifiesta como cuando estábamos en el seno materno.

EL OBJETIVO DEL KI

Se trata de unificar los tres tipos de fuerza o energía que poseemos, ya que normalmente solamente utilizamos un 30 o quizá un 40% de nuestra energía. No obstante, algunos nacen con más fuerza de Ki que otros, al menos en algunos sectores.

Se puede ser fuerte físicamente pero de gran pobreza mental, lo mismo que tener una mente ágil y un cuerpo torpe. La mayoría de la gente tiene un desequilibrio en sus poderes y el objetivo sería buscar un equilibrio entre los tres puntos de energía. Cuando se llegue a ese nivel estaremos a un paso del Ki. Por lo general, mediante un buen entrenamiento, se puede alcanzar este equilibrio en unos 3 meses o 3 años dependiendo de la persona. Aún así, hay muy pocos que hayan conseguido resultados buenos, ya que primero hay que conseguir mejorar los tres poderes de nuestro cuerpo, y algunos no son fáciles de mejorar.

EL EQUILIBRIO

Una vez alcanzado el nivel de equilibrio estaremos en condiciones de rendir al máximo, tanto física como intelectualmente. Seremos capaces de emprender y resolver cualquier asunto que nos propongamos. Físicamente tendremos una fuerza cinco veces más fuerte que la primitiva, mejor precisión y mentalmente el nivel de atención y confianza aumentados espectacularmente. No hay que confundir esta fase con las demostraciones de fuerza, ya que allí solamente existe un factor y se necesita también el equilibrio emocional y psíquico.

Aún así, los cambios no son notorios y las personas que nos rodean no percibirán nuestro cambio. En nuestro interior nos sentiremos más fuertes, mejores y muy saludables, así como percibiremos un mayor atractivo por la naturaleza y un mayor respeto por sus habitantes.

LAS PRUEBAS

Las demostraciones de rompimientos, fuego o combate, son la forma externa del Ki, aunque no el Ki en su totalidad. Se hace necesario demostrar que hemos ganado ligereza, capacidad para saltar más alto, caer desde una altura con suavidad y sin ruido, suficiente velocidad, rapidez en los reflejos, ser tan pesado que no nos puedan levantar o mover, tan duros como el acero, insensibles al dolor de manera que podamos actuar bajo fuerte tensión, etc.

Para conseguir estos resultados y aumentarlos día a día, se hacen necesarios ejercicios respiratorios, habilidad en el manejo de las plantas medicinales tanto para curar como para matar, poder beber agua sin problemas mientras se ejecutan las técnicas respiratorias y tomar cantidades apropiadas de minerales y oligoelementos.

TÉCNICAS ESPECÍFICAS PARA MEJORAR EL KI

Los ejercicios más aplicables y simples se dividen en dos categorías: ejercicios para el desarrollo de la fuerza pasiva del Ki, y ejercicios para el desarrollo de la fuerza activa del Ki. Hay cinco posiciones de meditación de acuerdo con los cinco elementos del universo, madera, metal, fuego, agua y tierra. Todos estos ejercicios deben hacerse concentrándose en el Shih Ki (el lugar por debajo del ombligo) y respirando a través de la nariz profundamente en todo el pulmón. Mientras se está respirando, tanto el punto del ombligo como el ano deben estar en tensión.

Hay dos maneras de respirar:

Aspirando aire durante cinco segundos, mantener la respiración otros cinco segundos y exhalar durante cinco segundos. También, aspirar durante cinco segundos y espirar durante otros cinco segundos. Se pueden aumentar los ciclos hasta diez segundos o más. Estas diferentes posiciones ayudan a desarrollar los órganos del cuerpo relacionados entre sí. La diferencia entre el desarrollo de la fuerza Ki y el de la fuerza Yang Ki está en que en la última hay que tensar todo el cuerpo, desde los dedos de los pies a las manos.

Hay varios tipos de desarrollo de la fuerza activa del Ki: desarrollo de la potencia de todo el cuerpo, potencia en el golpeo. La pesadez para que no nos muevan, la ligereza para el desplazamiento, la insensibilidad al dolor, y la fuerza en las muñecas y el canto de la mano.

LA BÚSQUEDA DE LA PERFECCIÓN

De ninguna manera es una tarea fácil el camino de la perfección y el conocimiento. El estudio del poder del Ki es el aspecto más importante del entrenamiento y la mayoría de los instructores de hoy día pasan por alto su significado. Sin embargo, para mantener la salud y realizar el potencial humano al máximo, deberíamos tratar de mejorar o encontrar nuestro propio Ki.

EL ENDURECIMIENTO

El endurecimiento está en la actualidad algo olvidado, injustamente, y es debido más que nada a la proliferación de actividades deportivas en las cuales se piensa que no es necesario. Sin embargo, en la mayoría de los deportes colectivos, entre ellos fútbol o baloncesto, y con mayor motivo en el rugby y artes marciales, el deportista debe poseer un cuerpo debidamente endurecido contra los repetidos golpes que soportará. Con esta preparación corporal el deportista será más efectivo, no solamente por aún la mayor seguridad en los contactos corporales bruscos con sus oponentes, sino también porque no acusará físicamente el dolor de los encuentros.

En el proceso de endurecimiento lo primero que se forma es un ligero callo que tiene como misión proteger a la piel contra el desgarro. Sin embargo, en los métodos modernos el callo no se forma porque el acondicionamiento se consigue mediante repetidos y suaves contactos. El acondicionamiento se realiza igualmente, ya que debajo de la piel se forma tejido conjuntivo y fibroso, que realiza la función amortiguadora perfectamente.

Durante las primeras sesiones de endurecimiento es muy frecuente que el practicante, en su afán de progresar rápidamente, golpee con dureza y durante demasiado tiempo, logrando únicamente despellejarse la piel y sangrar en abundancia. Cuando esto ocurra, no nos queda más remedio que suspender el entrenamiento hasta lograr la cicatrización total.

Cuando notemos que las partes a endurecer se están poniendo al rojo, hay que dar por finalizado el trabajo y darse unas friegas de agua fría con sal marina y algo de vinagre. También se puede utilizar alcohol, aunque es menos efectivo.

Las partes básicas a acondicionar serán: dedos, nudillos, codos, rodillas y antebrazos. También será conveniente endurecer los músculos del cuello, pecho y estómago, mediante palmoteo con nuestras propias manos.

CONSIGUE UN CUERPO DE HIERRO

Si el deporte que tú prácticas tiene como finalidad el combate, de nada te servirá un buen entrenamiento en el ataque, sino acondicionas tu cuerpo para recibir los impactos del contrario. El entrenamiento ha de ser lo más eficaz posible y puedas resistir perfectamente tanto el golpear como el ser golpeados. De nada nos valdría unas habilidades increíbles en la lucha si al menor contacto sentimos un dolor inmenso que nos hace abandonar.

Las partes corporales que con más frecuencia tienen que soportar impactos son: nudillos, antebrazos, cara y pies. Unos porque con ellos golpeamos, otros porque son golpeados preferentemente por el adversario, o porque con ellos deberemos bloquear sus ataques. La consecuencia de no tener esas zonas lo suficientemente acondicionadas tiene como resultado, cortes, quemaduras y roturas. Un entrenamiento adecuado deber tener en cuenta estas debilidades corporales y trabajar para curtirlas al máximo posible. El gimnasio, por tanto, deber contar con los elementos necesarios para endurecer las zonas corporales más delicadas.

En las competiciones deportivas vemos con frecuencia a peleadores hábiles que al menor golpe gritan de dolor, en ocasiones exagerando, algo que no ocurriría si previamente hubieran entrenado el endurecimiento corporal. Aunque las protecciones tratan de proteger las partes óseas más sensibles al dolor, de poco valdrán si el cuerpo no es capaz de encajar los golpes más habituales. Podemos afirmar que solamente la casualidad hace que los deportistas no acaben siempre con fuertes lesiones.

Actualmente el endurecimiento se limita a recomendar practicar pesas, en la creencia de que un músculo voluminoso y fibroso puede aguantar toda clase de golpes, algo que tiene su punto de razón pero que puede no ser recomendable para ciertos deportes en los cuales la velocidad sea vital.

LA PIEL

Mucho antes de que hagan impacto en los huesos o los cartílagos, es la piel la zona corporal que deber soportar los impactos. Sobre ella deberemos incidir, por tanto, en primer lugar, en un programa de endurecimiento. Lo que parece obvio es que una piel fina, delicada, no es lo más adecuado para la lucha ni para deportes violentos y aunque no se trata de parecer un cocodrilo bípedo, sería ideal que consiguiéramos darla algo más de grosor y dureza.

Lo normal es que los practicantes traten que se forme callo en los nudillos, ya que al estar la piel más tensa y más gruesa a causa del continuo machaqueo, podemos lograr que crezca piel viva, nueva, sobre las viejas. La fibras muertas estarán en la zona interna, no las veríamos, y la nueva envolvería todo, dándonos una apariencia normal. Solamente nosotros sabríamos que debajo de esa piel lisa y sonrosada se esconde un callo durísimo.

El callo, por si mismo, daría la protección adecuada, pero para que esto ocurra debe formarse dándonos tiempo, no se puede lograr en pocos días. Si entrenamos con la pretensión de que se forme en un mes, solamente conseguiremos una apariencia de callo, ya que debajo de esa piel rugosa no hay nada que proteja en hueso. De lo que se trata es que debajo de la piel endurecida exista otra, almohadillada y flexible, que ha ser la encargada de amortiguar el golpe. Dicho de otra manera, la piel externa impedirá que se produzca una abrasión o herida y la interna evitará que el golpe llegue al hueso que queremos proteger. La impaciencia, el deseo de poder mostrar rápidamente los progresos, es contraproducente ya que para que el callo se forme adecuadamente tiene que estar la piel sana.

LAS AYUDAS

La ideal sería que pudiésemos formar un callo mediante medicinas o plantas, evitando así los interminables días de entrenamiento. No es que con estas ayudas ya no tengas que endurecer y trabajar, pero existen sustancias con propiedades protectoras, absorbentes y emulgentes que pueden ayudarnos, mucho más si su procedencia es natural y sin causar daño. Lo importante es que ninguna de estas sustancias se absorban a través de la piel y pueda pasar a sangre haciéndonos un daño interno serio. Este sería el caso de los corticoides, cuyas propiedades antiinflamatorias son muy buenas, pero que pasan a sangre a través de la piel causándonos serios daños en la salud.

Esta sería la relación de productos a tener en cuenta:

Protectores:

Los que nos servirán para aliviar la irritación de la piel golpeada.

Entre ellos tenemos al Benzoin (ácido benzoico), sustancia que se encuentra en los árboles en forma de resina y que podemos encontrar combinada con otras sustancias en muchos productos procedentes de oriente. En forma líquida se denomina tintura de benzoin y aplicada continuamente puede producir un aumento del grosor de la piel. También resulta de interés la alantoína y la Caléndula.

Astringentes:

Los astringentes mejoran el aporte de proteínas a la piel sin alterar su permeabilidad natural. El más conocido es el alcohol, el cual reseca la piel y en repetidas aplicaciones contribuye a secarla, endureciéndola y estimulando el crecimiento de tejido nuevo. Si se aplica en exceso puede irritar.

Irritantes:

El efecto que se busca cuando lo aplicamos en la piel es lograr que se inflame. El bálsamo del Perú, presente todavía en muchas preparaciones farmacéuticas, se extrae de una planta medicinal muy popular y tiene un buen efecto como estimulante del crecimiento epitelial, favoreciendo la dureza de la piel.

Combinando las tres sustancias, alcohol, tintura benzoica y bálsamo del Perú, se consiguen unos buenos efectos para endurecer la piel sin acartonarla. Un farmacéutico experimentado nos podrá preparar esta mezcla en las proporciones adecuadas.

En el apartado de las plantas medicinales tradicionales, la Consuelda es con mucho la mejor planta de todas para restaurar y fortalecer la piel y los cartílagos. Como no suelen existir preparados comercializados que nos puedan servir, debemos prepararla nosotros mismos a partir de la raíz de la planta. Para ello existen dos formas básicas: machacar las raíces y mezclarla luego con alguna crema adecuada, o ponerla en alcohol durante 15 días para lograr un extracto que luego aplicaremos directamente.

Combinando ambos métodos, el entrenamiento y las plantas medicinales, lograremos unos óptimos resultados ya que no solamente formaremos un sólido tejido externo, sino que nuestra parte interna estará igualmente curtida. El endurecedor de piel que preparemos es especialmente útil en las primeras fases del entrenamiento, cuando la piel es sumamente sensible al golpe.

APROVECHEMOS EL TIEMPO EN EL CAMPO PARA ENTRENAR

La práctica de entrenar en el campo o en los grandes parques, es algo que se está convirtiendo en parte del acondicionamiento físico del deportista. Se suele realizar los fines de semana y es normal que el instructor sea el que encauce y dirija el entrenamiento. Sin embargo, y para aquellos casos en que el alumno o un grupo de ellos decidan practicar por su cuenta, les voy a dar una orientaciones del orden y el cómo trabajar con el máximo de beneficio.

Tomando como base lo que a continuación detallamos, puede convertirse en una guía para que un fin de semana sea aprovechado al máximo.

COMIENZO DEL ENTRENAMIENTO

Antes incluso de hacer un pequeño trote para aumentar la frecuencia cardiaca, es necesario realizar ejercicios de flexibilidad articular para lubricar todas las articulaciones. Empezando por el cuello (con suavidad y lentamente), pasando por los hombros, caderas y terminando con unas rotaciones prolongadas de rodilla y tobillos. Es importante dedicar al menos cinco minutos al factor flexibilidad, ya que así evitaremos posteriores lesiones o desgastes prematuros de zonas cartilaginosas. Otra manera de calentar las articulaciones es realizar movimientos similares a los que habitualmente se efectúan durante la práctica de nuestro deporte, pero sin fuerza y lentamente.

FOOTING: Trote ligero

Los hombros, así como los brazos, deben estar en posición, pero relajados y coordinados con el movimiento de las piernas. La cadera debe acompañar a los hombros en las oscilaciones para apoyar el ejercicio.

La respiración hay que tenerla bajo control, para que no aumente excesivamente su frecuencia y llegue a hacerse mucho más larga la expiración que la inspiración.

Si el trote vamos a mantenerlo durante más de quince minutos (cosa no recomendable si pretendemos trabajar después), será conveniente utilizar las técnicas elaboradas por los buenos fondistas, esto es: cuerpo ligeramente inclinado hacia delante, apoyando solamente la parte delantera de los pies sin levantarlos excesivamente del suelo. Nunca correr sobre asfalto o superficies duras.

ESTIRAMIENTO

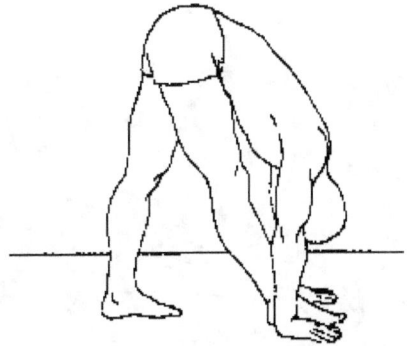

Después del footing, se hace necesaria una buena sesión de elasticidad, sobre todo en los ligamentos del empeine y parte posterior de la rodilla, así como un correcto estiramiento de abductores y parte posterior de la rodilla.

Será conveniente permanecer al menos diez minutos haciendo elasticidad con el fin de reposar y que el pulso vuelva a un ritmo normal, para a continuación comenzar con los ejercicios de musculación y resistencia.

MUSCULACIÓN

Un buen ejercicio de musculación consiste en correr durante unos minutos con otra persona sobre nuestra espalda. El esfuerzo será mucho más intenso si esto lo hacemos subiendo monte, pero eso dependerá de la fortaleza de cada uno y de las ganas que tengamos de trabajar.

Este tipo de entrenamiento proporciona un desarrollo espectacular de toda la pierna, especialmente del cuádriceps, y es necesario alternarlo con subidas y bajadas a través del campo, para no agotarnos demasiado.

Después de la musculación, podemos realizar algunas series técnicas, ya sea con patadas y puños, u otro tipo de combinaciones dependiendo del deporte que practique cada uno.

Y PARA FINAL...

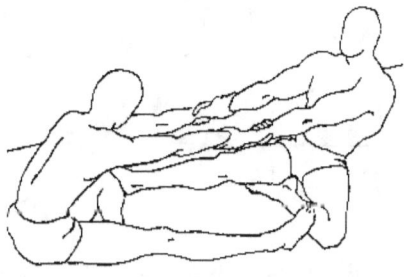

Haremos una buena sesión de elongación y flexibilidad con la ayuda de un compañero.

EL AGUA

No existe ningún inconveniente en beber agua si hemos transpirado demasiado, aunque sería más conveniente unirla al cloruro sódico y al potasio (en los herbolarios existen mezclas idóneas para estos casos).

El agua debemos comenzar a beberla a sorbos pequeños y haciendo buches que luego expulsaremos, a continuación la podemos tragar, pero procurando no agotar del todo la sed.

EL SACO EN LOS DEPORTES DE CONTACTO

El entrenamiento con equipo se ha convertido en parte integral en el desarrollo de cualquier deporte moderno. Con todo, el instrumento peor usado, por exceso, abuso o inexperiencia, es el saco pesado. Cuando una persona inexperta golpea incorrectamente al saco y siente dolor al hacer contacto con este implacable oponente, se ve en la tentación de abandonar su práctica.

No son muchos los deportistas que aprenden a usar apropiadamente el saco pesado y pocos son los que comienzan a comprender la manera de hacerse creativos en su uso para el desarrollo de diversas habilidades. Cualquier deportista serio comprenderá la importancia del entrenamiento con saco, pero no todo el mundo conoce los mejores métodos para incorporar este tipo de entrenamiento al trabajo normal.

El punto en el cual la mayoría están de acuerdo, es que no hay preparación completa sin trabajo de saco. Si el entrenamiento con el saco está bien hecho, puede mejorar la velocidad, poder, coordinación, fuerza, concentración y tiempo de reacción. Pero antes de incorporar el trabajo con saco, dentro de un programa de entrenamiento, los practicantes deben aprender la forma correcta de proteger sus manos y pies de posibles heridas. La mayoría de las heridas que se producen ocurren durante los entrenamientos y no en competición, (hay que notar que la condición y dureza de la piel no tiene nada que ver con la protección de los huesos y grupos musculares de la mano).

El practicante debe asegurarse primero que sus manos están debidamente envueltas con guantes de entrenamiento o venda elástica, pero nunca con guantillas ya que se abrasarían los nudillos en los primeros golpes. El vendaje hay que realizarlo correctamente procurando proteger también el dorso de la mano y la muñeca, para dar una sujeción adicional. Al cerrar el puño, el vendaje debe quedar ajustado sin cortar la circulación sanguínea en los dedos. Los golpes directos al saco deben ser dados con el puño bien apretado y procurando mantener al mismo nivel los nudillos, de manera que el puño absorba el golpe en toda la superficie. Trabajando correctamente se puede mejorar la eficacia de la pegada en un 100 x 100.

EVOLUCIÓN DEL SACO

El saco pesado ha pasado por una gran evolución, fabricándose muchas formas y tamaños diferentes de sacos y muñecos de entrenamiento. Cada saco está diseñado para un propósito diferente. Muy a menudo puede requerir un entrenamiento especial para desarrollar la habilidad individual. Por ejemplo, los sacos pesados en el entrenamiento de boxeo se usan para desarrollar potencia en la pegada y fortalecer los brazos, muñecas y manos de forma que puedan liberar la máxima fuerza. Pero hay mucho más en el entrenamiento con el saco pesado que el tratar de golpear lo más fuerte posible.

Hoy día, existe todo tipo de sacos de entrenamiento que se supone hacen de ti un mejor deportista. Los sacos eran utilizados en Japón mucho antes del resurgimiento a nivel popular del kárate en Estados Unidos. Los sacos pesados, ya a la venta como artículos comerciales, habían sido usados en los gimnasios de boxeo en los Estados Unidos durante más de un siglo, aunque el despegue comenzó en 1962.

LA MEJOR ELECCIÓN

Pudiera resultar confuso para un individuo corriente decidir cuál es el saco adecuado para su entrenamiento personal.

Antes de comenzar tu entrenamiento aprende a elegir el saco apropiado, tanto en calidad, como en adecuación al uso particular que tienes en proyecto.

Con la tecnología moderna, el equipo de entrenamiento puede resistir el castigo proporcionado por hasta el más rígido programa. Pero ni un saco más grande ni uno más pesado, necesariamente han de ser mejores para desarrollar más potencia. De hecho, un principiante que comience golpeando un saco demasiado pesado podría empujarlo más bien que golpearlo. Aunque el saco se mueve hacia atrás con la apariencia de haber sido golpeado, no hay verdadera potencia en el golpe. El engaño, sin embargo, podría inducir al principiante a pensar que ésta es la única manera de lograr mover el saco.

Puedes elegir varios pesos de saco ya disponibles e incluso encargar uno a tu conveniencia. Algunas personas prefieren un saco más ligero. Este tipo de saco más ligero no es únicamente bueno para los niños y puede ser un buen saco para todo. Un saco ligero prueba la potencia de un golpe generalmente dirigido a zonas blandas del cuerpo, o quizá un golpe que emplea una zona de impacto como la punta de los dedos.

Un saco más pesado podría oponer mucha más resistencia y causar una lesión a la parte del cuerpo que asesta el golpe. Este tipo de saco viene bien cuando se emplean diferentes golpes de mano abierta. Algunas personas simplemente gustan de la reacción de este saco ligero cuando reciben golpes fuertes, la manera en que recibe el golpe y su reacción a éste.

Seguidamente puedes considerar los sacos pesados que oscilan entre 60 y 100 libras. Estos ofrecen una buena resistencia par la mayoría de los practicantes experimentados. Su peso no debe suponer inmovilidad, sino proporcionar un objetivo sólido que será comparable a una persona, además de ofrecer la resistencia cuando añades golpes potentes, como el patear.

DIFERENTES TIPOS

Algunos sacos pesan aún más. Por ejemplo, el saco largo tipo banana, utilizado mucho en Kick Boxing, llega a las 140 libras.

Esto no es un peso excesivo para este saco en particular porque está distribuido por toda su altura. Este saco es bueno para el propósito que persigue, que es ofrecer un objetivo que pueda ser goleado a cualquier nivel. Además del peso o tamaño del saco, debes considerar los materiales y su construcción.

Los primeros sacos disponibles en los comercios estaban cubiertos de lona de algodón. Este material fue sustituido por la más duradera lona de poliéster que todavía se utiliza hoy día. Pero el material más aceptado y duradero actualmente para la envoltura es el vinilo. En realidad se trata de un nylon impregnado laminado con vinilo. El vinilo impregnado es empapado en nylon. También hay sacos de cuero, pero su conservación requiere demasiado tiempo y el material es muy costoso.

El relleno

Bien. Una vez examinada la cubierta, veamos lo relativo al relleno. Desde arena a serrín, e incluso tela, el relleno es importante porque es el que recibe el impacto de todo el golpeo.

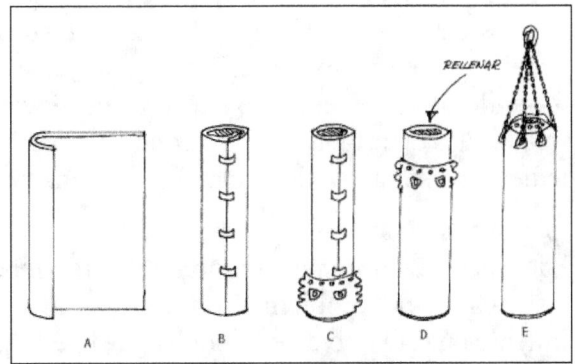

Tanto el serrín, como las virutas de madera, secas o humedecidas, pueden darle una sorpresa desagradable a tu mano o pie que probablemente no olvidarás. Por esta razón, el material más común utilizado para el relleno es la tela de algodón o el poliéster. El inconveniente de este tipo de relleno es que la mayoría de los métodos convencionales de producción en masa para estos sacos emplean una máquina que introduce las fibras de algodón en el saco. Este procedimiento puede hacer que queden zonas blandas posteriormente, una vez que hemos golpeado repetidamente al saco. Para corregirlo, hay que darle vueltas repetidamente mientras se entrena, con el fin de evitar el desgaste y los desgarros en una determinada zona, debido a la acumulación de relleno en dicho lugar. Los sacos pesados hechos o rellenos a mano, sin embargo, proporcionarán una superficie consistente. Por tanto, compra un saco vacío y rellénalo tu mismo de trapos viejos, los cuales irás golpeando fuertemente a medida que los vas introduciendo.

Una vez que encuentres un saco duradero por fuera y por dentro, hay una última parte del diseño a considerar. La manera en que el saco debe suspenderse no es muy importante siempre que cumpla con el objetivo de soportar el saco. Pero ten en cuenta que las tiras, cadenas y anillas con que se sujeta el saco deben estar todas en la parte superior.

Si el saco está suspendido lo bastante bajo como para poder golpear la zona donde se encuentran las anillas o cadenas, entonces hay muchas posibilidades de que en algún momento las golpees lesionándote. Si deseas golpear la zona superior del saco entonces debieras considerar esta parte de su diseño antes de que aprendas por dura experiencia. Algunos sacos llevan tiras de tela o vinilo, pero ten cuidado si estas tiras llevan un cosido extra y materiales de refuerzo, de lo contrario lo primero que se desgaste del saco serán las tiras que le sostienen.

Quizá pienses que todo esta explicación sobre el diseño y calidad del saco pesado no es importante, pero ambos aspectos pueden ser causa de problemas que induzcan a rechazar el entrenamiento en este tipo de equipo. Elige el peso que se ajuste a tu preferencia personal y compra un saco de calidad que sea una valiosa herramienta de trabajo durante mucho tiempo. Además, debes usar siempre que entrenes protecciones para las manos, tales como guantes para el saco y vendas.

Las manos no están constituidas para golpear superficies duras y el saco pesado puede ser una de ellas. Los muchos huesecillos de la mano deben ser protegidos y sostenidos mediante el uso de vendajes. El vendaje evita que los huesos de la mano se disgreguen al hacer un fuerte impacto, además de servir de soporte y apoyo al pulgar y la muñeca., Puedes consultar un libro sobre boxeo y buscar ejemplos de cómo vendar las manos para protegerlas. Ten cuidado de no vendarlas muy apretadamente hasta el punto de interrumpir la circulación de la sangre. Usa las vendas como protección, apoyo y asistencia en tu habilidad para lanzar potentes puñetazos y golpes. Tras vendar las manos, usa guantes de saco para una ulterior protección.

Además, al patear al saco pesado, lleva protección en los pies, zapatillas de tenis o alguna tobillera adecuada

A pesar de existir una variedad grande de sacos para entrenamiento, generalmente se puede encuadrar en tres categorías:

Saco de velocidad, saco pesado y saco de doble sujeción.

Saco de velocidad: (pera)

El propósito básico de este saco, es el desarrollo de las técnicas de mano más rápidas. Además, el saco de velocidad fortalece los músculos del brazo, hombro y espalda.

Para utilizarlo correctamente, debe estar colgado de manera que su parte inferior quede ligeramente por debajo de los ojos. Los brazos deben estar levantados en frente del cuerpo, mientras que los pies se mantienen ligeramente separados. Mantener una distancia apenas fuera del alcance de la pera, cuando rebota después de un golpe.

Hay varios tipos de técnicas de entrenamiento con este tipo de saco. El primer método es la rutina básica del dos-dos, que se realiza golpeando el saco dos veces con una mano y dos con la otra. Se golpea con la parte anterior de los nudillos y luego con la parte posterior de la misma mano. Esto alinea el saco para poder golpear a continuación con los nudillos de la otra mano y luego con su parte posterior, lo que vuelve a alinear el saco para volver a iniciar el proceso. Recuerde, el objeto es mantener el saco en un movimiento rítmico.

El segundo método de entrenamiento con la pera consiste en golpear unas cinco veces con la parte anterior de los nudillos de una mano. Luego, golpear el mismo número de veces con los nudillos de la otra mano. Todas las técnicas de entrenamiento deben realizarse por igual con las dos manos, para evitar el depender de una sola mano.

El practicante debe intentar desarrollar un estilo personal al golpear el saco y tratar de mantener el ritmo. Una vez dominado y controlado los movimientos del saco, hay que golpearle siempre con el dos-dos, pero moviéndose alrededor de él y avanzando o retrocediendo.

Pesado

El propósito del saco pesado, de arena, es desarrollar potencia en las técnicas, tanto de puño como de pierna. Se le puede golpear libremente o ser sujetado por un compañero. El entrenamiento con este tipo de saco, desarrolla los grupos musculares de los brazos, espalda, hombros y piernas.

El modo de trabajar con este saco de arena, es dando golpes sueltos, pero con gran concentración y equilibrio. Sigue siendo el método más utilizado para endurecer en el mundo entero, ya que acondiciona también articulaciones, ligamentos y huesos superficiales.

Saco de doble sujeción

Sostenido mediante cuerdas al techo y al suelo, es un excelente medio para trabajar golpes encadenados y series técnicas. No se buscan efectos de máxima potencia, ni siquiera rapidez, sino que con él se trata de simular lo más posible un combate real. Su balanceo controlado nos obliga a desplazarnos, esquivar, fintar y golpear sin interrupción.

Podemos trabajar toda clase de técnicas de puño y mano abierta, incluso sin vendarnos, así como patadas volantes y grandes saltos.

EL ENTRENAMIENTO

El entrenamiento en el saco pesado puede llevarse a cabo en solitario o con un compañero. Si entrenas sólo, el saco quizá se balancee al ser golpeado, ofreciéndote un blanco en movimiento, pero para un principiante puede resultar frustrante perseguir al saco por todos los lados.

Una opción pudiera ser una sujeción del saco al suelo para evitar que aquél se mueva libremente. Cuando se dispone de la colaboración de un compañero, este puede sujetar el saco en su sitio o moverse de forma irregular para crear un oponente más impredecible. El compañero puede incluso tocarte cuando descuides la guardia en una posición al golpear el saco. Por ejemplo, si tu compañero ve que bajas la guardia cuando te acercas para lanzar un jab, puede simplemente avisarte dándote una palmada en el lado descubierto de tu cara o cuerpo. Tu compañero puede también ayudarte a mantener el rigor de tu entrenamiento golpeando ligeramente con la mano abierta aquellas zonas que dejes descubiertas ante un contraataque.

Ya sea que entrenes con compañero o sólo en el saco pesado, hay diferentes enfoques para usar este instrumento a su pleno potencial. No considères al saco pesado únicamente un objeto en el que aplicar cada técnica básica lo más fuertemente posible. La verdadera potencia en los golpes debe desarrollarse a través de la forma y la mecánica corporal adecuadas. El saco pesado es justamente una oportunidad para poner a prueba esta forma, permitiéndote ver como adaptas tu mecánica para golpear un objetivo sólido. El resultado final, lo eficaces o poderosos que serán tus golpes, queda patente en la reacción del saco a tus golpes. No esperes resultados espectaculares demasiado pronto. Deja que tu mecánica y timing vayan mejorando y con la práctica consistente llegarán los resultados deseados.

Un énfasis excesivo en el desarrollo de la potencia pueden producir daños en las manos o cualquier parte del cuerpo que esté golpeando, incluso en zonas distantes, como pueden ser los pulmones o los hombros. Este tipo de lesiones pueden ser más serias y no debiera pasarse por alto cuando entrenes, creyendo que forman parte del acondicionamiento. Pueden darse lesiones también en los nervios y si no se tratan pueden quedar dañados irreparablemente.

Como norma general; sería buena idea limitar a un máximo de tres asaltos por cada sesión de trabajo en el desarrollo de la potencia. Así disminuirás el riesgo de sobre-entrenamiento y causarte lesiones.

UNA TABLA DE ENTRENAMIENTO

El entrenamiento en el saco pesado se presta a ser dividido en asaltos o intervalos de dos minutos con al menos un minuto de descanso entre cada dos asaltos. De esta manera puedes trabajar las técnicas básicas en cada asalto y tener una mejor idea de cómo entrenar progresivamente y no sobre-entrenarse en el desarrollo de la potencia.

Comienza el entrenamiento prestando atención preferente a la forma y añade desplazamientos de manera que puedas moverte y golpear el saco. Sea que empieces con un simple jab de izquierda o una patada circular, practica la técnica mientras giras por la derecha, y después por la izquierda; varía incluso la distancia o alcance hasta el saco. Si este se mueve libremente (sin sujeción inferior o un compañero que lo sostenga), y reacciona con su propio movimiento, entonces aprende a moverte con el saco. Aprenderás a medir la distancia y a golpear con el timing correcto a un objetivo móvil.

Una vez que has desarrollado algunos golpes básicos, entonces puedes continuar con las combinaciones. Al principio, agrupa los golpes de forma homogénea, de manos o pies solamente hasta que seas capaz de agrupar diferentes combinaciones de golpes. No siempre trates de golpear ligera y rápidamente, para continuar duro después. Mezcla la fuerza y velocidad como lo harías con un oponente real para mantenerle fuera de equilibrio. Una vez consigas esto, improvisa entonces combinaciones de mano solamente empleando tu imaginación para crear nuevos patrones de ataque o varios patrones que ya hayas usado en entrenamientos previos. Igualmente pueden practicarse combinaciones de patadas.

Llegado a un punto en tu progreso, debes comenzar a unir combinaciones de manos y pies. Comienza con sencillez, quizá con un jab de la mano adelantada seguido de una patada circular. Usa el jab y progresa continuándolo con diversas patadas hasta que puedas lanzar el jab y cualquier patada que se adecue a la situación También puedes invertir el proceso empezando primero con la patada y siguiendo con el jab. En su momento, las combinaciones pueden incluir una patada de introducción seguida de combinaciones de mano o diversas variantes de combinaciones mano/pie o pie/mano. Una vez más, no olvides de mezclar fuerza y velocidad, para variar tus combinaciones desde ráfagas ligeras y rápidas a devastadores ataques combinados.

Otros golpes pueden añadirse incluso antes de llegar a este punto, tales como rodillazos o codazos. Aísla cada golpe básico y entonces añádelo a combinaciones de mano o pierna. Por ejemplo, usa un jab con la mano adelantada y continúa con un rodillazo con la pierna atrasada. No te bases en la fuerza.

ENTRENAMIENTO DEL PECTORAL

Cuando vemos a un culturista, ya sea de elite como si es aficionado, en lo primero que nos solemos fijar es en los brazos, a ver si los tiene más o menos musculosos y naturalmente en si posee un gran pecho, el cual lo identifica como un hombre fuerte. No es así en la competición, donde un jurado trata de ver cuál de los competidores posee la mayor definición y sobre todo la mejor simetría. Pero lo que es una realidad es que en calidad de aficionados lo que más llamará la atención serán sus pectorales.

Por fortuna para los culturistas noveles os diré que la masa pectoral es tal vez el grupo muscular que primero se empieza a destacar de todos, pues es un grupo que admite ejercicios con bastante peso y grandes dosis de entrenamiento, lo cual en el argot culturista significa ser un músculo agradecido.

Ahora bien, si comparamos un ejemplar de cualquier revista especializada, la abrimos y encontramos un artículo sobre el entrenamiento de pectoral de un campeón nos llevaremos una alegría al pensar que acabamos de descubrir el secreto para tener un pecho al nivel que ellos. La desilusión vendrá más tarde cuando al comprar otra revista o un número más avanzado de la misma, leamos otra rutina de entrenamiento de otro gran campeón, pues comprobaremos que de la anterior difiere en la mayoría de las cosas, tales como ejercicios, ejecución de los mismos, número de series por ejercicios, etc. Y si leemos cincuenta rutinas de cincuenta campeones veremos que entre ellas hay sólo coincidencias y sin embargo, todos ellos poseen unos pectorales grandes.

¿Y ahora qué? Bueno yo os puedo hablar de mí, de mi experiencia, que pienso que ha sido positiva. Empezaré por deciros que también he leído un montón de revistas al respecto y he tenido la inmensa suerte de ver entrenar a grandes campeones de cerca e incluso poder preguntarles sobre el tema. He llegado a la conclusión de que cada uno de ellos hace un entrenamiento distinto a la vez que adecuado, para cada uno de sus grupos musculares y es porque al cabo de muchos años de Culturismo han aprendido a conocer su cuerpo mejor que nadie.

Conocen las necesidades de cada uno de sus grupos musculares, lo cual puede que un día nos suceda a nosotros, pero que aún no nos viene a dar la solución para conseguir la masa que estamos persiguiendo. Hay algo que me ha sido muy útil y es que he aprendido que en la mayoría de los entrenamientos de estos culturistas profesionales existían algunos ejercicios que ninguno de ellos descartaban, y que la mayoría de los antiguos culturistas machacaban hasta conseguir una masa inusitada. Estos son: press de banca, press inclinado, aberturas horizontales o inclinadas, pullower y cruces de polea.

Cualquier forofo del pectoral habrá podido comprobar que haciendo debidamente algunos ejercicios básicos se puede conseguir una buena masa pectoral. Hay muchas discrepancias sobre el número de series y repeticiones; pero pienso que si vamos a coger la mayor masa posible tenemos que fijarnos en un principio tan antiguo como el Culturismo y es que a menos repeticiones con más peso nos dará un resultado de más masa muscular. Teniendo en cuenta esto me atrevería aconsejaros mi propio entrenamiento.

Yo empiezo el entrenamiento con el press de banca, con el cual me explayo, es decir, si tengo que hacer dos series más para conseguir la máxima congestión posible las hago.

Para este ejercicio podríamos emplear un método divulgado por Weider, el llamado Pirámide, consistente en hacer cuatro o cinco series aumentando el peso en cada una de ellas y bajando naturalmente el número de repeticiones hasta llegar a hacer un par de repeticiones en el último ejercicio (como ya hemos visto en sus consejos). Si bien es recomendable que esto no se haga de la forma más estricta y concentrada posible, así como es también fundamental llevar la respiración acorde con el movimiento. Es decir, cuando tomamos en las manos el carro con el peso y lo vamos bajando hacia nuestro pecho, tenemos que ir tomando el aire por la nariz hasta tal punto que cuando vayamos a emprender la subida tengamos los pulmones repletos de oxígeno. Cuando lleguemos de nuevo a tener los brazos totalmente estirados con el peso de nuevo arriba lo podemos expulsar por la boca para volver a repetir lo anterior.

El segundo ejercicio imprescindible en mi rutina es el press inclinado, que realizo en el aparato llamado multipower, el cual al ir el peso por carriles me permite aumentarlo mejor y concentrarme plenamente en el movimiento. Naturalmente, lo desarrollo del mismo modo que el press de banca.

Pese a que yo en tercer lugar realizo el cruce de poleas que me va muy bien, casi os aconsejo mejor que hagáis unas aberturas ya sea en banco horizontal, como en banco inclinado. Teniendo en cuenta el principio de pirámide que es el que estamos entrenando, podemos realizar este ejercicio en similar modo que los anteriores, utilizando mancuernas de menos a mayor durante cuatro series.

No creo que fuera conveniente que entrenaseis más intensamente el pecho, es decir, si realizamos estos tres ejercicios de forma estricta y fuerte será más que suficiente para conseguir un buen pecho, pues de lo contrario lo que haríamos al incrementar la rutina con más ejercicios o series sería quemar el pecho y no levantar masa.

Yo creo que si atendéis mis consejos es muy posible que dentro de poco tiempo empecéis a ver buenos resultados. De cualquier manera tengo la convicción de que en un futuro próximo os acordareis de mí positivamente.

SALTANDO A LA COMBA: JUEGO Y ENTRENAMIENTO

El salto a la comba es un método de entrenamiento del que no podemos olvidarnos. A través de la historia, la gente ha saltado a la comba no sólo por diversión, sino sabiendo lo útil y saludable que es, especialmente para los atletas. Incluso en lugares recónditos de la selva se ha visto a nativos saltando a la comba con sarmientos o tiras flexibles de bambú.

Hoy día, se ha comprobado que saltar a la comba es bueno, no sólo para boxeadores como ya se venía haciendo, también para atletas, jugadores de fútbol, boxeadores thai, etc. Muchos levantadores de peso saltan a la comba utilizando cadenas pesadas, incluso es beneficioso para mejorar las técnicas de los artistas marciales.

Fortalecerá tus muñecas permitiéndote realizar agarres con más fuerza, aumentará la fortaleza de tus brazos y hombros haciendo más fácil el librarte de tu oponente, y tus técnicas de mano en ataque serán más potentes.

Este tipo de entrenamiento es utilizado para mejorar la coordinación entre ojos y manos, adquirir mayor agilidad general e incrementar la flexibilidad de casi todas las articulaciones, sobre todo las grandes articulaciones esferoides de la cadera y las de los hombros.

El salto a la comba da un sentido del equilibrio mucho mejor. Aumentará la movilidad de tus pies de manera que podrás desplazarte mucho mejor, ser más rápido al agacharte y mover las piernas con mayor velocidad. Las piernas se fortalecen mucho con el salto a la comba, así tus posturas pueden ser más bajas y firmes, y las patadas más potentes.

Se han hecho experimentos para comprobar si el saltar a la comba mejora la resistencia más o menos que el footing. Mientras algunos expertos opinan que 10 minutos saltando a la comba equivalen a diez minutos de footing, otros en cambio opinan que diez minutos de comba son similares a treinta minutos footing y su entrenamiento mejora aún más la resistencia. Lo que está claro es que este ejercicio es altamente benéfico y su entrenamiento no requiere de grandes aparatos; una cuerda de algodón, polietileno o nylon te servirá. Asegúrate que pese lo suficiente y se adapta bien a tus manos. La longitud más adecuada se comprueba pisando el centro con los dos pies juntos, los extremos han de llegar a la altura de las axilas, haz un nudo en cada extremo para evitar su deslizamiento y ya puedes empezar.

Saltar a la comba es como nadar o montar en bicicleta, una vez que has aprendido ya no se olvida, pero ¡ojo!, aunque hayas sido un experto, si llevas largo tiempo sin practicar, comienza despacio. Tienes que darle tiempo al cuerpo para que se adapte a una nueva actividad, realizando primero un calentamiento de las articulaciones, relajando hombros, codos, muñecas, cadera, rodillas, tobillos y dedos.

El ejercicio básico de salto a la comba se realiza con los dos pies, con o sin rebote. La cuerda debe ir a una velocidad de 60-70 vueltas por minuto, si los saltos son con rebote y doble de vueltas si el salto es sin rebote. Saltando a esta velocidad se llama "ritmo medio", dando de 120 a 140 vueltas se realiza a ritmo regular

Para saltar con rebote, salta por encima de la cuerda mientras pasa y otra vez cuando esté por encima de tu cabeza. Así saltas dos veces por cada revolución de la cuerda. Para saltar sin rebote, simplemente saltas cada vez que la cuerda pasa por debajo de ti.

Otros dos ejercicios básicos son <salto alternativo> y el <salto con una pierna>. En el primero saltas sobre la cuerda con un pie cada vez como si estuvieras corriendo. Puedes empezar con el pie izquierdo o derecho. El salto sobre una pierna se realiza igual que el salto con los dos pies, con o sin rebote, pero saltando sobre un sólo pie.

Si no has saltado nunca, aprende así: Coge ambos extremos de la cuerda con una mano. La curva de la cuerda debe tocar el suelo junto a tus pies. Mueve tu brazo y mano haciendo un arco, de manera que la cuerda dé vueltas desde el suelo y por detrás de tu cabeza, pasando por el frente otra vez hacia el suelo. Una vez que tengas el ritmo del movimiento del brazo, comienza a saltar a la vez que oyes la cuerda golpear el suelo.

Cuando te sientas familiarizado con estos movimientos, coge un extremo de la cuerda con cada mano, la curva de la cuerda debe quedar tras tus pies, en contacto con tus talones. Haz girar la cuerda sobre tu cabeza y por delante de ti, salta un instante antes de que la cuerda toque el suelo. Saltando justo lo necesario para que la cuerda pase bajo tus pies.

A continuación te damos una lista de buenos hábitos y prácticas que deberías seguir si quieres ser un saltador de comba competente:

- Fija un momento y lugar para saltar regularmente.
- Comienza con un ritmo que para ti sea natural, luego irás aumentando.
- Procura saltar sobre superficies suaves, maderas o baldosas.
- Salta relajado, cuando toques el suelo, los tobillos, rodillas y cadera deben estar ligeramente relajados.
- Para caer con suavidad, toma contacto con las almohadillas de los pies.
- Mantén la cabeza erguida con los ojos al frente, los codos y las manos bastante cerca del cuerpo.
- Haz los círculos lo más pequeños posible al darle vueltas a la cuerda.
- Practica los ejercicios nuevos sin la cuerda, después hazlo sosteniendo la cuerda con una sola mano hasta que adquieras familiaridad.

- Salta justo a la altura suficiente para pasar por encima de la cuerda.

- Realiza siempre un calentamiento antes de saltar.

- No tengas prisa por aprender ejercicios nuevos y salta siempre calzado.

Si tienes problemas para realizar este juego tan sencillo, estarás cometiendo alguno de los siguientes errores:

- Saltando descalzo.

- Saltando sobre una superficie dura, como el cemento.

- Usando una cuerda excesivamente corta.

- Saltando demasiado deprisa cuando aún estás aprendiendo.

- Saltando con el cuerpo tenso.

- Mirando a tus pies mientras, saltas.

- Manteniendo los codos y manos demasiado lejos del cuerpo.

- Girando demasiado los brazos al voltear la cuerda.

- Saltando a demasiada altura en ejercicios fáciles.

- Saltando a poca altura en 1os dobles giros.

- Cayendo al suelo con los pies planos.

- Intentando realizar ejercicios demasiado difíciles antes de estar preparado.

Cuando comiences a saltar por primera vez, empieza con los dos pies juntos durante un tiempo. No cambies de ejercicio al saltar con un pie o con piernas alternas, hasta que tu resistencia, coordinación y ritmo estén preparados. Estos primeros ejercicios sirven para desarrollar la resistencia.

Después puedes proseguir con otros más complejos y sus múltiples combinaciones. Cuando hayas alcanzado cierta habilidad mide tu nivel con las siguientes pruebas:

- Da el mayor número posible de saltos sin fallar.
- Da el mayor número de saltos posibles en 60 segundos.
- Da el mayor número de vueltas posibles a la cuerda en cada salto en cinco intentos sucesivos.

Ejercicios prácticos:

Ejercicio 1:

Este ejercicio se hace a la velocidad de ritmo medio (60-70 giros por minuto). Se llama "talón derecho, talón izquierdo".

1. Salta con ambos pies mientras la cuerda pasa por debajo.

2. Cuando la cuerda esté sobre tu cabeza, lleva la pierna derecha hacia delante y toca el suelo con el talón derecho mientras saltas sobre el pie izquierdo.

3. Salta otra vez con ambos pies mientras la cuerda pasa por debajo.

4. Cuando la cuerda esté sobre tu cabeza, lleva el pie izquierdo hacia delante y toca el suelo con el talón izquierdo mientras botas sobre el pie derecho.

Ejercicio 2:

A este ejercicio le denominamos "dedo derecho, dedo izquierdo" y se hace al mismo ritmo que el anterior.

1. Salta con ambos pies mientras la cuerda pasa por debajo.

2. Cuando la cuerda esté sobre tu cabeza, bota sobre el pie izquierdo al tiempo que llevas el pie derecho hacia atrás, tocando el suelo con la punta de los dedos.

3. Salta con ambos pies mientras la cuerda pasa por debajo.

4. Haz el mismo movimiento que en el n.° 2, sólo que ahora tocas el suelo con la punta del pie izquierdo.

Ejercicio 3:

Este ejercicio es una combinación de los dos anteriores, lo llamamos "talón y dedos" y se realiza a la velocidad de ritmo medio.

1. Comienza saltando con ambos pies.

2. Cuando la cuerda esté sobre la cabeza, toca el suelo con el talón derecho como en el ejercicio 1.

3. Salta cuando la cuerda pase por debajo de tus pies.

4. Cuando la cuerda se eleve otra vez sobre tu cabeza, lleva tu pie derecho hacia atrás, tocando el suelo con la punta de los dedos, como en el ejercicio 2.

Repite toda la secuencia de talón y punta de los dedos con el pie izquierdo. Comienzas otra vez con el pie derecho.

Ejercicio 4:

"Cruce de piernas".

1. Salta con ambos pies.

2. Da un salto con el pie izquierdo y toca con el talón derecho al frente.

3. Da otro salto con el pie izquierdo mientras cruzas el pie derecho hacia la izquierda frente al pie que da el salto y tocas el suelo con el dedo.

4. Da otro salto con el pie izquierdo y toca con el talón derecho al frente.

5. Saltas de nuevo con ambos pies.

Repite la misma secuencia con el talón izquierdo tocando el suelo y cruzando por delante.

Una vez que hayas dominado los movimientos básicos de toques con el talón, los dedos y los cruces de piernas, puedes hacer cuantas combinaciones quieras. Desarrolla tu imaginación creando tus propios ejercicios.

EXTENSIÓN LATERAL Y APERTURA DE PIERNAS

Ejercicio 5:

Extensión lateral. Este ejercicio se realiza extendiendo una pierna y tocando el suelo con el pie a un lado.

1. Salta con ambos pies.

2. Cuando la cuerda esté sobre tu cabeza, bota sobre el pie izquierdo y simultáneamente toca con el pie derecho el suelo extendiendo la pierna hacia el lado derecho a una pequeña distancia del pie izquierdo.

3. Junta los pies y salta con ambos.

4. Repite la secuencia trabajando también con la pierna izquierda.

Ejercicio 6:

Extensión doble. Se realiza usando ambos pies en vez de uno

sólo como en el ejercicio nº 5.

1. Salta sobre ambos pies
2. Extiende lateralmente el derecho como en la "extensión lateral".
3. Junta los pies y salta.
4. Extiende ahora la pierna izquierda.
5. Junta los pies y salta.
6. Repite toda la secuencia.

Ejercicio 7:

Apertura de piernas. En este ejercicio se extienden ambas piernas a los lados simultáneamente.

1. Salta sobre ambos pies.
2. Extiende ambas piernas a los lados. Al caer reparte el peso por igual en ambas piernas.
3. Salta de nuevo sobre ambos pies.
4. Repite la secuencia.

Ejercicio 8:

Apertura y cruce piernas. Este ejercicio es una combinación del ejercicio de cruce con el anterior.

1. Salta con ambos pies.
2. Extiende las piernas a los lados como en el ejercicio anterior.
3. Salta sobre la cuerda, pero cruzando la pierna izquierda sobre la derecha, cayendo con el peso distribuido por igual.
4. Cuando la cuerda esté sobre tu cabeza, vuelve a la posición de piernas abiertas.

5. Cuando la cuerda vuelva a pasar por debajo, salta cruzando la pierna derecha sobre la izquierda.

6. Vuelve a la posición de piernas abiertas.

7. Repite la secuencia.

CON PASOS GIGANTES

Ejercicio 9:

Este ejercicio consiste en la apertura de piernas de delante atrás y lo denominamos Tijera Gigante.

1. Salta con ambos pies.

2. Mientras estás en el aire, lleva el pie derecho delante y el izquierdo detrás. Separa los pies todo lo que puedas cayendo al suelo en esa posición.

3. Cuando la cuerda pase bajo tus pies, salta con los pies separados, y cambia las piernas de forma que tu pie izquierdo quede delante y el derecho detrás.

4. Repite la secuencia.

¡Ojo! Este ejercicio se realiza a toda velocidad, es decir, a más de 100 vueltas de la cuerda por minuto. Si todavía no tienes suficiente práctica, o simplemente no quieres llevar ese ritmo, conseguirás disminuirlo intercalando un salto con los dos pies, entre cada movimiento de tijera.

Ejercicio 10:

Salto Gigante.

1. Salta sobre ambos pies, pero más alto de lo normal.

2. Mientras subes mantén las rodillas juntas y extiende la porción superior de la pierna derecha hacia delante y la porción inferior de la pierna izquierda hacia detrás. Esto has de hacerlo con las rodillas bien altas.

3. Al descender, junta los pies otra vez. Cuando toques el suelo salta de nuevo, cambiando el orden de las piernas.

4. Continúa la secuencia.

A continuación te enseñamos una serie de juegos que podrás realizar mientras corres, saltas o incluso pateas.

Ejercicio 11:

Este ejercicio consiste en coger ambos extremos de la cuerda en una mano, hacer girar la comba en un plano vertical mientras mueves los pies al ritmo de la cuerda.

Ejercicio 12:

Si llevas la mano frente al cuerpo, cerca del nudo de tu cinturón y haces girar la cuerda estarás haciendo el "molino de viento".

Mientras haces estos juegos, puedes pasarte los extremos de la cuerda de una mano a otra.

Para volver a la modalidad de salto normal, tienes que hacer el ejercicio 11; mientras lo haces separa los extremos de la cuerda y agarra uno con cada mano. Sigue haciendo el mismo movimiento maniendo ambas manos en el mismo lado, entonces lleva una mano rápidamente por delante del cuerpo a la posición normal, con esto harás abrirse el arco de la cuerda de forma que puede volver a saltar.

Ejercicio 13:

1. Coge ambos extremos de la cuerda en la misma mano.
2. Agáchate y haz girar en círculo la cuerda, paralela al suelo.
3. Cuando la cuerda se acerque a tus pies, salta sobre ella.

Los ejercicios que continúan los suelen realizar los boxeadores, prueba tú también.

1. Bota sobre ambos pies hasta que estés preparado.
2. Cuando la cuerda comienza a descender frente al cuerpo, cruza los brazos a la altura de los codos, utiliza las muñecas con movimientos vigorosos para mantener la comba invertida en su movimiento giratorio.
3. Salta a través del agujero.
4. Al continuar la cuerda en su siguiente revolución, descruza los brazos y haz volver a las muñecas a su giro regular, saltando en forma normal.

   Comprueba si eres verdaderamente bueno con este ejercicio, lo sabrás si eres capaz de cruzar y descruzar los brazos en cada vuelta.

Y por último, el ejercicio de doble giro de cuerda que habrás de realizarlo de la siguiente forma:

1. Salta sobre ambos pies.
2. Aumenta el ritmo de la cuerda a 140 vueltas por minuto al menos.
3. Cuando la cuerda baje, salta más alto de lo normal y sacude las muñecas para que la comba pase por debajo más rápido de lo

normal.

4. Al subir, lleva las rodillas juntas al pecho mientras tus muñecas hacen girar la cuerda bajo tus pies por segunda vez.

5. Toca el suelo en posición agachada para que la cuerda te más tiempo para pasar bajo tus pies.

Si consigues realizar correctamente todos estos ejercicios, notarás una gran mejoría en tus movimientos, sea cual sea el deporte que practiques.

CORAZÓN Y EJERCICIO FÍSICO

Al comenzar a realizar cualquier trabajo físico aumenta el metabolismo energético: su intensidad se mide por el consumo de oxígeno. Como la sangre es el vehículo que transporta el oxígeno, hay una serie de reacciones nerviosas, químicas, físicas y hormonales, destinadas a aumentar la adecuada distribución de la sangre a la periferia y el volumen minuto del corazón para proporcionar suficiente oxígeno al músculo.

Hasta lograr esa mayor irrigación, se origina un gran número de procesos funcionales, y pasa un tiempo hasta que tienen lugar la generación anaeróbica de energía. En ese proceso se forman ácidos intermedios, tales como el ácido láctico, ácido pirúvico, etc. que producen un cambio en el pH en sentido acidótico. Por eso, en el comienzo de todo entrenamiento si se realiza el trabajo anaeróbico se contrae una deuda de oxígeno, que constituye la condición previa y el desencadenante de la mayor absorción de oxígeno.

El efecto de ese cambio inicial sobre el metabolismo es complejo. Por una parte, las distintas acciones químicas provocan cambios locales en el sistema vascular; por otra, la acidificación facilita la llegada de oxígeno al tejido, de modo que aumenta el aprovechamiento periférico del oxígeno. Finalmente, debido a los cambios del medio que se producen en el músculo aumenta también el trabajo cardiaco, probablemente por efecto de los impulsos suministrados por el sistema nervioso vegetativo, que se adapta así a la demanda. Después de ver el cambio inicial en la célula muscular, resulta importante para el desencadenamiento de la adaptación al trabajo de las funciones circulatorias.

El volumen minuto del corazón del que depende principalmente la absorción máxima de oxígeno, aumenta junto con esta absorción hasta el máximo. Las relaciones entre las dos magnitudes son muy estrechas, pero no exactamente proporcionales. El volumen minuto del corazón aumenta la intensidad del trabajo, se eleva la acidez del músculo y por ello el aprovechamiento de oxígeno es cada vez mayor.

Analizado esto vemos, pues, que la capacidad máxima de absorción de oxígeno depende:

1. Del volumen minuto del corazón.
2. Del aprovechamiento de oxígeno en la periferia.

El volumen minuto del corazón está determinado por el número de latidos y el volumen de cada uno. Bajo carga, ambas magnitudes aumentan.

El individuo no entrenado reacciona, ante todo, aumentando la frecuencia, mientras que el entrenado, sobre todo, en cargas pequeñas y medianas, regula en forma más económica aumentando el volumen sistólico.

A continuación citamos los mecanismos que acrecientan el volumen minuto:

1. Al comienzo de todo trabajo físico se produce, bajo un impulso central, un aumento del tono del simpático y una disminución simultánea del tono del parasimpático. Esto es lo que llamamos una adaptación a la fase ergótropica.

2. Existe un mecanismo regulador periférico accionado por impulsos de la musculatura, que se encuentra activo. Después del control nervioso inicial, la fase química se encarga de la regulación, y al cabo de unos 10 segundos sólo los cambios del medio celular son responsables de la regulación vascular para la irrigación de la célula muscular que se está trabajando.

3. Los cambios químicos producidos en la sangre también hacen aumentar el volumen minuto. Estos cambios, sobre todo la acidificación de la sangre y, en especial, el aumento de la

presión del dióxido de carbono. Ambos estimulan el trabajo cardíaco.

4. La disminución de la resistencia periférica por la dilatación vascular y la reducción local de la presión producen un aumento del volumen minuto y; sobre todo, una mayor irrigación de la musculatura que trabaja.

No obstante, no siempre es el volumen minuto el factor que limita el rendimiento, ya que el aumento de la irrigación local tiene límites anatómicos. Suponemos que en caso de que se halle comprometida menos de la sexta parte de la musculatura total, no sea el volumen de sangre, es decir, la absorción de oxígeno, lo que limita el rendimiento, sino la fatiga local. Sólo cuando intervienen más músculos, el rendimiento cardíaco es de significación decisiva. Para que la capacidad de absorción de oxígeno sea determinante, por lo menos tiene que participar en el ejercicio el 40% de la musculatura.

FRECUENCIA CARDIACA Y ENTRENAMIENTO

La disminución de la frecuencia del pulso que se comprueba, sobre todo, en el entrenamiento de resistencia es conocida desde hace mucho, y ha sido descrita como primer síntoma de una circulación entrenada. De acuerdo con las investigaciones hechas en deportistas de resistencia, la frecuencia del pulso en buen estado de entrenamiento es casi siempre inferior a las 50 pulsaciones por minuto. Las 40 pulsaciones por minuto y aún menores (Pirie, famoso corredor inglés de resistencia, tenía hasta 32 con un ritmo normal en el electrocardiograma), son raras. La causa de esta disminución, igual que los otros fenómenos de adaptación, ha de atribuirse a la adaptación vagotónica o trofotrópica de la circulación en reposo.

Esta reducción del número de latidos surte un efecto muy beneficioso sobre el trabajo cardíaco. En una investigación con animales, se pudo demostrar que una reducción del número de latidos disminuye la demanda de oxígeno del miocardio, permaneciendo igual el desarrollo de energía. Además, el tiempo de tensión, el tiempo de expulsión y la duración de la diástole del corazón entrenado con baja frecuencia del pulso, se prolongan cuando el mismo se halla en reposo.

La prolongación de la duración de la diástole con baja frecuencia, ofrece la ventaja de una mejor irrigación del miocardio. Durante la sístole, el paso de la sangre por los capilares del músculo cardíaco está cerrado porque el engrosamiento del músculo, causado por la contracción, oprime el lecho capilar. Por lo tanto, la prolongada diástole es muy beneficiosa para la recuperación y mediante la suficiente irrigación sanguínea mejora el metabolismo miocárdico.

Todo trabajo físico aumenta el número de latidos. Ya los primeros latidos inmediatamente después de iniciarse el trabajo, permiten reconocer el aumento de la frecuencia. Con rendimiento estable, al comienzo del trabajo el ritmo del pulso aumenta rápidamente y finalmente se ajusta al nivel adecuado al esfuerzo. Este se conserva mientras dure el rendimiento. Un comportamiento similar tiene el consumo de oxígeno. En el deportista, la frecuencia del pulso para un mismo rendimiento y para el mismo consumo de oxígeno es más baja; ello se debe a que lo regula principalmente aumentando el volumen sistólico. Es muy probable que la frecuencia del pulso sea controlada también por metabolitos de la musculatura y, sobre todo, por el contenido de fosfatos energéticos.

La absorción de oxígeno y la frecuencia del pulso permanecen aproximadamente iguales, y los fosfatos energéticos disminuyen en comparación con el valor inicial; pero se ajustan a un nivel más bajo y se mantienen en equilibrio porque el suministro y la demanda de energía son aproximadamente iguales. Entonces, cuanto mayor sea el esfuerzo, menores serán los fosfatos energéticos y, en consecuencia, más alta la frecuencia del pulso.

En ello desempeña también su papel el volumen sistólico y, por tanto, el tamaño del corazón. Las frecuencias absolutas más altas las encontramos en los corazones más pequeños. Así, en los adolescentes la frecuencia es superior a 220 pulsaciones por minuto. En los adultos no entrenados los valores superiores a 220 no se dan con frecuencia, en cambio en los entrenados son raras excepciones las frecuencias superiores a 200. Hay que tener en cuenta que existen, además, ciertas relaciones entre el espesor de la fibra miocárdica y el ritmo cardíaco. Cuanto más pequeña sea la fibra miocárdica, tanto más elevado es el número de pulsaciones que ese corazón puede alcanzar sin perjudicarse. No obstante, en los adultos las frecuencias que sobrepasan los 180 latidos por minuto son relativamente antieconómicas por el mal rendimiento que tiene el corazón en ese caso.

Un aumento de la frecuencia tiene un considerable aumento del consumo de oxígeno, y como consecuencia, una disminución de la economía metabólica en el miocardio. Por eso, en el deportista bien entrenado el número de latidos durante el esfuerzo es menor que en el no entrenado para un mismo rendimiento; ello se debe a que trabaja con la regulación económica del volumen sistólico.

PRESIÓN ARTERIAL Y ENTRENAMIENTO

Numerosas son las investigaciones que se han hecho sobre la influencia del entrenamiento sobre la presión arterial. Los resultados coinciden en cuanto que en el sujeto entrenado la presión sistólica en reposo es más baja, mientras que la diastólica permanece más o menos igual. La diferencia está en el menor volumen sistólico en reposo.

La menor presión sistólica también debe considerarse como una manifestación de economía y descarga para el corazón, pues éste realiza el trabajo de presión en forma menos económica que el trabajo de volumen. Además, el trabajo de presión provoca una hipertrofia que es perjudicial para el metabolismo del miocardio.

Presión arterial bajo esfuerzo en el sujeto entrenado

El mismo esfuerzo, produce aproximadamente el mismo aumento de la presión sistólica en los sujetos entrenados y en los no entrenados. Pero los entrenados y los no entrenados difieren en la amplitud de la presión arterial. En los deportistas de rendimiento es considerablemente mayor debido al volumen sistólico. Además, con el mismo esfuerzo la presión arterial suele ser inferior.

Bajo esfuerzo, el volumen minuto aumenta y la resistencia periférica disminuye. No obstante, es necesario un aumento de la presión sistólica para que pueda aumentar la presión, y la velocidad de circulación de la sangre. Por lo tanto, en condiciones de trabajo, la presión arterial aumenta de acuerdo con la magnitud de la carga, mientras que la presión diastólica permanece igual o disminuye un poco.

También es muy importante el comportamiento de la presión arterial según el esfuerzo realizado. Terminado el esfuerzo, la disminución de la frecuencia y la reducción de la presión arterial se realizan mucho más rápidamente en el sujeto entrenado. Sobre todo es típico el descenso de la presión diastólica por debajo del valor inicial. Esto permite al sujeto entrenado, después del trabajo, recuperarse mucho más rápidamente.

La circulación después de la suspensión del entrenamiento.

Cuando hay una suspensión repentina del entrenamiento sobreviene una disregulación funcional. Por el continuo entrenamiento el organismo se adapta al mayor esfuerzo y cuando éste se suspende se produce un desajuste entre las regulaciones de alto rendimiento por una parte, y la falta de esfuerzo por la otra. Esto puede provocar irregularidades en la prolongada disminución del rendimiento que se manifiesta con malestares, mareos, sudación y dolores precordiales. Se trata de un fenómeno de deshabituación deportiva, debido a que el organismo no se ajusta armoniosamente al reposo. El mejor tratamiento para este estado consiste en la realización de una actividad deportiva leve.

EL DEPORTE COMO PREVENTIVO DE LAS ENFERMEDADES CARDIOVASCULARES

Hoy en día conocemos la importancia del deporte para la medicina preventiva y la rehabilitación. Las enfermedades vasculares y sus secuelas han aumentado considerablemente en los últimos 50 años. Actualmente un porcentaje elevado de las defunciones son consecuencia de estas enfermedades. Uno de los factores que, además de la sobrealimentación con abundancia de grasas y la permanente sobrecarga psíquica, contribuye a ello, es la falta de movimiento.

Ya que el entrenamiento físico dilata las coronarias y multiplica los capilares en el miocardio, no hay mejor método para prevenir el infarto cardíaco que el entrenamiento físico. Otras experiencias hechas en animales mostraron que el deporte también disminuye la arteriosclerosis. Observaciones similares se hicieron en el hombre, encontrando que hay una menor frecuencia del pulso en las personas entrenadas que en las no entrenadas de la misma edad. Esto predispone a una menor esclerosis de los vasos.

Como dato anecdótico, podemos comentar, la diferencia de trabajo que se da en los carteros que trabajan en la calle con los que atienden en ventanillas; el esfuerzo realizado por los primeros les previene de trastornos coronarios y de infartos.

RECUPERACIÓN SEGÚN EL DEPORTE

EL CICLISMO

Las carreras ciclistas de largas distancias están vinculadas con una actividad que alterna intensidades medias y altas.

No obstante, el relieve variado del terreno y la necesidad de efectuar las diferentes etapas del recorrido con velocidad máxima y sub-máxima, permiten clasificar esta disciplina deportiva entre los ejercicios de intensidad variable. Las cargas de entrenamiento en el ciclismo se caracterizan por un gran volumen y una fuerte intensidad. Así, el volumen respiratorio por minuto puede llegar a 150-200 litros y el consumo de oxígeno a 5 litros o más. El gasto de energía en el transcurso de las sesiones de entrenamiento y durante las competiciones es relativamente elevado. Durante las carreras de ciclismo de 50 y 100 metros, los gastos totales de energía en el transcurso llegan respectivamente a 1100 y 2300 kilocalorías. Las carreras de ciclismo de largas distancias exigen gran desarrollo de las posibilidades aeróbicas y anaeróbicas por parte de los deportistas. Los ciclistas de clase internacional son capaces de mantener su consumo de oxígeno en un nivel que representa del 90 al 95% del consumo máximo.

El consumo máximo de oxígeno tiene un valor variable según los diferentes períodos del entrenamiento anual. La menor capacidad aeróbica es comprobada en el período transitorio alcanzando el consumo máximo de oxígeno valores de aproximadamente 40 ml/Kg/minuto. En el período preparatorio, el consumo máximo de oxígeno se eleva progresivamente, y al comienzo del período competitivo, llega a un promedio de 64 ml/Kg/minuto.

La duración de la recuperación depende de la magnitud de los gastos energéticos y de los mecanismos de aprovisionamiento en la sesión de entrenamiento. Los datos con los que contamos, nos demuestran que la frecuencia cardiaca re-encuentra sus valores iniciales después de 24 horas y la tensión arterial sólo necesita de 3 a 4 horas. La recuperación completa, en cuanto a composición de la sangre se refiere, no se comprueba hasta el quinto o séptimo día después de haber sufrido un cambio importante.

Unido a esto, se observó que inmediatamente después de una sesión de entrenamiento, el contenido de ácido láctico de la sangre se eleva hasta 48,2 mg por ciento, y el azúcar desciende un 18,6 mg por ciento. Entre 12 y 20 horas tardan los parámetros sanguíneos en acercarse a las constantes fisiológicas del descanso. Así, 12 horas después de las sesiones de entrenamiento intensas, el contenido de ácido láctico y azúcar en sangre entre los ciclistas representa, respectivamente, 12,3 y 85 mg por ciento.

Datos similares se encontraron durante los estudios relativos a la sangre periférica, y respecto del número de eritrocitos en hemoglobina, el número de leucocitos, de trombocitos, la fórmula leucocitaria, el índice colorímetrico de la sangre, y la sedimentación. Entre los deportistas sometidos a estudio inmediatamente después de una sesión de entrenamiento intenso, comprobamos variaciones importantes sobre los parámetros estudiados en la sangre periférica. Pero ya después de las 12 horas, las características de la sangre analizada se aproximaban al nivel inicial.

Estas investigaciones nos permitieron conocer la eficacia sobre el organismo de la sesión de entrenamiento simple o doble en el primer, segundo y tercer día de entrenamiento.

Las cargas de entrenamientos se realizaron de la manera siguiente: Durante el período preparatorio el primer entrenamiento consistía en una carrera de 70 Km efectuada a un ritmo regular. La intensidad representaba del 65 a 70% de la intensidad máxima. El segundo entrenamiento, 70 + 70 Km, ritmo regular, intensidad: 65 a 70%. El tercer entrenamiento 70 + 90 + 50 Km, ritmo regular, intensidad: 65 a 70 %. En dos entrenamientos por día: 70 Km por la mañana y 90 por la tarde;

el ritmo: 65 a 70% del máximo.

En el período pre-competitivo, el primer entrenamiento, 70 Km a ritmo variable; 5 Km a una velocidad entre 38 y 45 Km; a continuación, 5 Km a la velocidad de 25 a 30 Km/h. Como complemento, 35 Km de velocidad sub-máxima. El segundo entrenamiento: 70 + 70 Km a ritmo variable; 2 x 35 Km a la velocidad de 38 a 45 Km/h.; el tercer entrenamiento: 70 + 90 + 50 Km (70 Km regularmente, 90 Km a un ritmo variable y 50 Km a una velocidad entre 28 y 30 Km/h.).

En consecuencia, el mejoramiento del nivel de entrenamiento conduce a un incremento del consumo de oxígeno que garantiza el mantenimiento aeróbico en un nivel más elevado inmediatamente después del entrenamiento y durante el período de recuperación.

Después del entrenamiento la recuperación se caracteriza por variaciones importantes de la función motora, comprobándose una disminución de la fuerza y duración del esfuerzo estático de los músculos, de la pierna y del tronco.

EL ESQUÍ DE FONDO

El esquí de fondo forma parte de las actividades musculares de gran exigencia, alternándose en él momentos de intensidad submáxima y máxima. Las condiciones meteorológicas particulares (baja temperatura, elevada humedad, viento en contra, etc.), exigen al sistema energético del esquiador estar en plena forma. Los gastos energéticos globales, en el transcurso de una sesión de entrenamiento, pueden alcanzar de 4.000 a 5.000 kilocalorías.

Las necesidades energéticas de la actividad muscular en el esquí de fondo están aseguradas, en los esencial, por las reacciones aeróbicas. Es por ello que los resultados de los esquiadores son determinados en gran medida por su potencial aeróbico. El carácter variable de la actividad, el trabajo intenso durante las subidas, presentan también una exigencia importante de los mecanismos anaeróbicos. Así, el ácido láctico sobre una distancia de 10 a 30 Km puede alcanzar 110 a 115 mg por ciento, y en ciertos casos 150 mg por ciento. El consumo de oxígeno y el valor de la deuda de oxígeno dependen del perfil de la distancia.

Los gastos energéticos elevados de los esquiadores de fondo ocasionan variaciones de la glucemia. Se observa que en una serie de casos, sobre todo entre los esquiadores poco entrenados, el nivel de glucemia puede ascender hasta 38 mg por ciento.

Para evaluar los fenómenos que se dan en la recuperación se puede estudiar los parámetros concernientes a los mecanismos aeróbicos y anaeróbicos. En investigaciones hechas en 1974, se determinó que, inmediatamente después de una carrera de esquí de 30 Km, el consumo máximo de oxígeno disminuía en un 20 por ciento. Al término de 5 horas, el consumo máximo de oxígeno aumentaba y representaba el 90% del nivel inicial. En las etapas siguientes de la recuperación, entre 15 y 22 horas después, se observó una elevación importante del potencial aeróbico.

Sólo después de 28 y 38 horas se comprobaba la recuperación total, y en una serie de personas, el valor del consumo máximo de oxígeno se elevaba por encima del nivel inicial.

Resultados ligeramente diferentes nos pusieron al día durante el análisis de la capacidad del organismo para acumular la deuda de oxígeno. Inmediatamente después de la carrera, el nivel de la deuda de oxígeno había bajado de modo muy significativo, principalmente a causa de la fracción láctica de la deuda de oxígeno. Además, el volumen de trabajo necesario para determinar la deuda de oxígeno máxima (comprobado sobre una bicicleta ergométrica), era inferior al ejecutado antes de la carrera. Simultáneamente, las necesidades de oxígeno se elevan a 1 Kg/m de trabajo. Al término de 5 horas, se comprobó una recuperación parcial de la capacidad de trabajo y del valor de la deuda máxima de oxígeno, principalmente por la elevación de la fracción láctica. Al término de 15 a 22 horas, se comprobaba la recuperación completa de la capacidad de trabajo y del potencial aeróbico.

Después de una carrera de 15 Km el consumo máximo de oxígeno y la capacidad de trabajo no disminuían significativamente, sino después de una carrera de 30 Km. A menudo, el valor del consumo máximo de oxígeno quedaba en el nivel medio del que había antes de la competición.

Durante la evaluación de las particularidades de las fases tardías de recuperación; se vio, que durante un trabajo estándar en diferentes etapas de la recuperación, después de una carrera de esquí de 30 Km, las variaciones del consumo de oxígeno no eran iguales. Inmediatamente después de la carrera, el consumo de oxígeno se elevaba. Sin embargo, al término de 5 horas, volvía a su valor inicial. En consecuencia, después de la realización de un trabajo estándar de intensidad media, la recuperación era más rápida que con posterioridad a la ejecución de ejercicios musculares muy intensos.

Las conclusiones sobre el esquí de fondo a que nos llevan estas investigaciones son las siguientes:

1. El carácter variable de la actividad del corredor de esquí requiere una buena preparación, tanto de las capacidades aeróbicas como de las capacidades anaeróbicas.

2. Las carreras de esquí de 30 Km hacen bajar los potenciales aeróbicos y anaeróbicos, así como elevan el consumo de oxígeno por unidad de trabajo ejecutado. Los plazos de recuperación del consumo máximo de oxígeno y de la deuda máxima de oxígeno no son los mismos. La recuperación posterior al trabajo, de la deuda máxima de oxígeno y del consumo máximo de oxígeno, duran respectivamente entre 28 y 38 horas y de 15 a 22 horas.

3. Después de una carrera de 15 Km, el potencial aeróbico puede no mermar inmediatamente sino después de 5 horas de

finalizada la prueba. La recuperación dura de 5 a 15 horas aproximadamente.

4. El organismo es más apto para ejecutar los ejercicios estándar de intensidad media que los ejercicios de carga máxima. Esto parece probar por qué los esquiadores son capaces de ejecutar un ejercicio, con una carga media sin que su capacidad de trabajo esté completamente recuperada.

GIMNASIA DEPORTIVA

El tipo de entrenamiento actúa de forma radical sobre los parámetros concernientes al metabolismo energético, al sistema cardio-vascular, a la función respiratoria, al aparato neuromuscular y a la función motora del gimnasta. Así, el consumo de oxígeno puede variar en límites que van desde 393 hasta 3020 ml por minuto. Con la elevación del nivel deportivo, el valor absoluto de los gastos energéticos aumenta.

Una gran carga muscular en el transcurso del entrenamiento, conduce a una merma considerable del estado funcional del sistema nervioso central.

En relación con una carga de entrenamiento muy importante, las pruebas combinadas de gimnasia representan un trabajo menos intenso respecto del volumen de los ejercicios ejecutados y las modificaciones funcionales resultantes. El periodo de la recuperación después de la competición es más corto que después de un entrenamiento con una gran carga elevada.

A continuación de una carga media, disminuye la fuerza de los músculos que soportan la carga principal durante los ejercicios con aparatos (extensores de tronco, de la espalda, del muslo y de la pierna; flexores del tronco, de la espalda, del pie, abductores y aductores de la espalda). Una fuerte disminución de la fuerza es característica de los extensores del tronco (15%) y de la espalda (13%), así como los abductores de la espalda (16%). La fuerza muscular se recupera en las 4 primeras horas que siguen a la sesión de entrenamiento; después de 15 a 24 horas, se da cierto aumento de la fuerza de diferentes grupos musculares en relación con el nivel inicial. La fuerza de los pequeños grupos musculares se recupera más rápidamente que la de los grandes grupos musculares.

Durante la ejecución de una prueba estándar, después de una sesión de entrenamiento, los gastos energéticos del organismo aumentan. No se observa descenso del consumo de oxígeno durante las 13 primeras horas de la recuperación. Las variaciones más importantes se dan entre 2 y 5 horas después de la sesión; al término de 21 horas, notamos cierta disminución de los gastos energéticos. Entre los gimnastas entrenados, la recuperación de los gastos energéticos posterior al entrenamiento es más rápida.

GIMNASIA MODERNA

Los ejercicios de gimnasia moderna se distinguen por una gran intensidad, una ausencia de posición estática y un trabajo importante de velocidad-fuerza. Las gimnastas se caracterizan por mostrar índices elevados de capacidad de trabajo físico.

Durante las sesiones de entrenamiento se registran frecuencias cardiacas elevadas (180 a 192 pulsaciones por minuto). En las competiciones, después de 20 ó 30 segundos de dar comienzo los ejercicios, la frecuencia cardiaca se eleva hasta 186 pulsaciones por minuto. La aceleración máxima de la pulsación en las condiciones de entrenamiento, ocurren después de la ejecución del ejercicio obligatorio con cinta y la aceleración más débil, en el transcurso del ejercicio sin aparato.

Durante la ejecución del programa obligatorio, los mecanismos aeróbicos y anaeróbicos desempeñan un papel importante. Las fuentes de energía aeróbicas representan el 51% y las anaeróbicas el 49%, del rendimiento deportivo.

Después del entrenamiento se produce un aumento de los gastos energéticos del orden del 40%; 13 horas después de la finalización del entrenamiento se ejecuta el ejercicio obligatorio con la misma frecuencia respiratoria y cardiaca e igual cociente respiratorio que antes de la sesión de entrenamiento. Sin embargo, el valor del consumo de oxígeno se eleva ligeramente. Entre 13 y 24 horas, todos los índices regresan a su nivel inicial.

ESGRIMA

La esgrima se caracteriza por acciones variables de corta duración: punzar, tocar, golpes, fintas, recepción de defensa. La reacción instantánea ante las acciones del adversario, la velocidad elevada de los movimientos son los rasgos característicos de la esgrima. Por la intensidad de los combates, la esgrima es catalogada como un deporte de intensidad sub-máxima a máxima.

La esgrima contemporánea se caracteriza por cargas de entrenamiento y competición elevadas. El valor energético de una sesión de entrenamiento representa entre 900 a 1200 Kilocalorías. El gasto máximo de energía se da en las fintas y el menor en los desplazamientos y los pasos. El volumen respiratorio minuto en las sesiones de entrenamiento y en la competición puede llegar hasta los 80 o 90 litros. La frecuencia respiratoria durante el combate presenta grandes variaciones, aumentando el término medio, hasta 40 ciclos respiratorios por minuto.

La especialidad del combate individual en esgrima excluye una respiración rítmica y las apneas son frecuentes. La mayoría de las funciones y de las acciones se realizan en apnea o en aplicación rápida, es decir, en condiciones de hipoventilación. Esto exige al deportista una alta eficacia anaeróbica. El requerimiento del sistema cardio-vascular durante las sesiones de entrenamiento es moderado a sub-máximo.

Para evaluar la influencia de cargas de entrenamiento y de competición sobre el organismo de los esgrimistas, son importantes las investigaciones sobre el temblor fisiológico. Entre los esgrimistas, la frecuencia del temblor varía bajo la influencia de la sesión de entrenamiento.

Así la frecuencia de temblor antes de la sesión era igual a 302 oscilaciones por minuto y después del entrenamiento, era de 384 oscilaciones por minuto. Al término de 2 horas, en la recuperación, existe una disminución en la frecuencia del temblor. Los exámenes efectuados al día siguiente, o sea, 14 horas después del entrenamiento, muestran valores correspondientes al valor inicial.

El temblor fisiológico se considera un fenómeno positivo, así como el motor de las modificaciones del régimen de trabajo, lo cual favorece visiblemente la capacidad de trabajo de larga duración. Por este hecho, el aumento del temblor después de una sesión de entrenamiento, puede considerarse como una reacción de adaptación del aparato motor, con vista a crear condiciones que aseguren la adaptación de las estructuras nerviosas y musculares. Este fenómeno parece asegurar una mejor irrigación sanguínea de los músculos fatigados, reforzando los procesos de oxigenación.

En esgrima, la recuperación de una sesión de entrenamiento se manifiesta también por las variaciones de las características temporales voluntarias de la contracción y relajación muscular. Inmediatamente después del entrenamiento, hemos comprobado un aumento de los tiempos de reacción voluntarias.

Un aumento importante de las características temporales de la contracción y relajación voluntaria, se comprobó entre 2 y 3 horas después del entrenamiento. Sólo, al cabo de 13 ó 14 horas los índices estudiados se correspondían con el nivel inicial.

LESIONES POR MAL ENTRENAMIENTO

Los malos modos de entrenamiento, especialmente aquellos que insisten en trabajar por encima de nuestras posibilidades, provocan serios problemas físicos en el deportista. Estas anomalías harán su aparición en los torneos deportivos. Pies doloridos, rodillas hinchadas y quizá pequeñas fracturas óseas, son algunas de las consecuencias posteriores a un día de torneo.

Según las experiencias más fidedignas, la repetición monótona de movimientos al aire, cientos de veces, son la causa primera de los fallos en la salud del practicante.

Nuestro organismo es consciente de ello, nos avisa mediante el dolor y el sufrimiento de que algo está a punto de fallar. Por desgracia, malos instructores consideran esos avisos como vaguería e incluso como señales que indican que hay que insistir aún más. Trabajar en el umbral del dolor dicen, hace progresar más al alumno. Para evitar en lo posible que el deportista acabe prematuramente envejecido o lesionado para toda su vida, hay que tener en cuenta algunas cuestiones. Primera, las posiciones incómodas no son necesariamente saludables, habrá que evitar caer en la exageración tratando de colocarse de manera más racional. Cada alumno, en función de su flexibilidad, podrá exagerar más o menos las posiciones.

Las técnicas con salto son otras de las prácticas con gran riesgo, mucho más aquellas que se realizan con giros. El practicante no deberá insistir demasiado en ellas, ya que a fin de cuentas apenas las podrá utilizar en situaciones reales. En caso de realizarlas, deberá hacerlo con total relajación y cuidando mucho el giro de los pies y las rodillas.

Mucha gente piensa que solamente la repetición insistente de las técnicas básicas pueden dar buen resultado, que así se logra la llamada "memoria muscular". Pero esto es algo que servía en la antigüedad y que aún puede resultar en personas poco dotadas intelectualmente.

Ahora, con los mejores conocimientos sobre el cuerpo humano y el mejor desarrollo psíquico de los practicantes, no es necesaria la repetición de los ejercicios para llegar a dominarlos. También se está cuestionando la fase de calentamiento agotador, la cual no sirve para proporcionar buena forma física a los practicantes y por contra les deja bastante cansados para el resto de la clase.

Algunos de los ejercicios que se nombran a continuación pueden constituir un peligro serio para los alumnos y deberán ser evitados, o al menos practicados eventualmente:

1. Saltos o brincos repetitivos sobre el mismo sitio, especialmente cuando se realiza sobre suelo duro. Estos rebotes pueden lesionar por aplastamiento la rodilla, debilitar los tobillos hasta hacerlos frágiles.

2. Golpear a objetos duros, como puede ser una madera fija o incluso un saco pesado, es otra fuente importante de lesiones, especialmente en principiantes. Hay que procurar no golpear a objetos de este tipo mientras no se tenga una técnica correcta, e incluso entonces nunca hay que pegar con la máxima potencia. Si queremos entrenar duro en el saco pesado, sería conveniente vendarse las manos como hacen los boxeadores o ponerse guantillas apropiadas.

3. Otra fuente de problemas son las hiperextensiones, esto es, ejercicios que hacen que las articulaciones salgan de sus límites normales, dilatándolas más de lo fisiológico. Un ejemplo de ello son los estiramientos forzados más allá de lo prudente y los golpes a puntos móviles. Un objetivo que estaba en un lugar concreto y que se mueve justo en el momento en que habíamos utilizado toda nuestra fuerza para golpearle, provoca con seguridad dolor en la zona golpeadora. La energía cinética acumulada es muy grande y se vuelve totalmente contra nosotros.

4. Un trabajo exhaustivo, concentrado en pocas horas de entrenamiento, no provoca nada más que lesiones y envejecimiento prematuro. Al organismo corporal hay que darle

tiempo para cambiar y acomodarse a los nuevos requerimientos. Es como si una persona pretendiera ponerse en forma física jugando un partido de fútbol los sábados por la tarde.

En el momento del torneo es por supuesto cuando aparecen con más frecuencia las lesiones, ya que para conseguir ganar al oponente se requiere el empleo al máximo de las facultades físicas y psíquicas. Para lograr una buena condición física hay que empezar poco a poco, teniendo en cuenta que en cualquier entrenamiento, la aparición de un dolor fuerte es síntoma de que algo no va bien y hay que dejar de entrenar inmediatamente. Soportar el dolor está bien, pero ser un mártir insensato es una estupidez.

UN ENTRENAMIENTO RECOMENDABLE

En primer lugar, deben realizarse ejercicios de aeróbic con el fin de aumentar la absorción de oxígeno y mejorar así la función cardiovascular. Después sería conveniente hacer ejercicios de resistencia, bien sea con pesos o caminando por cuestas. Para finalizar, una sesión corta de flexibilidad articular es lo más recomendable.

El footing y los saltos no son parte esencial, aunque de vez en cuando se pueden practicar moderadamente.

Las simulaciones de las técnicas se pueden realizar, pero solamente para coger la forma correcta, nunca para entrenar potencia. Los movimientos bruscos que se efectúan al aire son, por tanto, una fuente de lesiones para el futuro. El calentamiento debe ser un acondicionamiento suave, nunca un ejercicio extenuante y hay que poner especial énfasis en la flexibilidad de las articulaciones del cuello, rodilla y hombros. Un ligero trabajo delante del espejo para estudiar técnicas con las posiciones correctas, es algo que se puede incluir también en la fase de calentamiento.

En cualquier otro tipo de entrenamiento, hay que realizar previamente un calentamiento y no emplear demasiada potencia en los comienzos. La repetición exagerada de las técnicas también puede provocar lesiones por fatiga muscular o falta de coordinación.

El acondicionamiento de resistencia debe realizarse de una manera progresiva y para ello es bueno contar con pesas o lastres adecuados. Entrenar en una piscina o en el mar es una buena manera de ganar resistencia, lo mismo que subir fuertes pendientes.

Lastres en la cintura, en los tobillos o en las muñecas son adecuados, pero nunca hay que pegar golpes cuando los tenemos puestos. La masa adicional proyectada hacia delante nos puede dislocar una articulación de manera instantánea.

Como resumen de todo lo anterior, se podría decir que preparar un cuerpo es labor de años, nunca de meses.

No podríamos considerar un entrenamiento completo sino incluimos al final una fase de relajación. Hay que tener en cuenta que el cuerpo necesita prepararse para el paso de un trabajo intenso a uno de calma, lo mismo que pasar del sedentarismo al entrenamiento intenso. Para evitar lesiones es necesario también ir disminuyendo poco a poco la intensidad del entrenamiento, finalizando con unos minutos de meditación y relax. Esto le proporcionará al alumno un perfecto equilibrio mental.

Para saber si estamos en condiciones de irnos a casa, nos deberemos tomar el pulso. Si es superior al 20% de nuestras pulsaciones normales deberemos relajarnos un poco más. Una vez en nuestras casas deberemos estar atentos a las señales del cuerpo. Si existe malestar, náuseas, dolores difusos o vértigos, será señal inequívoca que el entrenamiento no ha sido adecuado para nosotros, y el próximo día tendremos que averiguar dónde estuvo el error. De persistir al día siguiente el malestar deberemos consultar rápidamente al médico.

Beber líquidos en abundancia, antes y después, comer alimentos ricos en hidratos de carbono sin refinar, así como utilizar energizantes naturales como complemento a nuestra dieta, son detalles tan imprescindibles para ser un buen deportista como el mismo entrenamiento.

Un mal trato al cuerpo o entrenar sin haber comido lo suficiente, nos puede hacer perder un torneo importante o, lo más grave, dejarnos lesionados durante semanas.

FRACTURAS POR SOBRECARGAS

Se entiende por fracturas por sobrecargas la incapacidad del hueso para resistir un sobreesfuerzo, ya sea aplicado de forma rítmica o espontánea. La aparición de este tipo de fracturas puede deberse a microtraumatismos repetidos o a un sobreesfuerzo momentáneo.

Actualmente, en medicina deportiva se consideran solamente dos tipos de fracturas, a saber: las fracturas por fatiga, que son aquellas que se dan en sujetos normales o deportistas, y que ocurren al sobrepasar la resistencia elástica del hueso mediante la aplicación de un sobreesfuerzo anormal; y las fracturas por insuficiencia que se dan en individuos mal acondicionados o con elasticidad ósea insuficiente y que pueden ocurrir bajo sobrecargas normales. Un tercer tipo de fractura serían las patológicas, reservadas a personas afectas de alguna enfermedad ósea o con los huesos anteriormente debilitados.

CÓMO SE PRODUCE UNA FRACTURA

Quizá la manera más sencilla para comprender por qué se rompe un hueso sería el estudio de la resistencia de materiales, tal y como se estudia en las escuelas de Ingenieros o Aparejadores. Para cada material existe una resistencia mecánica y otra resistencia dinámica, pudiéndose producir la rotura bien por una carga máxima única o por cargas menores y rítmicas, pero que a causa de su repetición acaban por fatigar al material mediante las vibraciones.

El hueso, aunque de apariencia distinta, se comporta igual que cualquier otro metal más duro, y sometido a una acción lenta pero continua (no olvidemos que la práctica de un deporte es así), acabará sobrepasando el límite de su elasticidad y el de su resistencia mecánica.

Al igual que en los metales, el hueso aguanta mejor un peso estático por grande que sea, que un esfuerzo repetido numerosas veces, dándose la circunstancia en estos casos de que el mal aparece sin aviso previo. Un entrenamiento progresivo, en el cual se va aumentando la resistencia del hueso a la fatiga, contribuirá en gran medida a que las sobrecargas esporádicas no afecten a la estructura.

El comienzo de una fractura es paulatino. Al no ser el hueso una estructura sólida sino una reunión de miles de fibras (trabéculas), cada una de longitud diferente a la otra, la sobrecarga incide primeramente sobre aquellas que son más largas y más flexibles. Una vez que éstas se rompen el organismo comienza una labor restaurativa y un microcallo reparador restaura la lesión en menos de quince días. El problema aparece cuando continúan aplicándose sobrecargas durante este período, cosa bastante normal ya que la persona afectada no nota ningún dolor que le avise de su problema, salvo ligeras molestias que se suelen atribuir a los ejercicios en sí. Estas nuevas sobrecargas encontrarán las fibras más cortas sin el apoyo de las grandes y se romperán fácilmente. Así, poco a poco, las roturas se extenderán en sentido transversal hasta que se declare la fractura total.

Dado que las fases restaurativas primeras tienen lugar bajo el efecto de nuevas sobrecargas, el hueso es sustituido por un tejido diferente y con propiedades inferiores al tejido nuevo. Una vez lograda la curación total, el deportista acusará con frecuencia dolores en la antigua herida, ya que la hinchazón de los tejidos circundantes provocará una irritación nerviosa. Estos mismos dolores serán la señal de alarma que el hueso nos enviará cuando la fractura aún no esté totalmente curada. Por tanto, antes de reanudar el entrenamiento debemos observar cualquier dolor o molestia en la zona afectada.

VISUALIZACIÓN

Es cierto que todos poseemos la habilidad de visualizar la forma corporal que queramos. Todo lo que se necesita para crear la forma corporal de tus sueños es un compromiso o un programa regular de ejercicio, y la voluntad para practicar un poco de magia. No te preocupes, no estamos hablando de brujería o rituales espirituales. Hablamos de la magia mental de la visualización.

Voy a introducirte en el proceso de su forma más simple, después progresivamente se irá haciendo más serio. Dependerá totalmente de ti hasta donde quieras llevar tu programa individual de visualización, pero debo advertirte que, al igual que con el resto de las cosas valiosas de tu vida, cuanta mayor dedicación pongas en estas técnicas, mayor será tu recompensa.

Ejercicio 1:

Clava una fotografía en la pared

Coge una fotografía de la persona que tienes como modelo favorito y clávala o pégala en la pared, directamente enfrente de tu equipo de ejercicio. Esta fotografía debe ser obviamente de alguien a quién admires mucho.

Ahora, con los ojos fijos en los gemelos, digamos, del modelo físico que tienes frente a ti, comienza tus ejercicios. Según estiras tus pantorrillas, visualízalas con la apariencia exacta de las de tu modelo. Imagina tus pantorrillas como si fueran las suyas, sueña que eres tú el héroe. Proyéctate en la experiencia de sentir el orgullo y satisfacción que él debe sentir según camina por la playa con sus amigos. Siente en tu interior esa misma sensación de orgullo. Sé esa estrella del físico según él o ella caminan entre una multitud de admiradores.

Según continuamos la rutina, mantén este modelo de

visualización. Literalmente mira como las piernas de la fotografía se hacen tuyas. Mírate en esa imagen el aspecto que tendrás cuando esas piernas sean verdaderamente tuyas.

Práctica el mismo procedimiento con las otras secciones de tu cuerpo. Según sigues con tu sesión de trabajo visualiza tus brazos, abdomen, muslos, etc. con la apariencia exacta de los de tu modelo. Ve tus brazos, abdomen, muslos, etc., como si de verdad fueran los de la persona cuya fotografía has puesto en la pared.

Imagina una sensación de orgullo en tu desarrollo personal. Sé esa persona de poderoso físico o adorable cuerpo según él/ella se mueve confiadamente entre otros. Conviértete en ese hombre o mujer en tu propia mente.

Muy bien. Estamos jugando. Nos estamos convirtiendo en leyendas en nuestras propias mentes ¿y qué? Funciona. Y si logras visualizar lo bastante, te quedarás maravillado de tu habilidad para fabricar tu propio cuerpo como si fueras un escultor de la carne. Y tus amigos y conocidos quedarán aún más maravillados que tú por tus progresos notorios. Aún más importante, además, te convencerás de que no hay nada verdaderamente que no puedas lograr.

EJERCICIO N.º 2:

Construyendo una forma ideal de tu ser perfecto

Siéntate tranquilamente en un lugar en donde no seas molestado por estímulos externos durante al menos diez minutos. Cálmate e intenta limpiar tu mente de todo pensamiento problemático. Haz una respiración confortablemente profunda, mantenla hasta la cuenta de tres y entonces exhala lentamente. Haz otra respiración profunda y confortable, mantenla hasta la cuenta de cuatro, exhala lentamente. Y entonces una tercera respiración profunda, manteniéndola hasta contar cinco, exhalando muy despacio.

Acepta, al menos para el propósito de este ejercicio, el hecho de que en tu interior hay un Ser Superior que es en definitiva tú. Este ser superior es un magnífico plano de tu ser perfecto, la verdadera imagen de aquello que tienes el potencial de llegar a ser.

Aquí está el secreto de conseguir poderosas formas ideales y también, la desventaja; la imagen mental de tu ser perfecto que visualices no debe hacer ninguna referencia a la manera en que te ves ahora. Debes encontrarte solamente con ese ser perfecto como desearías ser. No dudes en ningún momento visualizar tu constitución corporal tal como es en el momento presente.

Si le envías una forma ideal a tu ser superior que incluya una "fotografía" mental de cómo eres ahora, es como si le enviases fotografías de "antes" y "después". El resultado será una confusión. Tienes que creer que en tú interior está la verdadera imagen de tu ser perfecto. Y debes mantener el pensamiento de cómo visualizas que ha de ser como deseas ser.

Una vez que has diseñado esa imagen de tu físico, mantenla fija y comienza a instalar muy lentamente, haciendo respiraciones cómodamente profundas. Según inhalas, estás absorbiendo lo que algunos místicos llaman el maná y lo que otros denominan Chi, la fuerza vital que todo lo penetra. La misma energía desconocida que a ellos les permite romper tablas y ladrillos con las manos también te permitirá formar la imagen corporal de tu elección.

Forma y memoriza la imagen de tu ser perfecto según respiras y tomas el maná. Es el maná el que le dará a la imagen la fuerza suficiente para mantenerse consistente, mientras el ser visualizado comienza a materializar la imagen en la actualidad física para ti. Mantén la imagen firmemente en la mente, mientras continuas respirando lentamente y enviando energía al ser imaginado.

Repite todos los días este ejercicio, aun cuando no tengas sesión de entrenamiento. Ten fe en el progreso. Di para ti mismo que tu cuerpo perfecto ya existe en tu nivel mental y que ya es real.

Vive la imagen ¡Siéntela!

Aleja de tu mente todos los pensamientos negativos que sugieran lo contrario.

EJERCICIO N.º 3:

La oleada de fuerza y poder

Este ejercicio hace maravillas en el desarrollo de fuerza y resistencia, y te ayudará mucho a conseguir exactamente el tipo de fuerza corporal que más desees.

Puedes leer la visualización, hacer entonces una pausa y reflexionar sobre el proceso. O quizá deseas que un amigo te lea las técnicas mientras tú te relajas y experimentas con la imaginación. También puedes grabar tu propia voz, leyendo este ejercicio ante un grabador, de forma que puedas escuchar en la cinta a tu vez guiándote a través del proceso de relajación y del procedimiento.

Cualquiera de los métodos anteriores puede ser perfecto. Simplemente asegúrate de que estás en el momento y lugar apropiados para que no te molesten durante treinta minutos por lo menos.

El éxito de este ejercicio depende de tu voluntad para permitir que una transformación se manifieste en tu conciencia. Como ayuda adicional en el proceso, puedes poner algo de música de fondo inspiradora o estimulante para aumentar el efecto Asegúrate no obstante, de que la música no tenga una letra que te distraiga.

Permítete relajarte total y completamente. Túmbate en una posición confortable y libérate de todas las preocupaciones, todas las tensiones y todos los problemas. Deja que tu mente flote. Relájate, haz tres inspiraciones profundas y relájate. Imagina que ante ti está la nube más suave y mullida del cielo. Mira cómo se posa a tu lado según te relajas. Contémplate a ti mismo subiéndote a ella para descansar, para flotar... para relajarte... para elevarte al cielo y dejar atrás tus problemas... dejar atrás las tensiones.

Flota y vaga, vaga y flota, subiendo al cielo en un movimiento balanceado y lento. Nada va a molestarte. Nada te afligirá. Ningún sonido te molestará. De hecho, en caso de que oigas algún sonido, tal sonido sólo te ayudará a relajarte. Haz tres respiraciones profundas más y... Relájate.

Estás flotando hacia el cielo, vagando arriba y más arriba. Te sientes a salvo y totalmente seguro. Es imposible que caigas. Sientes la paz y estás contento. Vaga y flota. Te invade una sensación de total paz y relajación.

Según vagas y flotas con tu mente completamente en paz, te das cuenta que tu cuerpo ha ido elevándose más y más. Has estado subiendo confortablemente a través de las nubes y, cuando más arriba flotas, menos consciente estás de cualquier presión o tensión. Todo el cuerpo está completamente relajado. Tus dedos..., pies..., piernas..., tronco..., brazos..., hombros..., cuello..., todos están totalmente relajados.

Ahora percibe un gran proyectil de energía eléctrica que va lanzado hacia ti. Sabes que no te va a hacer daño en forma alguna. De hecho, te va a llenar de energía. Te llenará de energía, fuerza y poder. Te dará la fuerza y el poder para moldear y dar forma a tu cuerpo en la forma que más desees que sea.

Siente la plácida paz, con regocijante fluidez, al tiempo que este proyectil de poder toca tu cuerpo. Siente la energía cálida y latente moviéndose a través de todo tu cuerpo. Siente la energía moviéndose por tu columna, trayéndole a todo tu ser una gran fuerza y poder. Siente la energía que reúne en tus bíceps, tu espalda, tu pecho, tus piernas.

Ahora percibes otro proyectil de energía eléctrica lanzándose hacia ti. Es otra oleada de Fuerza y Poder. Sientes su cálida energía tocándote.

Dos poderosas oleadas de energía discurren por tu cuerpo y eres consciente de una gran fortaleza formándose en cada uno de tus músculos. Y ahora una tercera oleada de fortaleza y poder te toca y activa con energía increíble. Puedes sentir una oleada ascendente de fuerza multiplicándose en cada uno de tus músculos. Olas de placer y entusiasmo recorren todo tu ser.

Estás listo ahora para comenzar tu ejercicio aeróbico, ciclismo o programa de pesas. Estás cubierto con un poder tal que nunca antes has experimentado. No puedes esperar para comenzar a trabajar los músculos de tus brazos, tu pecho, tus piernas... todo tu cuerpo.

Estarás más fuerte que nunca lo estuviste. Darás plena expresión a los proyectiles de Fuerza y Poder. Sientes la energía palpitante, sincronizada, pulsando rítmicamente en tu ser, tu verdadera esencia.

Y según cada uno de tus ejercicios y repeticiones, visualizarás los músculos creciendo exactamente como tú quieres que se desarrollen. Verás a tu cuerpo conformándose, moldeándose a la imagen que tu diseñas en tu mente. Verás que todo músculo en tu cuerpo responde a tu voluntad. Todas y cada una de las células en tu cuerpo obedecen tus órdenes para dar forma, moldear, esculpir tus músculos exactamente como los visualizas. Todas y cada una de las células de tu cuerpo obedecerán tus órdenes mentales para tomar la forma que tú deseas.

Ahora entrarás al gimnasio para trabajar. Será como nunca antes fue. Estarás perfecto, magnífico en cada ejercicio, cada repetición individual. Tu fuerza y poder serán la envidia de todos los que te contemplen. A la cuenta de tres, saldrás de este estado de relajación para entrar al gimnasio y comenzar la sesión de trabajo.

Uno... Para comenzar tu trabajo y moldear tu cuerpo como lo deseas.

Dos... Cada célula, fibra y músculo listos para ser moldeados y formados.

Tres... Cargado con las oleadas de fortaleza y poder. Fuerte como nunca.

Al igual que todos los empeños en la vida, la práctica perfecciona también los ejercicios de visualización de mente sobre materia. Pero sé constante. Estas técnicas le han servido a miles de otros hombres y mujeres y te servirán a ti. Lo importante es dejarte ir y permitirte meterte verdaderamente en los ejercicios. Si practicas sinceramente estos procesos de visualización, encontrarás que la energía de tu cuerpo aumenta en todos los niveles. Todo lo que deseas e posible cuando aprendes a controlar los "botones" de tu mente que dan forma a los músculos de tu cuerpo físico. Recuerda, sólo media un pensamiento hasta esa imagen que más deseas.

DIETÉTICA

La investigación actual en dietética ha cambiado las expectativas de los pacientes sensibles. Los estudios han demostrado que la pérdida de peso en un corto espacio de tiempo en realidad refleja una pérdida de valiosos minerales, líquido y músculo en lugar de grasa, que es en realidad lo que se quiere perder. Además, la investigación ha probado que cuando el peso se hace disminuir con demasiada rapidez, el mecanismo de almacenamiento de grasa en el cuerpo comienza a trabajar en forma extra en cuanto los hábitos de alimentación normales son reasumidos.

Por eso es que las dietas "rápidas" a menudo tienen un efecto de rebote: pérdida de peso seguida de un aumento rápido. Los pacientes frecuentemente quedan tan deprimidos con este cambio que completan el ciclo con mayor peso que cuando empezaron.

Las dietas de ayuno están condenadas al fracaso por razones similares. Para perder peso y mantener así, el cuerpo tiene que librarse de la grasa almacenada. No obstante, el mecanismo corporal de almacenamiento de grasa es en realidad parte de su temor intrínseco a la carencia. Cuando se le priva de los nutrientes que necesita, el instinto del cuerpo por combatir la carencia hace que las calorías sean usadas más eficazmente, capacitándolo para almacenar más grasa.

Para lograr un control duradero del peso, es necesario un programa consistente en una reducción de las calorías basado en un plan de nutrición equilibrada. No hay trucos rápidos o planes milagrosos en lo concerniente a la pérdida de peso.

Aunque varios planes dietéticos recientes insisten, y con razón, en la importancia de aumentar las vitaminas y minerales en la dieta diaria (sea para perder o mantener el peso) no hay sustitutos para una nutrición seria. Aunque los suplementos de vitaminas y minerales pueden mejorar tu salud en general el cuerpo los utiliza mejor si van acompañados a un régimen dietético bien equilibrado.

Los investigadores han descubierto que las vitaminas y minerales se absorben óptimamente cuando se ingieren junto a productos alimenticios frescos que contengan las mismas vitaminas.

Una larga dieta que prive a tu cuerpo de sus vitaminas y minerales puede quizá dejarte más esbelta pero también vulnerable a muchas enfermedades. Además de tomar suplementos, es importante que tu dieta tenga una cantidad equilibrada de carbohidratos, grasas y proteínas. Hasta en un plan dietético de 800-1.000 calorías diarias, hay lugar más que suficiente para coordinar los grupos de comidas. La mayoría de los expertos hoy día recomiendan una dieta que sea alta en carbohidratos (sobre un 60%). En las culturas en que la población consume una dieta muy baja en grasas y proteínas, por ejemplo, Japón o Nueva Guinea, la gente suele ser más delgada y mucho más saludable que en nuestra sociedad de comidas en conserva y exceso de proteínas. En Japón, por ejemplo, la incidencia del cáncer de colon es mucho menor que en los Estados Unidos. Ahora que los japoneses se están americanizando rápidamente, con la implantación de las cadenas de comida rápida por todo el país, se hace aparente un notorio descenso en la salud de los japoneses.

La reducción del contenido de grasa y colesterol en nuestra dieta es quizá más importante que el restar calorías. La fibra ayuda al cuerpo a librarse del colesterol indeseable y nos protege contra la formación de una capa de colesterol en las arterias.

Hay grandes evidencias que sugieren que la fibra proporciona protección contra el cáncer y enfermedad del corazón, ya que una dieta rica en fibra es invariablemente baja en grasa. Una guía general sería doblar la ingestión de almidón y fibra, reducir en un tercio la ingestión de grasa y disminuir drásticamente la cantidad de azúcar y sal refinada.

Al planear una dieta de reducción alta en fibra y baja en calorías, deberías asignarte aproximadamente 1.000 calorías diarias para una pérdida razonable a la semana. Tu consumo de calorías sería de unas 300-400 calorías en cada comida dejando espacio para algunas colaciones bajas en calorías que pueden consistir en infusiones de hierbas, fruta o vegetales frescos. Existen en el mercado suplementos dietéticos, que son un saludable tentempié, con las suficientes vitaminas y bajos en calorías. El contenido de fibra ayuda a bajar el nivel de colesterol y tiene un efecto directo sobre el almacenamiento de grasa en el cuerpo.

Antes de empezar un programa para perder peso, es importante considerar cuáles son tus motivaciones. Cualquier motivación para perder peso puede ser buena, pero deja que tus inquietudes se extiendan más allá de tu apariencia física. ¿Qué es lo que verdaderamente has hecho de un tiempo a esta parte para cuidar de ti mismo interior y exteriormente?

El comienzo de un régimen dietético debería representar algo más que un deseo frenético de adelgazar con rapidez. Debería marcar el principio de un compromiso de por vida con la buena salud y el bienestar. Si tu estilo de vida no incluye un programa regular de ejercicio, sueño adecuado, nutrición apropiada y tiempo de esparcimiento, no le están dando a tu mente y cuerpo lo que necesita verdaderamente.

Algunas indicaciones para un régimen saludable y efectivo

1. El ejercicio debe acompañar a cualquier régimen dietético. Si no estás en forma, incrementa poco tu nivel de actividad física diaria. Si empiezas a ejercitarte con intensidad dañarás los músculos y te estarás proporcionando una excusa para dejarlo. Es difícil de creer, pero cierto, el ejercicio reducirá espectacularmente tu apetito y, además, te ayudará a combatir las tensiones asociadas a la dieta.

2. Aprende a evitar los alimentos procesados (empezando hoy

mismo). La harina y el azúcar blancos no son buenos, ni tampoco el arroz y el pan blancos. Siempre que sea posible, consumir granos integrales. Aprenderá a apreciar el sabor.

3. Cocina los vegetales al vapor para preservar los nutrientes. Asar y cocinar al horno son también métodos bastante saludables.

4. Deja de añadir sal común a la comida y empieza a utilizar sal marina, rica en minerales. Determinados aderezos ayudan a pasar sin el sabor familiar de la sal.

5. Evita la mantequilla y la margarina. Usa solamente grasas no saturadas. Muchas de las grasas utilizadas en productos de bollería de fábrica pueden causar enfermedad cardiaca y aumentar el riesgo de cáncer. Prueba el yogur descremado o requesón sobre una patata asada al horno, sin mantequilla. Espolvorea las palomitas de maíz con sal de ajo o cebolla... sin mantequilla, nuevamente.

6. Reduce al mínimo o elimina completamente de tu dieta las carnes grasas como el buey, el cordero y sobre todo el cerdo.

7. Evita el azúcar blanco, ya que éste tiene en el cuerpo un efecto similar al de un pie errático sobre el acelerador. Te empuja hacia delante y luego te detiene. Cuando la dosis de azúcar se ha gastado, nuestro nivel de energía desciende, y nos sentimos deprimidos, letárgicos y con necesidad de más azúcar.

8. Deja de fumar. Con seguridad la dieta ya es bastante difícil sin dejar de fumar. Pero, considerémoslo, quieres dejar de fumar de todas maneras ¿no es así? Si estás comenzando un régimen de salud, ¿qué otra cosa más importante puedes hacer que limpiar tus pulmones? Tu nuevo programa de ejercicio te ayudará a superar los primeros días de malestar. Un nuevo cuerpo más saludable quiere decir por dentro y por fuera, así que quizá sea la hora de probar a vivir sin fumar.

9. Reduce los productos lácteos. Al reducir a la mitad los productos lácteos en tu dieta no sólo disminuirás las grasas, sino también el colesterol. La leche desnatada en vez de entera, yogures descremados y el requesón no sólo te ayudará a perder peso más

rápidamente, sino que también mantendrán tus arterias limpias.

10. Toma al menos tres comidas diarias. Digo "al menos" porque muchas personas sujetas a dieta, así como muchos atletas de elite, dicen que cuatro o cinco comidas pequeñas al día les ayuda a evitar comer en exceso y lo que es más importante, permite digerir apropiadamente la comida. Si te encuentras con un hambre voraz entre el almuerzo y la cena, disminuye algo de calorías en éstas e introduce una nueva comida a las 3 ó 4 de la tarde. Este es un tentempié particularmente bueno para aquellas personas que tienen que mantenerse a un nivel alto de actividad a estas horas.

11. Deja de tomar cafeína completamente, o al menos disminuye la ingestión. Hay ciertos indicios de que el beber cafeína (brebajes de cola) te impide perder peso con la rapidez que lograrías si no la tomaras ¡Nadie quiere eso! Además, la cafeína aumentan la sensibilidad a la enfermedad cardiaca y el cáncer, aparte de elevar el nivel de colesterol. Hasta los cafés descafeinados son posibles cancerígenos.

12. Mastica bien y come despacio. Cuando estés haciendo una dieta, pon extremo cuidado en hacer que tus comidas aparezcan deliciosas y apetitosas (y así es como deben ser). Mastica cada bocado concienzudamente y cuando hayas terminado no te sentirás tan hambrienta. Todos conocemos a algún comensal compulsivo que se come toda la comida de su plato en una fracción de segundo y después dice que está hambriento.

13. Intenta siempre esperar quince minutos después de cada porción entonces sabrás si estás verdaderamente hambriento, o sólo buscas una excusa para servirte otra vez.

14. Cuida tu apariencia. Estás abandonando muchas cosas para conseguir un hermoso nuevo yo interior y exteriormente.

15. Tomar un baño perfumado, una nueva mascarilla facial, o un corte de pelo, color o permanente completamente diferentes pueden ser el estímulo que necesitas para seguir con la dieta.

16. Relajación es la clave. Muchos de nosotros hemos adquirido la

costumbre de enfrentarnos al "estrés" comiendo en exceso. Este hábito no beneficiará tu línea ni a tu salud. Otros caminos para evitar la tensión son mucho más ventajosos. La meditación y el Yoga ofrecen buenas técnicas para librarse de los dolores de cabeza temporales. Desahogarse con una persona de tu aprecio es una forma de aliviar la tensión (encuentra a alguien que se preocupe de escucharte). Siempre es una ayuda saber que alguien te comprende.

17. Suplementos de vitaminas y minerales, pueden darte la reno- vada vitalidad que te ha faltado durante años. Hay muchos libros en el mercado que te ayudarán a diseñar un programa de vitaminas y minerales que te venga bien. Tomando estos suplementos regularmente, te harán sentirte con la suficiente energía para completar tu programa de ejercicios en la mitad de tiempo. Para mayor seguridad, utiliza alguno de estos productos naturales: polen, jalea real, ginseng, levadura de cerveza o lecitina.

18. Finalmente, el consejo más importante sobre la dieta viene de la experiencia personal. No uses la báscula. Pesarte resulta más deprimente y a menudo descorazonadora pérdida de tiempo. ¿Qué importa si has ganado 1/2 kilo en vez de perderlo? Lo importante es que sigues con tu dieta y tu programa de ejercicio. El pesarte con el fin de llegar a un peso hipotético fijado como meta sólo sirve para aumentar tu toma de conciencia del tiempo que llevas con la dieta. Las personas que más éxito logran con su dieta son las que dejan de contar los días y de comprobar su peso, ellas están determinadas a seguir con la dieta hasta que se vean y noten como ellas quieren. Lo importante no es el peso, sino el aspecto exterior.

SUPLEMENTOS DIETÉTICOS (CONSEJOS PARA ESTAR EN PLENA FORMA FÍSICA)

Las ayudas ergógenas, las plantas medicinales, los suplementos alimenticios, han proporcionado alternativas seguras a los esteroides y anabolizantes. Pero ¿es posible que con unas pocas píldoras diarias se pueda conseguir una importante ayuda para la práctica de un deporte? ¿Y todo ello sin efectos secundarios?

Los habituales del deporte, todavía no han incorporado de manera continuada los muchos suplementos dietéticos que el mercado nos ofrece, quizá porque piensan que no son imprescindibles y que no se corresponde a su tipo de entrenamiento. Un repaso a la historia nos dirá que, mucho antes que los culturistas, los practicantes de artes marciales y otros deportistas utilizaban las plantas medicinales y los suplementos dietéticos.

Recordemos sino la larga tradición médica que tenían los monjes Shaolín, los profundos conocimientos sobre hierbas curativas, así como el uso habitual de la acupuntura por los orientales.

El problema para el lector y practicante es saber cuáles son los suplementos adecuados, dónde encontrarlos y cuáles son sus posibles contraindicaciones. Para ello hemos querido ayudarle, relatando a continuación una serie de datos que consideramos importantes.

Lo primero que debe quedar claro es que ningún suplemento puede convertir en campeón a un vago, como tampoco se concibe un campeón sin una sólida alimentación y unos suplementos adecuados.

Los profesionales del culturismo fueron los pioneros en occidente en utilizar los suplementos, aunque quizá no con buena fortuna, ya que la introducción de los esteroides en el deporte se lo debemos a ellos. Administrados bajo la supervisión, algunas veces, de un endocrinólogo, los deportistas pensaban que así su salud estaba a salvo. Error fatal que les llevó en numerosas ocasiones al abandono prematuro del deporte, al cáncer e incluso a la muerte súbita. Un medicamento peligroso, aunque se compre con una receta médica, no deja de ser algo peligroso.

La conveniencia o no de tomar un veneno, no excluye su peligrosidad. De no ser así, podríamos pensar que la metadona es inofensiva solamente porque la receten los médicos.

Algunos atletas, con tal de conseguir sus metas, son capaces de cualquier cosa. No habría nada que objetar si se tratase de ensayos con formas de alimentación sofisticada o de tomar ginseng o jalea real. Las consecuencias negativas de esto apenas existirían y siempre se lograría alguna mejora. El problema surge cuando el deportista utiliza medicamentos, en la creencia de que no le van a hacer daño, fiándose quizá por el prospecto.

El uso de esteroides químicos produce, qué duda cabe, una mejora en los rendimientos deportivos y pocos efectos negativos a corto plazo. Sin embargo, y si seguimos la vida de ese deportista, veremos que en pocos años o quizá meses, ha desaparecido de la elite deportiva y hasta es posible que ya no practique deporte alguno.

El afán primordial de todo consumidor de esteroides, además del progreso físico, es no dar positivo en los controles antidoping. Para ello suele hacerse análisis cotidianos de sangre para averiguar cómo los metaboliza y cuáles son las concentraciones en sangre. Los efectos secundarios, como aparecen a medio y largo plazo, no le preocupa.

Para quien aún no lo sepa, los esteroides son hormonas fabricadas por el propio organismo las cuales elevan el nivel de testosterona en el organismo y crean proteínas anabolizantes, lo que se traduce en un aumento de la masa muscular. Este efecto, que nuestro organismo realiza de manera cotidiana, en dosis adecuadas y sin efectos adversos, se transforma en una bomba de relojería cuando los tomamos en forma química y en dosis altas.

Otros deportistas menos preparados culturalmente en alimentación que los culturistas, se dejan guiar por las experiencias de ellos. Toman también suplementos de proteínas, eliminadores de grasas, aminoácidos diversos y carbohidratos sintéticos. Su ignorancia sobre el tema les hace creer que su desarrollo físico debe ser similar a un culturista.

LOS PLACEBOS

Existe, qué duda cabe un efecto placebo en el cualquier sustancia anabolizante, sea química o natural, el cual se deberá tener en cuenta y potenciar. Efecto placebo podríamos considerar aquella sustancia aparentemente inocua y carente de utilidad, pero que proporciona los mismos efectos que una sustancia activa. Dado que no conocemos todos los secretos del cuerpo humano, y es posible que nunca los lleguemos a conocer, el efecto placebo es algo a potenciar.

Los productos placebo nos prometen cosas como "fuerza muy poderosa", "resistencia ilimitada". Cuando el deportista los toma, efectivamente aumenta su capacidad física. No sabemos ciertamente por qué, pero mejora sus marcas. Quizá sea la motivación, la fe o el entusiasmo con que los toma. De todas maneras, averiguar por qué tampoco nos importa, si la mejora es manifiesta y carente de efectos adversos.

Esto me recuerda un hecho frecuente en los bebedores de vinos y licores, a los cuales les basta la presencia de una botella con la etiqueta de una marca exquisita de vinos para creer que están saboreando el más preciado vino, aunque el contenido sea algo vulgar metido de antemano para engañarle. El efecto placebo obraría en su mente haciéndole creer que está tomando un buen vino.

Cualquier suplemento dietético, sea eficaz o no, necesita invariablemente ir acompañado de un entrenamiento físico y técnico adecuado. Nadie puede pretender hacerse un superclase solamente con los suplementos. Para ganar resistencia se necesita entrenamiento de resistencia, para musculación ejercicios de musculación y para ganar torneos se necesita ser el mejor. Una vez que el deportista quiere llegar un poco más allá, es o debe recurrir a los suplementos adecuados.

Hay muchas sustancias que pueden proporcionar beneficios importantes al deportista y entre ellas tenemos la zarzaparrilla como anabolizante y el dibencocide (coenzima B-12).

También existen suplementos de proteínas y de vitaminas B, las cuales son útiles para aquellos deportistas que no quieran tomar proteínas procedentes de la carne o que quieran evitar el comer demasiados alimentos sólidos.

Estas proteínas suelen estar sacadas de la leche (caseína) o de la soja y no parecen dar problemas, pero hay que procurar no abusar entonces de alimentos ricos en proteínas, como es el caso de las carnes o pescados, ya que entonces podría haber excesos.

Tanto las mezclas de aminoácidos, como las proteínas líquidas, no son imprescindibles para los deportistas, siempre que se tenga una alimentación rica en cereales y suplementos de germen de trigo. No obstante, si se está realizando un entrenamiento de fuerza y no se está seguro que la alimentación sea correcta, se pueden tomar estos suplementos por un corto espacio de tiempo. Lo que si debe quedar claro, es que las proteínas extras no sirven como energético y es más conveniente tomarlas unidas a los hidratos de carbono, ya que así se pueden aprovechar mejor. En este sentido, las mezclas de proteínas al 90% no son adecuadas nada más que en fases muy altas de musculación y definición y se deben utilizar aquellas con una concentración no superior al 60%, las cuales proporcionan mejores ganancias de volumen y dan energía de reserva.

Aunque estos preparados concentrados se recomiendan para sustituir a una comida, nunca hay que pensar que puedan suponer un alimento completo. No hay que olvidar que los alimentos están compuestos de miles de pequeñas sustancias y que los intentos de laboratorio para conseguir el alimento concentrado perfecto han fracasado. Los alimentos naturales, además de su composición equilibrada, están compuestos de muchas sustancias que no se pueden añadir a los concentrados, bien porque no estén aún identificadas, bien porque no se puedan aislar.

CUANDO LOS MÚSCULOS NO CRECEN

Además de los problemas de tipo hormonal, hay varias causas para que nuestros músculos no crezcan, a pesar de los esfuerzos que hagamos en conseguirlo. Una de ellas es el insuficiente aporte calórico, la falta de entrenamiento adecuado, o el exceso de entrenamiento.

Para lograr un crecimiento muscular adecuado es imprescindible un suministro extra de calorías y éstas deben aportarse en forma de hidratos de carbono. La costumbre de eliminar de la dieta los carbohidratos, en la creencia de que engordan y no sirven para el desarrollo muscular, es errónea.

Los hidratos de carbono son más imprescindibles que las proteínas para aumentar el volumen de los músculos. El requisito imprescindible es tomarlos complejos, como es el caso de las patatas o los cereales.

De vez en cuando un deportista debe entrenar duro, utilizando una gran cantidad de peso y un bajo número de repeticiones. Con una dieta de suficientes carbohidratos complejos y proteínas, el tejido muscular puede entonces aumentar su volumen rápidamente. Un entrenamiento llevado hasta el agotamiento muscular puede no ser negativo, siempre y cuando se realice posteriormente un buen descanso. Si volvemos a entrenar cuando los músculos se están aún recuperando del entrenamiento anterior, el crecimiento muscular no tendrá lugar.

También es importante recordar que el cuerpo es mayoritariamente agua y el aporte de este elemento debe ser tan importante o más que la comida. Aun cuando no sintamos sed, debemos asegurarnos que bebemos un litro de agua en invierno y hasta tres litros en verano.

BAJAR DE PESO

Hay varias causas por las que una persona no pierde peso. Una de ellas es el metabolismo lento, quizá a causa de un hipotiroidismo o un bocio por carencia de yodo. Otra es la predisposición genética a la gordura, pero puede ser superada rompiendo las costumbres que llevaron a nuestros padres a la gordura. Si comemos lo mismo que ellos, a la misma hora y en la misma mesa, lo más seguro es que acabemos igualmente de gordos.

Las dietas demasiado rigurosas también causan sin lugar a dudas daños serios a la persona, y aún más a los deportistas, ya que éstos están sometidos a unas demandas energéticas mucho mayores. El ser humano necesita un mínimo de 2000 calorías para mantener su salud y un deportista deberá elevar esta cifra hasta 2500; y eso hablando de calorías mínimas. Por debajo de estas cifras la salud siempre se resiente, mucho más si la dieta hipocalórica está basada en carnes o embutidos. Una dieta de verduras –vegetariana - suele ser por el contrario saludable, aún por largos períodos de tiempo.

El deseo de perder rápidamente disminuyendo también el aporte de agua, conduce siempre a la enfermedad, por muchos suplementos dietéticos que nos tomemos y aunque esté dirigida por el mejor de los médicos.

El cuerpo necesita tiempo para acomodarse a la nueva situación, en cuanto al aporte de nutrientes, y si se hace de manera brusca (perder 5 kilos al mes lo es), la enfermedad aparecerá a medio plazo y nuestra bajada en el rendimiento deportivo será grande.

Es preferible hacer dos días de ayuno completo, que tres meses de una dieta de menos de 2000 calorías.

Una dieta prolongada e hipocalórica provoca una bajada de peso, más por desnutrición que por otra cosa. Una vez reanudada la alimentación normal, el organismo acumula rápidamente los nutrientes en forma de grasa, ya que aún tiene en su memoria la desnutrición anterior y quiere cubrir cualquier posible carencia futura. Es por eso que todas aquellas personas, sometidas a drásticos regímenes de adelgazamiento vuelven a engordar enseguida.

Una manera racional de perder peso es tomar varias comidas al día, hasta seis y siete, pero ninguna importante. De esta manera la persona nunca tiene hambre, la digestión se realiza con prontitud, se queman y metabolizan muy bien los nutrientes y el organismo no sufre con la dieta. Esta es una cosa que saben muy bien las madres, preocupadas por aquellos hijos que suelen "picar" entre comidas, ya que esto les quita el apetito y no les hace engordar.

ASTENIA

El ser humano, al igual que todos los animales, tiende al sedentarismo. Si observamos a los animales veremos que solamente se mueven para buscar comida y el resto del día permanecen descansando, dedicando solamente unos minutos al juego y de vez en cuando al apareamiento. El ser humano primitivo era así, sigue siendo así, y solamente una sociedad enormemente presionada ha motivado el que se mantenga activo casi 16 horas al día. Cuando el hombre tiene unos días libres, vacaciones, el sedentarismo vuelve a él.

Sobre esta teoría, se nos ha dicho que tomamos más calorías de las que necesitamos, factor más grave aún en los días de descanso, en los cuales suele ser normal comer comidas más abundantes y sabrosas, lo cual interpretamos como un premio merecido a nuestro descanso. Observen sino los restaurantes los fines de semana y los bares en los meses de vacaciones; están repletos de gente comiendo.

Ningún problema habría en esto si la alimentación fuera correcta y esto consiste en no tomar productos refinados, no consumir grasas de procedencia animal, beber mucha agua y tomar alimentos de procedencia vegetal con preferencia. Tampoco deberemos utilizar sal refinada sino marina. Unos simples y nuevos hábitos alimenticios y varias comidas pequeñas a lo largo del día, conducen a un buen estado de salud y una bajada de peso dirigida a voluntad. No obstante, no hay que olvidar que cuando queramos aumentar la masa muscular deberemos ganar kilos extras.

ALGUNOS EJEMPLOS

El desayuno, el cual debe ser fugaz y sobrio, puede consistir en algo pobre en grasas, como es el caso de cereales integrales, pan integral y mermelada dietética. También podemos tomar un yogur descremado y a media mañana algo de fruta. Después una comida pequeña con proteínas procedentes del pescado. A media tarde podemos tomar frutos secos (salvo los pistachos). Para cenar comeremos otro tazón de cereales integrales, algo de fruta y un yogur. Así habremos realizado cinco comidas pequeñas al día, no pasaremos hambre y quizá bajemos de peso. Si tomamos ensaladas, debemos procurar que estén aderezadas exclusivamente con vinagre de manzana o limón y aceites de maíz o girasol. Las especias de hierbas aromáticas suplirán perfectamente a la sal.

Una precaución es no suprimir las grasas vegetales, aceites o frutos secos, ya que los músculos necesitan grasa para disminuir el roce de las fibrillas musculares. Los practicantes, con sus veloces movimientos, son deportistas que no pueden eliminar nunca las grasas de su alimentación, so pena de sufrir desgarros y roturas musculares frecuentes, además de una pérdida de elasticidad importante.

HIERBAS MEDICINALES Y OTROS...

La carencia de algunas vitaminas, oligoelementos o nutrientes imprescindibles para nuestro organismo, pueden llevarnos a problemas de fatiga en los entrenamientos; o impedirnos conseguir buenos resultados por llegar al agotamiento en el momento inadecuado. Para que esto no ocurra, a continuación detallamos una lista de minerales y vitaminas aclarando su función, así como una relación de plantas medicinales que podrá ayudarnos el conocer sus aplicaciones.

Coleréticas (Mejoran la función del hígado y la vesícula biliar).

Raíz de achicoria, marrubio, raíz de diente de león, cardo mariano y fumaria.

Expectorantes (Limpian y suavizan los pulmones)

Malva, tusilago, liquen de Islandia, malvavisco, pulmonaria, llantén y semillas de membrillo.

Sudoríficos (Combaten la fiebre)

Flor de saúco, salvia, semillas de anís, limón, cardo santo, milenrama, hisopo, menta, bardana y manzanilla.

Diuréticos (Estimulan función de los riñones)

Grama, barbas de maíz, corteza de saúco, enebro, diente de león, bardana, gayuba, hojas de abedul y cola de caballo.

Emolientes (Suavizan piel)

Semillas de lino, consuelda, malvavisco, harina de avena y malva.

Laxantes (Corrigen el estreñimiento y limpian los intestinos)

Raíz de regaliz, cáscara sagrada, damiana, hojas de frángula, genciana azul, semillas de lino, avena, frambuesas secas y diente de león.

Tranquilizantes (Ayudan a relajarse)

Lúpulo, valeriana, verbena, melisa, flor de azahar y pasiflora.

Tónicos nerviosos (Para nervios de acero)

Romero, ginseng, eleuterococo y artemisa.

Antidepresivos (Nos quitan la tristeza)

hipericón, eleuterococo, damiana, menta, polen.

Digestivos Genciana, diente de león, ginseng, cuasia amarga, a-chicoria, tomillo, zarzaparrilla, orégano y menta-poleo.

MINERALES PARA UNA BUENA SALUD

Calcio: Formación de huesos y dientes.

Se encuentra en el arroz, manzanilla, tusílago, champiñón, ortiga verde, plátano, bolsa de pastor y acedera.

Cloro: Presente en todos los tejidos corporales.

Todas las plantas contienen algo de cloro en forma de sal.

Flúor: Esmalte dental, y ligamentos.

Se encuentra en los ajos y los berros

Yodo: Esencial para la glándula tiroides.

Se encuentra en cualquier tipo de alga marina.

Fósforo: Cerebro y tejido nervioso.

Se encuentra en las semillas y muchos frutos.

Potasio:

Presente en casi todos lo vegetales y muchas frutas, especialmente en la corteza de abedul, hojas de zanahoria, manzanilla flor, tusílago, diente de león, hisopo, muérdago ajedrea, nogal, berros y milenrama.

Silicio: Tejido conjuntivo huesos, pelo, piel, uñas.

Se encuentra en todas las plantas, en especial en la cola de caballo.

Sodio: Células, sangre músculos y nervios. Regula la humedad del cuerpo.

Sauce negro, ulmaria, ortiga verde, hinojo, acedera y berros.

Azufre: Piel.

Retama, cálamo, mucílago, semillas de hinojo, liquen de Islandia, eufrasia, ortiga verde y berros.

Zinc: Función reproductora, crecimiento, uñas y pelo.

Manganeso: Interviene en todas las funciones del cuerpo.

Selenio: Antioxidante, evita el cáncer y los procesos degenerativos.

Magnesio: Espina dorsal, músculos, esperma, sangre.

Hojas de nogal, berros, perejil, hierbabuena, vellorita, hojas de zanahoria y muérdago.

VITAMINAS

Vitamina A: Visión nocturna, células de la piel y mucosas.

Se encuentra en la alfalfa, diente de león, berros, perejil y zanahoria.

Vitamina B-1: Crecimiento y apetito normal

En el germen de trigo y las algas Kelp.

Vitamina B-2: Crecimiento en los niños, buena nutrición y visión en los adultos.

Azafrán, algas y fenogreco.

Vitamina B-12: Glóbulos rojos de la sangre, aumento de peso y crecimiento en los niños.

Alfalfa y alga spirulina.

Vitamina C: Previene del escorbuto. Da dientes y encías fuertes, resistencia a las infecciones.

Se encuentra en el escaramujo, perejil, acedera, caléndula, orégano, pimiento verde, tusilago y verdolaga.

Vitamina D: Huesos y dientes.

Berros, germen de trigo.

Vitamina E: Disponible para los capilares y arterias. Evita el envejecimiento y corrige la esterilidad.

Avena, alfalfa, germen de trigo, diente de león, berros, algas y linaza.

ALIMENTACIÓN DEPORTIVA

El rendimiento deportivo óptimo y la alimentación van tan unidos que, hoy día, sobre todo en los atletas olímpicos, no se puede concebir ganar ninguna competición, ni ser un profesional del deporte, si no es con una alimentación adecuada y controlada.

Los alimentos deben cubrir dos necesidades básicas, como son: la energía y la plástica, y estas deben adaptarse a cada persona en particular.

El hábito de comer en familia, a la misma hora, los mismos alimentos e igual cantidad para todos, es importante desde el punto de vista social y humano, pero no lo es cuando buscamos la mejor alimentación para cada persona.

Los animales, como en tantas otras cosas, nos dan orientaciones de cómo se debe resolver el problema alimentario y fijándonos en ellos obtendremos toda clase de respuestas y soluciones. Ellos, buscan su comida del tipo que quieren y en las cantidades que necesitan. Poco les importa que su pareja o compañero coma más o menos y del mismo o diferente alimento. Hacen sus días de ayuno periódicamente y comen de acuerdo a las necesidades sin tener en cuenta el reloj.

El deportista profesional debe procurar seguir estas normas y adaptar la alimentación a sus necesidades y apetencias, que se pueden ver influidas por los siguientes factores:

1. Edad: Las necesidades energéticas son grandes hasta los 25 años, para sufrir un descenso paulatino hasta la vejez, a causa de la menor actividad metabólica.

2. Sexo: Las mujeres tienen menores y distintas necesidades energéticas que los hombres.

3. Clima: en invierno es necesario un aumento de las grasas con respecto al verano, para evitar que el organismo utilice parte de las calorías consumidas en combatir el frío.

4. El carácter: Los individuos nerviosos e hiperactivos, consumen más calorías.

5. Los hábitos: el deportista que fuma o bebe; el que trabaja en la oficina o el que lo hace en una fábrica; el que descansa en sus ratos de ocio, o por el contrario se va a la discoteca, todos estos factores han de tenerse en cuenta para acomodar las necesidades energéticas de acuerdo al desgaste de cada uno.

COLESTEROL Y DEPORTE

Así como hay grasas buenas (insaturadas) y grasas perjudiciales (saturadas), hay un buen colesterol y un mal colesterol. Este hecho explica el por qué una persona puede ser delgada por fuera y gorda por dentro, con sus arterias llenas de colesterol, que podrán conducirle a una enfermedad del corazón.

No todas las grasas animales son perjudiciales. El pescado graso (azul) de aguas frías consumido por los esquimales parece ser responsable de su salud excepcional. Este alimento se cree, ayuda a mantener baja la presión de la sangre. Se encontró que la sangre de los esquimales es menos densa y menos susceptible a los trombos que le provocarían ataques al corazón. La grasa favorable, denominada Omega-3, que contiene el pescado azul parece también ser efectiva contra ciertos desórdenes de la piel, como el eczema y la psoriasis, además de condiciones inflamatorias como la artrosis y trastornos hormonales de la mujer. Incluso se ha dicho que favorecería el desarrollo intelectual y la curación de ciertas enfermedades mentales como la esquizofrenia. Quizá se deba a que contienen ácidos grasos esenciales, junto a Prostaglandinas y vitamina E.

Según ciertas experiencias recientes, bastan dos platos de pescado a la semana para ayudar a combatir las enfermedades cardiacas, ya que dichas experiencias demuestran que las grasas insaturadas del pescado disminuyen las tasas de colesterol. Todo lo contrario que la carne de mamíferos, cuya grasa saturada de gran peso molecular es la responsable principal de la gran incidencia de infartos.

La nueva generación de especialistas en nutrición abogan por una vuelta a dietas seguras y equilibradas, y se enfrentan al papel de la grasa en los programas de pérdida de peso. La gran diferencia actual está en el papel de los hidratos de carbono. Mientras que los médicos españoles insisten en suprimirlos al máximo (nada de pan, pastas, cereales, etc.); y recomiendan el filete a la plancha con lechuga como mejor remedio para adelgazar, en los países más adelantados médicamente recomiendan aumentar la ración de hidratos de carbono complejos, sin refinar, y suprimir totalmente la carne de mamífero. A fin de cuentas el 30% de grasa que contiene es perjudicial, aunque lo asemos a la parrilla o al grill o en barbacoa.

Lo mismo se puede decir de los azúcares y la sal, dos nutrientes altamente perseguidos, pero sin los cuales no se puede vivir. Lo importante es no suprimirlos, sino consumirlos sin refinar.

Los alimentos ricos en carbohidratos complejos (cereales, vegetales, frutas) están muy próximos a las fuentes naturales y son un rico almacén de energía. Sin calorías no se puede mantener la salud y el secreto de la delgadez no está en reducirlas sino en consumir aquellas que son adecuadas, como son las de procedencia natural.

Por mucho que otros doctores aconsejen dietas diferentes, los alimentos naturales son la mejor terapia para ganar salud, energía y no adquirir enfermedades degenerativas. Y cuando se habla de alimentos naturales no nos referimos al Jamón de Jabugo por muy rico que sea, sino solamente a aquellos que nos proporciona la madre naturaleza a través de la tierra y que podemos consumir sin manipulaciones. El refinar, pulir, blanquear, ahumar, así como el añadirle conservantes y colorantes, no es lo mejor para un alimento. En todos estos procesos se rompe el equilibrio con que la naturaleza dotó a un alimento, y en su lugar se consume un producto privado de un sin fin de catalizadores imprescindibles.

La importancia de los fermentos, enzimas y oligoelementos es algo actualmente comprobado y solamente la ingestión de los alimentos en su estado natural nos da garantía de su presencia.

Lo cierto es que ante la inquietud de la gente por los productos naturales, las autoridades sanitarias oficiales se empeñan en que sigamos consumiendo carne de vacuno y despreciemos los cereales. Pero cualquiera que tenga ojos para ver se dará cuenta del estado de salud y fortaleza que tienen las personas que consumen productos naturales y el deplorable aspecto que muestran aquellos que defienden la alimentación tradicional, rica en productos químicos, grasas saturadas y azúcar refinada.

LA FIBRA

Otro de los elementos nutricionales que actualmente está en candelero es la fibra, y aquí nos encontramos con una prueba fehaciente de lo dicho anteriormente. Mientras que durante muchos años se consumió pan blanco ningún médico abogó por la utilización del pan integral, quizá más basto pero más nutritivo. El paso de los años vino a demostrar que en el pan integral estaba el salvado, un tipo de fibra totalmente imprescindible para el intestino. Hoy día, aún son pocos los médicos que tímidamente mandan consumir pan integral en las dietas de adelgazamiento, a pesar de que reconocen la importancia de la fibra.

La fibra debe ir unida a los alimentos, ayudando así a la formación de un bolo alimenticio adecuado, a que se absorban adecuadamente los nutrientes y a que el intestino tenga su limpieza cotidiana. Este mismo ejemplo sirve para los zumos de frutas, los cuales deben consumirse con la fibra, nunca hay que tomar solamente el zumo, ya que haciéndolo así el intestino se ve imposibilitado para absorber tan rápidamente los principios nutritivos de la fruta. La fibra posibilita el que la absorción se realice poco a poco.

La fibra proporciona la aspereza que los especialistas en nutrición modernos han comprobado es esencial para el metabolismo de la comida y, además, previene el cáncer de colon y la mayoría de las enfermedades de piel. Los carbohidratos complejos ricos en fibra tienen el efecto de disminuir el colesterol de la sangre, mientras que la fibra ayuda a aumentar la excreción del colesterol del cuerpo.

EL AZÚCAR

El exceso de azúcar refinado es convertido fácilmente en moléculas de grasa por el metabolismo corporal, y es almacenado como tal en las células grasas del organismo. La causa principal está en la insulina, la cual se segrega en cantidades adecuadas para una alimentación normal y para un azúcar natural (sin refinar). La ausencia en el azúcar del calcio, vitamina B-1, hierro y numerosos enzimas, provoca la insuficiente metabolización de este azúcar, la cual no se puede transformar en glucógeno y almacenarse en músculos o hígado. Con los azúcares naturales, miel, polen, dátiles, uvas, etc, no ocurre esto.

Tras ingerir una comida rica en azúcar refinado, pronto se experimenta una vuelta del apetito. Esta reacción comienza porque el azúcar entra rápidamente en la corriente sanguínea y la insulina disponible es insuficiente para su metabolización, por lo que no se fija en las células. Esta condición hace que el cerebro envíe una señal al centro del apetito, demandando prontamente nuevas cantidades de azúcar.

LA SAL

Casi tan inútil como el azúcar refinada. Todos los especialistas del mundo coinciden en que tomamos más sal de la necesaria, pero pocos matizan de qué tipo de sal habría que hablar. La sal marina (integral) está equilibrada en magnesio, calcio, yodo y bromo, así como en diversos catalizadores cuya acción no podemos explicar. La otra, la sal que habitualmente está en nuestras cocinas es un producto final terrible desequilibrado y dañino.

Numerosos dietistas insisten en que hay disminuir la ración de sodio y para ello limitan la ingestión de sal, sin más, pero esto es un error. El ser humano necesita de la sal tanto como del agua y del aire, ya que sin ella no se realiza la absorción de los nutrientes. La digestión se vuelve pútrida e incompleta, la presión de la sangre fluctúa enormemente, y su presión osmótica está tan acelerada que no se efectúa adecuadamente el trasvase en los capilares de los nutrientes y productos de deshecho.

Además de estos inconvenientes al suprimir la sal, nos encontramos con el desequilibrio que se da entre el sodio y el potasio, ya que la carencia o exceso de uno de los dos perturba al otro. ¿Resultado? Si disminuimos la sal no retenemos agua y el potasio se va con ella hacia la orina. Como todo en la vida, en el equilibrio está el secreto. La sal es necesaria igual que el azúcar, pero siempre y cuando sean integrales, nunca refinadas.

LAS VITAMINAS

Otro de los papeles importantes en la química del cuerpo lo desempeñan las vitaminas y minerales. Las vitaminas funcionan en el metabolismo corporal como una parte esencial del sistema enzimático, mientras que los minerales son necesarios para el crecimiento y desarrollo del cuerpo. Los alimentos procedentes del mar son particularmente beneficiosos porque contienen grandes cantidades de yodo, elemento imprescindible en el metabolismo. También son ricos en zinc, selenio y vitaminas A, D, niacina y B-12.

Debido a factores ambientales, como la polución y el tabaco, así como a la eliminación de elementos nutritivos en el proceso de refinado de los alimentos, las necesidades vitamínicas de los minerales y vitaminas varía con cada individuo. La dieta normal es baja en vitamina E, vitaminas del complejo B, calcio, magnesio y otros nutrientes.

LA BUENA DIETA

La Dieta de la Grasa Buena es baja en calorías, baja en proteínas y rica en carbohidratos complejos, grasa de pescado Omega-3, vitaminas, minerales, enzimas, fermentos, así como sabrosa. Arroz, vegetales, frutas, pescado, pollo sin grasa, cereales, miel, son algunos ejemplos de alimentos saludables. Una ensalada de atún con lechuga, diente de león y tomate es un buen plato para la comida.

Una última recomendación: no añadáis mantequilla o grasas saturadas cuando preparéis vuestros platos; cocinar con aceites de semillas o de oliva. Aun así, lo mejor es cocerlos o asarlos en su jugo al horno. La fritura genera radicales libres, libera nitritos y descompone el aceite a causa de la rotura de las cadenas de polímeros que ocasiona las altas temperaturas.

EXAMEN VOLUMEN TERCERO Lección 3

1. ¿En qué tipo de ejercicios actúan las grasas como energía de reserva?

2. Explica la fuerza de retroceso en una acción

3. Diferentes tipos de fibra muscular

4. Cómo mejorar la resistencia y la velocidad

5. Explica los principios de Joe Weider

6. Habla sobre la sentadilla

7. ¿En qué deportes influye decisivamente el equilibrio?

8. Tipos de equilibrio a mejorar

9. Explica la importancia del estiramiento

10. Reglas para un buen entrenamiento con pesas

11. Importancia de la respiración en el deporte

12. ¿Qué es el Ki?

13. ¿Qué aporta el endurecimiento corporal?

14. Explica cómo podría ser un entrenamiento en el campo

15. ¿Qué deportes necesitan el entrenamiento con el saco?

16. ¿Qué deportes se benefician del entrenamiento en saco?

17. Modificaciones cardiacas durante el ejercicio

18. ¿Cómo se puede conseguir una buena recuperación?

19. Causas más frecuentes de lesiones

20. ¿Qué es la visualización?